中国科学院教材建设专家委员会规划教材
全国高等医药院校规划教材

案例版™

供临床、预防、基础、口腔、麻醉、影像、药学、检验、护理、法医等专业使用

社会医学

第2版

主　　编　姜润生　初　炜
副 主 编　关维俊　汪　洋　申　杰　贺　加
编　　委　（按姓氏笔画排序）
　　　　　万崇华　广东医学院
　　　　　尹文强　潍坊医学院
　　　　　申　杰　河南中医学院
　　　　　关维俊　河北联合大学
　　　　　李荣梅　沈阳医学院
　　　　　汪　胜　杭州师范大学
　　　　　汪　洋　重庆医科大学
　　　　　宋爱芹　济宁医学院
　　　　　初　炜　大连医科大学
　　　　　周　令　大连医科大学
　　　　　姜润生　昆明医科大学
　　　　　贺　加　第三军医大学
　　　　　耿爱生　中国海洋大学
　　　　　徐凌忠　山东大学
　　　　　高修银　徐州医学院
秘　　书　李伟明　昆明医科大学

科学出版社
北　京

郑 重 声 明

图书在版编目(CIP)数据

社会医学:案例版／姜润生,初炜主编.—2版.—北京:科学出版社,2010
中国科学院教材建设专家委员会规划教材·全国高等医药院校规划教材
ISBN 978-7-03-029839-3

Ⅰ.社… Ⅱ.①姜… ②初… Ⅲ.社会医学-医学院校-教材 Ⅳ.R1

中国版本图书馆 CIP 数据核字(2010)第 259071 号

责任编辑:邹梦娜　李国红／责任校对:林青梅
责任印制:赵　博／封面设计:黄　超

科 学 出 版 社　出版
北京东黄城根北街 16 号
邮政编码:100717
http://www.sciencep.com

新科印刷有限公司　印刷
科学出版社发行　各地新华书店经销
*
2006 年 8 月第　一　版　　开本:850×1160　1/16
2010 年 12 月第　二　版　　印张:13 1/4
2019 年 7 月第十六次印刷　　字数:457 000

定价:35.00 元
(如有印装质量问题,我社负责调换)

前　言

　　2006 年编写的第 1 版《社会医学》案例版教材,对社会医学教学研究工作产生了深远的影响,并得到了广泛的认可。同时,师生在使用过程中对教材提出了许多建设性的意见,借此科学出版社组织了修订再版。

　　第 2 版教材是在第 1 版教材使用以及近年案例教学不断发展的基础上编写的,汇集了国内十余所院校的专家、教授、学者多年积累的教学实践和研究经验。修订的教材突出了国内外社会医学理论和实践研究的最新研究成果,密切结合我国卫生事业改革与发展的实际,务求理论更贴近实践,内容更加实用。

　　第 2 版教材在保持第 1 版编写风格的基础上,对教材结构、章节内容、体系编排、案例选用等方面进行了丰富和完善。

　　● 按总论、方法论、各论三部分对教材内容构成进行了调整。努力反映社会医学领域的新理论和新知识,改写了部分章节。增添了医疗保健制度章节,删减了临床社会医学章节,对社会卫生策略和卫生政策两个章节进行了融合。

　　● 章节内容进行了删节和补充,修订较多。如第三章删除了卫生事业的生产性与公共性一节内容,补充了高危险性观点和社会参与性观点的内容;第四章重新建构和补充了章节内容;第六章补充了良好行为生活方式建立内容;第八章添补了世界卫生组织健康危险因素评价方法内容;第九章补充了生命质量测评的内容与工具等内容;第十三章新增精神性疾病一节内容;第十四章增补了社区卫生服务的可持续发展内容。

　　● 体系编排在保留了第 1 版每章原有的“学习目标”、“案例分析”、“思考题”、“参考答案”的基础上,新增了“视窗”、“英文小结”。在书末附加了中英文词汇对照表,便于师生查阅。

　　● 选用新案例是此次修订中所遵循的一个基本原则,每个章节都按照知识性、典型性、针对性、启发性、趣味性、实践性等要求选换了案例。

　　本教材在编写过程中,得到了科学出版社、有关医学院校领导、专家、学者的大力支持,各位编委付出了辛勤劳动,在此一并致以衷心的感谢!

　　鉴于社会医学案例教学的实践和研究仍处于起步发展阶段,相信本教材仍然存在许多不足之处,敬请学界同道和师生批评指正。

姜润生　初　炜

2010 年 10 月

目　　录

第一章 绪 论

通过本章的学习，重点掌握社会医学的概念、研究对象、性质特点，以及研究内容；熟悉我国三次卫生革命的对象和措施，社会医学的发展历史；了解社会医学与相关学科的关系。

案例 1-1

中国防控甲型 H1N1 流感纪实

2009 年，面对突如其来的全球甲型 H1N1 流感疫情，各地、各部门在党中央、国务院的领导和部署下，科学防控，从容应对。

数字见证成效

——据世界卫生组织统计数据，至 2010 年 1 月 1 日，甲流已在全球造成 1.2 万人死亡，作为人口多、密度大的发展中国家，我国报告了 124764 例甲型 H1N1 流感确诊病例，其中 744 例死亡。卫生部统计数字显示，甲流病例占流感病例的比例连续 4 周下降。

卫生部部长陈竺说："甲流疫情防控取得阶段性成果，为准备应对可能更加严峻的疫情争取了时间，最大限度减轻了疫情对经济社会发展和人民群众生产生活的影响。"

防控成效源于恰当的防控策略。从全力围堵防止疫情传入，到集中救治防控重点人群；从集中隔离观察到居家观察……我国适时调整完善防控措施，始终走在疫情变化的前头。

恰当的防控策略源于科学的研判。陈竺说，每一项重要的防控策略和措施都是基于对疫情和防控形势的动态分析，基于专家们的广泛、深入论证。

而科学的研判则源自严密的疫情监测。在与甲流病毒斗争的过程中，我国始终严格开展疫情监测，并迅速将原来的流感监测网络由 197 家哨点医院扩大到 556 家，网络实验室由 63 家扩大到 411 家，每周检测标本 1 万余份，及时提供我国流感样患者比例、甲型 H1N1 流感病例占流感病例的比例和病毒变异情况。

透明"击破"谣言

甲流疫情的传播和蔓延，带来的不仅是攀升的病例数字，还有各种猜测、误解以及谣言造成的恐慌。甲型 H1N1 流感疫情源自中国内地、孕妇病例占死亡病例的 80%、接种甲流疫苗导致学校疫情暴发……在我国防控甲流疫情过程中，这些误解和谣言掀起一个又一个社会热点。

专家指出，知识是预防疾病最好的"疫苗"，信息的公开和透明，则是防止谣言传播最重要的屏障。我国政府自始至终确保信息的公开透明，及时发布疫情进展情况，用事实击破谣言，还公众以真相。在及时发布疫情信息和防控进展的同时，全国还通过 12320 咨询电话、编发材料、播出公益广告和电视讲座、发送手机短信等提高公众对甲型流感的认识，增强自我防护意识和能力。

疫苗"护卫"重点人群

2009 年 9 月，卫生部发布甲流疫苗预防接种指导意见，详细规定了免疫程序、接种人群与地区、接种疫苗的时间等。截至 2010 年 1 月 10 日，国家食品药品监督管理局累计完成甲流疫苗批签发 498 批次 9187.7 万人份，累计完成甲流疫苗接种 5567 万人。

卫生部卫生应急办主任梁万年表示，目前我国全人群免疫保护水平有限，有效免疫保护屏障尚未形成，疫苗接种工作仍要继续推进，"农村地区，尤其是农村学校将是下一阶段防控重点；孕妇、基础性疾病患者、农村地区的学生仍是当前重点防控人群"。

讨论：

1. 影响甲型 H1N1 流感防控的因素有哪些？

2. 如何从社会医学的角度去理解中国对甲型 H1N1 流感的防控？

据我国的《科学技术辞典》，医学是旨在保护和加强人类健康、预防和治疗疾病的科学知识体系和实践活动。医学与自然科学和社会科学有着密切联系，因为医学所研究的是与自然和社会相互联系着的人。而社会属性是人区别于其他生物的本质属性，人来到世间，就立即进入了一个特定的社会形态、特定的社会关系，人的自然个体就被深深地打上了社会的烙印。这些与个体相关的社会特征也深刻影响着疾病的发生、发展和转归。鉴于社会因素对健康的重要性影响,在医学知识和社会科学相结合的基础上,产生了"社会医学"这一新兴学科,它的诞生丰富了医学科学的内涵,更是顺应了现代医学发展的必然趋势。

第一节 社会医学的对象、内容、性质及任务

社会医学(social medicine)是从社会的角度研究人类健康和疾病的一门交叉学科,它研究社会因素与个体及群体健康之间的相互关系及其规律,制定社会卫生策略与措施,保护和增进人群的身心健康和社会生活能力,提高生命质量。

一、社会医学的研究对象与内容

随着人口老龄化进程的不断加速,疾病谱从传染性疾病向慢性非传染性疾病的转变,医学模式由传统生物医学模式向生物-心理-社会现代医学模式的转变,伴随着与之相适应的医疗卫生服务四个方面的扩大,即从单纯医疗服务扩大到预防保健服务、从生理服务扩大到心理服务、从院内服务扩大到院外服务、从单纯的医疗技术服务扩大到综合性的社会服务,社会医学学科的兴起成为必然。它逐渐发展成为一门专门研究社会因素与人群健康的相互作用及其规律,研究社会卫生状况,制定社会卫生策略,提高人群生活质量的独立学科。

社会医学研究内容主要包括:

(一)研究社会卫生状况,进行社会医学"诊断"

社会卫生状况主要是包括人群的健康状况,以及与之相关的人口学特征、社会经济文化背景、居民生活条件、医疗卫生服务的提供与需求、卫生相关行为等内容。社会医学应用流行病学、卫生统计学及相关的社会科学的理论与方法,通过各类相关资料的收集,分析社会卫生状况及其变化规律,揭示存在的主要卫生问题,研究影响这些卫生问题的健康危险因素,发现并保护高危人群,做出社会医学"诊断"。

(二)研究影响健康的社会因素

在明确社会卫生问题的基础上,通过现况调查、回顾性调查、前瞻性调查等研究方法,进行社会病因学分析。这些社会病因主要包括社会制度、经济状况、社会文化、人口发展、生活与劳动环境、心理行为与生活方式等因素。只有明确这些社会因素对健康的影响,才能为制定社会卫生策略与措施提供科学依据。

(三)研究社会卫生策略或措施,开出"社会医学处方"

通过对人群健康状况、健康危险因素的分析,有

针对性地提出改善社会卫生状况的政策和措施,包括发展初级卫生保健、实行医疗保险和新型合作医疗、推进社区卫生服务、合理实施区域卫生规划等各种政策法规以及卫生行政措施。

社会医学的研究对象与内容不是一成不变的定律,而是随着各国社会卫生状况和社会经济发展水平的不同而发展变化的。我国医疗卫生事业发展经历了三次革命,第一次卫生革命是以传染病、寄生虫病和地方病为主要防治对象,主要采取了国家卫生措施、环境卫生措施和生物医学措施,实行全民免疫接种计划,推行消毒、杀虫、灭鼠计划,通过综合性卫生措施,使得对传染病的控制取得了很好的效果,人均期望寿命显著增加。但是,我们应清醒地认识到,我国第一次卫生革命的任务还没有完成。性病、结核病、血吸虫病等曾经被控制的传染病和寄生虫病重新流行,甚至还在局部地区出现暴发流行。乙型肝炎、艾滋病等传染病形势不容乐观,SARS、甲型 H1N1 流感等新发传染病在我国的流行也充分证明了这一点,我们同传染性疾病的斗争任重道远。第二次卫生革命主要以慢性非传染性疾病为主攻目标,包括恶性肿瘤,心、脑血管疾病,意外伤害,糖尿病,精神性疾病等。这些慢性病主要与不良行为生活方式、环境因素有关,采取的主要措施是通过综合卫生措施,包括社会医学措施、生物医学措施、行为医学措施、环境医学措施等,重视三级预防,发展早期诊断技术,改善生态环境、生产、生活和人际环境,进行健康促进和健康教育,对不良行为、生活方式进行干预,倡导合理的营养和适当的体育锻炼,降低慢性病、非传染性疾病的发病率与死亡率。第三次卫生革命的任务以提高人们的生活质量,促进全人类的健康长寿和实现人人享有卫生保健为目标。它以健康观念的更新为先导,以人的健康、长寿、全面发展和生活的高质量为目标,倡导自我保健、家庭保健和社区保健。现阶段,我国三次卫生革命都尚未完成,任务都很艰巨。三次卫生革命的任务不是孤立的,而是紧密相连,需要树立社会大卫生观,研究社会卫生状况和社会卫生策略,才能取得最好的效果。

视窗 1-1

一个来自印度的故事
——谁来挤牛奶

一个重病儿童被带到当地的社区医院,年轻的实习医生与指导医生一起就此进行讨论。他们同意应该把该儿童转到本城的三级医院。

这个实习生很好、很主动而且很富有同情心,他花很长时间向孩子的父母解释为什么孩子需要转到三级医院,告诉他们在那里孩子可以得到最好的治疗。

孩子的父母商量后提出两个问题："孩子到三级医院后是否肯定能康复?"对此,实习医生不得不承认孩子病情十分严重,可能没有这种保证。"如果孩子在当地的社区医院住院治疗就一定会死吗?"经过考虑后,实习医生承认孩子有可能康复。

这对父母简短商量后决定留在社区医院治疗。对此,这个实习医生不能接受,他相信这对父母一定会为孩子的康复提供最好的机会。于是他问他们为何不带孩子进城?

"谁来挤牛奶?"孩子的父母回答。

这个实习医生感到不知所措,几乎流下了眼泪。他不明白为什么这对父母关心奶牛胜过关心自己的孩子。

这对父母耐心解释说他们有三个孩子,家里靠卖牛奶维持生活,若不按时挤奶,奶牛可能就没奶了,这意味着所有孩子的生命都处于危机之中。这个实习医生突然意识到医疗服务绝不只是开药方。

二、社会医学的性质特点

(一) 社会医学学科的交叉性

社会医学学科的交叉性充分体现了人的生物性与社会性的统一。人既是生物人,又是社会人,从生到死的每一阶段都不可避免地带有社会特征,这些社会特征包括政治、经济、文化等各方面的影响,即人具有的生物属性和社会属性。生物医学模式下比较注重人的生物属性的研究,往往忽略对人的社会属性的观察和分析,忽视人的社会心理需要。而随着社会的发展,发现社会因素在疾病的病因中扮演的角色更重要,因此生物-心理-社会医学模式的提出成为社会发展的必然。社会医学就是从社会的角度研究与人群生、老、病、死有关的问题,从宏观与微观不同层面研究社会性的医学问题和医学的社会方面的问题,这种研究贯穿于生命的准备、生命的保护以及提高生命质量的不同的人生阶段。

(二) 研究方法的综合性

社会医学学科的交叉性,决定了研究方法的综合性。众多的社会因素(包括社会政治、经济、教育、法律、环境保护、社会保障、行为生活方式以及卫生服务等)与个体及群体的健康之间相互作用及其规律,往往不是一种方法所能解决的。社会医学不仅要运用自然科学的方法,还要运用社会科学的方法,如社会调查方法、人类学方法、心理学方法等。社会医学的研究也注重运用实验的方法,如流行病学方法、统计

学方法等,同时还要求熟悉经济学、管理学的方法。但在研究不同的社会卫生问题时,其方法的侧重是不同的。如在重点研究病人的行为、人群的生活质量时,更多地运用社会调查方法、心理学的方法;在研究卫生服务的效率时,更多地运用经济学、管理学方法。在一些综合性研究或者复杂问题的研究中,往往需要多种方法的配合。

(三) 社会医学的实践性

社会医学从产生到不断发展,一直都在指导社会卫生实践。社会医学学科目前还缺乏独立的学科语言,它大多是借用了多学科的一些理论,针对卫生实践提出来的各种问题,进行综合性的研究与分析,指导卫生实践的不断推进。一方面,社会医学的研究没有固定的范式,其开阔的思维和灵活的研究方法使其研究更有现实意义;另一方面,社会医学研究的内容都是卫生实践中存在的问题,针对性强,研究结果直接指导实践。未来社会医学的发展会逐步学术化、理论化、专业化,但实践性作为该学科的特质,依然值得强调与重视。

三、社会医学的任务

(一) 倡导积极的健康观

健康不仅是没有疾病或虚弱,而且是一种身体、心理和社会的完好状态,因此健康需要从生理、心理和社会三维的角度去维护和促进。要让人们认识影响健康的因素不仅有生物因素,也有社会心理因素,甚至某些疾病,社会心理因素的影响比生物因素更重要。要在卫生实践中强调人类改造客观世界的能动性,如开展自我保健、养成良好生活方式等;同时又要注重社会、生活等外界环境对健康的影响。积极的健康观就是要改变过去所谓不生病即健康的观念,保护和增进人群的身心健康水平及社会活动能力,保证人们积极地、全面地发展,提高人们的生命质量。

(二) 推动医学模式的转变

医学模式的转变将直接促进卫生工作者知识范围和对疾病认识范围的扩大,有利于临床思维方法的改变和治疗措施的完善。社会医学的重要任务就是推动生物医学模式向生物-心理-社会医学模式的逐步转变,更新传统的疾病防治观念,研究社会因素对人群疾病的病因、变化、转归,以及诊断、治疗和预防的作用,提高疾病的防治水平。

(三) 发现社会卫生问题

通过运用社会医学的研究方法对特定区域开展调查研究,系统分析社会卫生状况的现状、特征、发展趋势,明确存在的主要健康问题及其影响因素,尤其是影响因素的作用强度和影响范围,以便锁定高危人

群进行干预。同时通过社会医学的各种评价方法,如健康危险因素评价、生命质量评价、卫生服务评价等,评价危险因素对健康的影响程度、卫生服务工作的优劣等。发现社会卫生问题是进行有效社会防制的重要前提,是社会医学的重要任务之一。

（四）制定卫生政策与策略

制定社会卫生政策的基本程序和步骤是发现卫生问题——分析产生卫生问题的原因-提出解决卫生问题的策略与措施。通过社会医学的方法研究社会卫生状况及相关卫生评价,其研究结果可以为相关卫生决策分析,以及制定区域卫生规划等提供理论基础与方法指导,提高决策的科学性,卫生资源配置的合理性,以及健康改善的有效性。

（五）加强人群健康保护

针对特殊人群开展卫生保健也是社会医学的重要任务,如妇女、儿童、老年人、残疾人、慢性病人和从事有害作业的人群等,他们特殊的生理状况、特殊的工作环境使他们具有特殊的卫生保健需求,应该得到特殊的保护。此外,与社会因素关系密切的社会性疾病,如吸毒、性病、艾滋病、酗酒、意外伤害等,对人群健康的危害严重,需要对高危人群进行干预。社会医学就是要通过社会策略,动员全社会参与,加强部门合作,实现对人群健康的保护。

视窗 1-2

乌干达:非洲控制艾滋病的典范

10年前的乌干达是艾滋病重灾区,当时这个国家孕妇的艾滋病毒测试阳性率高达30%。在2400万人口的国度里,从1982年发现第一例艾滋病以来已有100万人死于与艾滋病有关的疾病,现在还有100万人是艾滋病人或病毒携带者。但目前乌干达成人艾滋病毒感染率已下降到6.1%,被誉为"非洲控制艾滋病的典范",世界卫生组织1998年为此向这个国家颁发了"为促进非洲健康作出突出贡献奖"。乌干达是怎样迅速降低艾滋病毒感染率的?乌干达艾滋病委员会总结了6点宝贵经验。

一是积极动员,人人参战。乌干达政府一直强调乌干达人要人人参加到同艾滋病的战斗中去,这是一场关系到乌干达人能否在这块土地上继续生存和发展的大问题。

二是正视现实,公开政策。政府公开宣布,预防艾滋病是乌干达的首要问题,这不仅是医疗卫生问题,而是国家发展的战略问题。

三是加强管理,信息共享。乌干达政府1992年公布法令,宣布成立全国性的艾滋病委员会,以便协调各种力量,共同抗击艾滋病恶魔的蔓延。

四是周密计划,联合作战。让各种抗击艾滋病的机构与组织制订联合计划,每5年制订一份全国防治艾滋病的战略框架规划。

五是加强科研,研制新药。2001年乌干达完成了艾滋病毒疫苗用于临床的试验,这是第一个非洲国家进行这项试验。

六是建立网络,加强合作。乌干达重视同国内外有关机构和组织的合作,并在全国建立7个协调的机构,每月召开一次协调会议,每年召开一次全国性的协调会议。

在乌干达同艾滋病战斗的10年时间里,这个国家的经济增长率也得到持续发展。乌干达贫困人口比例目前已降到三分之一,这在非洲国家中是比较低的。

第二节　社会医学与相关学科

社会医学作为一门新兴学科,逐渐形成自己的基本理论、研究方法和研究内容。但作为一门交叉学科,必然与许多学科相关联。这些学科主要包括临床医学、预防医学、社区医学、卫生管理学、医学社会学等。

一、临床医学（clinical medicine）

临床医学的研究对象是个体病人,病人作为一个个体,从患病到治疗与转归,都包含着社会医学的问题。社会医学认为疾病不仅是一个生物现象,也是一个社会现象。临床的各个学科和专业里都有着丰富的社会医学内涵。临床医学生学习社会医学知识有重要意义:第一,理解人的社会属性。人不是单纯的生物人,更是社会人,临床医生在诊断和治疗疾病时,要改变"见病不见人"的传统习惯,要充分考虑病人的家庭、生活、工作背景,要尊重病人的人格,关心爱护病人,服务要更具人性化。第二,认识致病因素的复杂性。一些疾病的发生并非单因单果,需要全面、科学地进行病因分析。同时要重视社会因素和心理行为因素的致病作用,在诊断治疗中应提倡生物-心理-社会"三维诊断",提高疾病的防治效果。社会医学也不能脱离临床医学而独立发展,癌症、艾滋病、糖尿病等疾病的治疗和控制需要临床医学技术上的突破,只有社会医学和临床医学相结合,人群和个体的防治才能达到最佳效果。在目前临床医学尚未能对某些重大疾病有所突破的情况下,强调社会因素的致病作用显得尤为重要。

二、预防医学（preventive medicine）

20世纪初,人类在与天花、霍乱、鼠疫等传染病作斗争的基础上,逐渐认识到人群预防的重要性,开始强调个人、家庭、社会等各方面对于疾病均应采取积极主动的预防措施。20世纪50年代,一门以研究疾病预防的性质、任务、方法和规律的专门学科——预防医学诞生。预防医学是研究如何通过采取适当干预措施达到防止疾病发生、控制疾病发展、尽可能维持和恢复机体机能、最终促进个体和群体健康之目的的医学学科。

随着预防医学的不断发展,人们的生活条件和社会卫生状况大大改善,急性及慢性传染病得到了有效的控制。但是,随着社会经济的发展,社会卫生水平的提高和医学科学的进步,研究预防疾病和增进健康,必然要涉及各种社会因素。譬如,人类疾病谱的变化,非传染性疾病占了主要地位,而这些疾病的危险因素主要不是生物病原体,而是社会因素,这就要求预防医学的研究对象和内容必须逐步扩大。正是这种社会需要,使预防医学分化、发展出一门新兴的社会医学学科。因此,可以说社会医学是预防医学发展深化的产物。社会医学在研究中更多采用社会因素决定论,认为预防疾病必须重视社会预防,增强健康是全社会共同努力的目标;而预防医学更多采用自然因素决定论,对疾病预防主要局限于对生物因素、物理因素、化学因素的预防,更多针对传染病。但现代预防医学也在转变传统观念,开始重视社会预防。社会医学缘于预防医学,它侧重于疾病的社会预防和干预,重点研究社会环境、生活方式、卫生服务等因素与健康、疾病的关系,制定综合的社会防制策略和措施。

三、社区医学(community medicine)

通常认为,社区是若干社会群体(家庭、氏族)或社会组织(机关、团体)聚集在某一地域里所形成的一个生活上相互关联的大集体。它是开展卫生服务的基层组织、基本单位。所谓社区医学则是运用社会医学的观点,认识疾病、人群健康与社会因素之间的关系,将社会医学理论、方法应用于社区卫生实践,指导、组织社区卫生服务,提高人群健康水平。

社区医学是重点研究社区内卫生组织管理和广泛综合的卫生服务的提供,它把整体医学观用于卫生服务,以增进人群健康,侧重于研究战术性的、实践性强的、比较具体的微观管理问题。而社会医学则着重研究社会环境因素和健康的关系,研究的范围更广泛、更客观,侧重于医学战略性、理论性和方向性的问题。社会医学为社区医学提供了理论上的指导,同时社区医学实践了社会医学从治疗服务扩大到预防服务、从院内服务扩大到院外服务、从生理服务扩大到心理服务、从技术服务扩大到社会服务的思想。社区医学的实践丰富了社会医学的学科内涵,使社会医学

更加理论联系实际,社区医学实践也为社会医学提出了许多新的课题,如社区卫生服务可持续发展问题。因此,社会医学应当深入社区实践,从丰富的社区卫生实践中不断汲取营养。社会医学与社区医学不论在理论上,还是在实践上都有一致性,因此,社会医学与社区医学的结合,有利于宏观研究和微观研究的统一。

四、卫生管理学(health management)

卫生管理学是研究卫生事业发展的基本特点与规律,用管理科学的理论和方法探索如何通过最佳卫生服务把医疗预防保健的科学技术和卫生资源及时有效地提供给全体人民,最大限度地满足整个社会对医疗卫生保健的需要,有效保障人民健康的一门科学。

我国在20世纪80年代初同时提出了社会医学与卫生管理学两个学科,并长期相提并论,如多数医学院校将社会医学与卫生管理学教研室合为一体,在公共管理学的二级学科目录中列有"社会医学与卫生事业管理"。但随着学科的不断深化和发展,近二十年来两个学科逐渐分化,形成相对独立的两个学科。但二者又有着明显的区别:在学科性质上,社会医学是从社会的角度去研究医学领域的一些问题,主体是医学;卫生管理学是将管理学的基本原理和方法在卫生领域中进行具体应用,主体是管理科学。在研究内容上,社会医学在理论与实践相结合的前提下研究社会因素对健康、疾病的影响及其规律,但相对侧重于理论上的研究;卫生管理学则侧重于从实践中研究卫生事业发展的计划、组织、控制等,探索如何使有限的卫生资源产生最大的社会效益。中华预防医学会下分设了社会医学分会和卫生事业管理分会,各有侧重,两个学科相互独立但互有联系,互为补充。

五、医学社会学(medical sociology)

医学社会学是社会学的一个分支学科,社会学是研究社会的科学,也就是对于人群的结构、机能、社会关系、社会组织和社会变化的研究。医学领域中也存在着许多社会关系、社会组织和社会变化。例如,医生、护士、医院管理人员、病人都是有特定权利和义务的人群;医患之间、医护之间以及医院与病人的家属之间都有着为了保证医疗过程所必要的特定关系;门诊部、住院部、卫生院、医院等,都是大小不同,职能有别的行使医疗保健工作的机构,这些机构的职能和结构都在不断变化。对这些人群、机构和其关系变化的研究,就是医学社会学的研究对象。"医学社会学"这个名词是1894年美国医学家迈克尔(Michael)首先提出来的,到20世纪50年代真正发展起来,它侧重

于医学的社会化活动,主要由社会学家研究。而社会医学则是法国医学家盖林(Guerin)在 1848 年提出的,比医学社会学早约半个世纪,它是属于医学科学范畴的一个分支,主要是研究社会卫生状况及其变动规律,研究社会因素与健康和疾病间的关系,比较侧重于社会因素的作用,主要由医学家研究。这两门学科有一定联系,且在许多方面互相渗透、互相补充。

第三节　社会医学的发展史

社会医学是一门社会性、综合性很强的应用学科,其产生和发展均受到政治、经济、社会、法律、道德、自然科学和医学发展等多种因素的影响和制约。它的产生是解决社会卫生问题、维护人群健康的需要,也更离不开一些眼光敏锐、勇于开拓的社会改革家和医学家为此做出的杰出贡献。

一、社会医学的萌芽时期

自古以来,人类疾病的发生是生物遗传、理化因素和社会因素等多因素作用的结果。虽然社会医学作为一门医学学科产生于一百多年前的欧洲,但社会因素的致病作用,早已为古代先贤和医学家所关注。如在对疾病的认识方面,古希腊医学家希波克拉底(公元前 450～公元前 377 年)就在《空气、水、地域》一书提出环境及生活习惯对健康的作用;指出医生要掌握城市的风向、阳光、水质和植物的生长状况,注意居民的生活方式;认为在医疗过程中认识病人比认识疾病更重要。古罗马医师盖伦(约 130～200 年)重视心理因素对健康的作用。阿维森那(980～1037 年)认为土壤和水都可以传播疾病,精神情感影响健康。巴拉塞尔萨斯(1493～1541 年)观察到铜矿山工人的疾病,在 1534 年写了有名的《水银病》一文。意大利的拉马兹尼(1669～1714 年)在《论手工业疾病》中描述了 52 种职业工人的健康状况,分析了职业因素对人健康的影响,被后人称为劳动医学之父。由于当时社会的工业化程度不高,医学科学不发达,加上神学的禁锢,对社会医学的认识只停留在一些现象的描述上。

1784 年英国人瓦特发明了蒸汽机,以蒸汽机的广泛使用为主要标志的第一次技术革命使社会生产力空前提高,带动人类从农业和手工业时代进入以大机器生产为特征的工业化时代。1789 年法国爆发了大革命。在资产阶级的压力下,从中世纪早期延续至此的封建社会制度土崩瓦解。资产阶级民主革命促进了政治民主化,提出了社会救济问题,改革现行医疗体制,对十九世纪上半叶产业革命引起工人健康恶化开始重视,同时法国社会哲学界与医学界互相呼应,促进社会改革,重视健康疾病社会问题的调查研

究,并改进卫生措施。提到社会医学的发展必然涉及文艺复兴运动,各种思潮冲击着当时的欧洲。早期的产业革命,血腥的资本原始积累,带来的是社会卫生状况恶化,工人贫困,社会发展很不和谐。这个时期,德国社会卫生学家彼得·弗兰克(1745～1821 年)指出:悲惨生活是疾病的温床,在其所著《全国医学监督体制》一书中,提出用医学监督计划使政府采取措施来保护公众的健康。这种观点认识到健康、疾病和社会因素密切相关,它首次采用了疾病控制的社会卫生措施,对公共卫生和社会医学的发展有很大的贡献。资本主义的发展带来了社会的工业化和城市化,出现了一些社会卫生问题、城市环境卫生问题、工人恶劣的劳动条件、食品卫生问题等。当时恩格斯在《英国工人阶级状况》一书中指出,英国的工业是建立在破坏工人健康的基础上发展的。工人运动促进了社会卫生组织的建立和社会卫生措施的逐步完善。

在萌芽阶段,社会医学的思想非常丰富,但未形成社会医学的学科和理论体系。

二、社会医学的创立与发展时期

1848 年法国医生盖林(1801～1886 年)第一次提出社会医学的概念,倡导把分散的、不协调的医学监督、公共卫生、法医学等构成一个整体的学科,统称为"社会医学"。将社会医学分为四个部分:社会生理学、社会病理学、社会卫生学、社会治疗学。社会生理学研究人群的身体和精神状态与社会制度、法律及风俗习惯的关系;社会病理学研究疾病发生、发展与社会问题的联系;社会卫生学研究各种增进健康、预防疾病的措施;社会治疗学研究对付社会发生异常情况的治疗措施,包括提供各种卫生措施。

到了 19 世纪后期,细菌学有了很大的发展。法国科学家巴斯德(1822～1895 年)首先用实验证明,有机物质的发酵与腐败是由微生物引起的,传染病的流行亦是由病原微生物传播所致。德国学者科赫(1843～1910 年)创立了固体培养基、染色和实验动物感染的方法,为发现一系列传染病的病原体提供了有利的条件。由于微生物学的发展,部分医学家开始重视生物病原体的致病作用而忽视社会因素的致病作用。但也有部分医学家坚持重视社会因素对健康的作用,德国医学家诺尔曼(1813～1908 年)与病理学家魏尔啸(1821～1902 年)都强调社会经济对健康的重要作用,魏尔啸提出"医学科学的核心是社会科学,而政治从广义上来讲,就是医学罢了",在对伤寒的研究中他得出了一个结论,"我们可以把一个相当普遍的结果归纳为:越贫困,食物越单调,居住条件越恶劣,伤寒的发作越频繁。""如果医学要真正实现它的伟大使命,就要参加到伟大的政治和社会生活中去"。德国的社会医学家格罗蒂杨(1869～1931 年)

在《社会病理学》一书中,提出用社会观点研究疾病的原则,指出疾病的社会意义取决于疾病发生的频率,社会状况恶化可以直接引起疾病,影响病情的发展,对社会发展产生反作用,医疗能否成功取决于社会因素。他主张在社会调查中应用统计方法、人口学方法、经济学和社会学方法,并强调应提倡优生学以防止身体和社会的退化,提出采用社会措施来治疗和预防疾病。在1920年,首次在柏林大学开设社会卫生学课程。当时的欧洲社会医学与社会卫生学的名称交互使用。

社会医学在英美的发展比较晚,到20世纪末叶英国许多政府官员、医生、慈善家注意到疾病的流行同社会经济因素有密切的关系。19世纪末,英国就开设了公共卫生学课程,20世纪40年代开设了社会医学课程。1943年,在牛津大学成立了社会医学研究院。英国的社会医学比较强调实用性,牛津大学赖尔教授的观点颇具代表性,他认为公共卫生、工业卫生、社会卫生服务及公共医疗卫生事业都属于社会医学的范畴。20世纪60年代以来,为了适应英国国家卫生服务制度改革的需要,将社会医学改称为社区医学,内容囊括了社区卫生服务中的理论与实践,涉及人口学、社会卫生状况、健康教育保健组织、妇幼保健、传染病防治等。

在美国,由于社会经济、文化的特点,医学社会学和家庭医学不断地得到发展,重视社会学、管理学、经济学等。美国的社会学非常发达,学派林立,医学社会学也是一个重要的分支,其从事医学社会学研究的人数在不断增加。而社会医学放在卫生管理学与卫生政策学中讲授。

前苏联1922年在莫斯科大学医学院成立了社会医学教研室,1923年成立了国立社会卫生学研究所,后改称为社会卫生与保健组织学研究所。社会卫生研究所的任务是研究社会与环境因素对人群健康的影响,以消除这些有害的因素所采取的综合性卫生措施。20世纪40年代初改为保健组织学,重点研究保健史、保健理论、卫生统计与保健组织等内容。20世纪60年代中期又改为社会卫生与保健组织学,以加强社会医学问题的研究。

三、中国社会医学的发展

在古代,中国的社会医学思想非常丰富,我国传统医学中就有"天人合一"的思想,这是一种朴素的环境与人的健康相互和谐的社会医学观。上医治未病的思想,体现了重视疾病预防的社会医学理念。我国现存最早的医书《内经》中说到"不适贫富贵贱之居,坐之薄厚,形之寒温,不适饮食之宜……此治之三失也。"明确指出经济条件、政治地位、居住环境、饮食起居与疾病的关系。由于我国古代经历了漫长的封建制度,只有统治阶级才有专门的医事组织,在民间都是坐堂的个体郎中为民众服务。在我国古代小农经济的社会经济环境中,生产手工化,社会因素致病作用不明显,以及医学的社会化程度比较低等因素,使得社会医学未能得到重视。

近代中国,随着西方医学的传入,对我国社会卫生事业产生了一定的影响。例如1820年,英国医生玛利逊和莱温斯顿在澳门开办了第一家西医院;1866年,美国医学传教士在广州开办博济医学院,是我国最早的西医学校。在西方医学思想的影响下,我国的一些知识分子试图寻求教育救国、卫生强国的路子。从1928年起,陆续在上海吴淞区、高桥区建立农村卫生示范区。1931年后又在河北定县、山东邹平县、南京晓庄乡、江苏江宁县等建立乡村卫生实验区,开展医疗、防疫、卫生宣传、学校卫生、助产与妇婴卫生、劳动卫生、生命统计和卫生人员培训等。1939年成立中央卫生设施实验处,1941年改为中央卫生实验院。还设立了社会医事处,主要负责社会医务人员登记及考试。在1949年以前,一些卫生专家曾倡导过"公医制度",试图建立社会卫生组织,但受当时的政治、经济条件的制约,收效不大。

1949年新中国的诞生,建立了从中央到地方的全国性卫生行政组织和卫生服务机构,发展社会卫生事业,保障人民的健康成了政府的重要责任。在党和政府的领导下,确定了预防为主的卫生工作方针,在不长的时间内,控制了性病、血吸虫等疾病的流行,大搞群众卫生运动,使得社会卫生状况发生了很人的变化。1949年,中国医科大学建立了公共卫生学院,设立了卫生行政学科,开设了卫生行政学课程。1952年引进前苏联的《保健组织学》作为医学生的必修课,1954年,先后在一些医学院校举办卫生行政进修班、保健组织专修课和工农干部卫生系,培训卫生管理干部。1957年举办了第一届保健组织学高级师资讲习会,并逐步开展科学研究,出版专业杂志,进行学术交流。到50年代末,我国社会医学已初具规模,出版了我国自己编写的《保健组织学》。20世纪50年代中期,各医学院校普遍成立保健组织教研组,开展工作。1956年卫生部成立了中央卫生干部进修学院,负责培训省市卫生管理干部。1965年保健组织学科被取消,到"文化大革命"期间,社会医学教学、科研工作被迫中断。

十一届三中全会以来,我国的社会经济有了长足的发展,卫生高度社会化,政治氛围逐渐宽松,社会医学在中国得到恢复和发展。1978年,卫生部钱信忠部长主持《中国医学百科全书》编写过程中,提出了将《保健组织学》列为90个分卷之一的主张,并亲自负责该分卷的主编工作,组织了原保健组织学的教学、科研人员、卫生部和地方行政、事业单位的有关工作人员进行了编写。鉴于现代医学的发展趋势和我国的国情,决定将分卷的学科名称定为"社会医学和卫生管理学",将"社会医学"和"卫生管理学"融为一体,总结我国卫生事业实际经验,为加强卫生事业管理和理论建设服务。1980年卫生部发文要求有条件的医学院校成立社会医学与卫生管理学教研室。在20世纪80年代初期,卫生部在六所医学院校成立卫生管理干部培训中心,并将社会医学作为卫生管理干部培训的主干课程。80年代初,我国兴办的《医学与哲学》杂志、《中国社会医学杂志》、《国外医学·社会医学分册》,以及80年代后期创刊的《医学与社会》等杂志,对推动社会医学的学术研究、学术交流起到了重要的作用。1981~1982年,原武汉医学院编写了《社会医学概论》讲义,开始讲授社会医学课。1983年3月卫生部在武汉医学院举办了为期一个月的社会医学和卫生管理学高级师资讲习会。1984年卫生部又委托武汉医学院举办为期三个月的全国第一届社会医学高级师资班,1987年同济医科大学(原武汉医学院)又举办了第二届全国社会医学高师班;原北京医学院举办了卫生管理学高级师资班。通过这些师资班,编写出教学大纲,并分工编写了教材。原西安医科大学还和美国阿拉巴马大学合办了"社会医学与卫生事业管理学研究生班";一些学院在国内招收了社会医学、卫生事业管理学研究生或开办了研究生班。1988年9月在西安成立了中华社会医学会,社会医学学者从此有了自己的学术组织。社会医学会是一个非常活跃的学术组织,在师资培训、学术交流、政策咨询、凝聚学术精英等方面都发挥着特殊的作用。目前,90%以上的医学院校开设了社会医学课程,自从1994年全国第一个社会医学博士研究生培养点在上海医科大学成立,现已有12所院校设立社会医学与卫生事业管理的博士生学位培养点,每年有近300名具有硕士和博士学位的学员走上工作岗位,对推动我国卫生事业现代化管理发挥了重要作用。《中国初级卫生保健》、《卫生软科学》、《中国卫生政策》等一系列新的杂志相继创刊。多年来,社会医学学者开展了一系列重点课题的研究,如上海医科大学开展的上海县卫生服务研究及我国贫困地区卫生需求的研究;北京医科大学开展了计划生育和人口预测研究;中国医学科学院皮肤病研究所和南京铁道医学院合作开展的麻风病社会医学问题的研究;哈尔滨医科大学开展的卫生规划和少数民族社会医学问题研究;西安医科大学开展的我国少年儿童高血压易患因素的研究等,都取得了可喜成果。近年来,哈尔滨医科大学、四川大学、潍坊医学院等多所院校开设的社会医学课程被省教委评为"精品课程",显示出社会医学课程在学校教学工作中的重要地位。由复旦大学的龚幼龙教授主编的卫生部规划教材,是老一代社会医学家对社会医学研究的趋同性总结。此后,李鲁、卢祖洵教授分别主编的卫生部规划教材和教育部普遍高等教育"十一五"国家级规划教材,对社会医学的发展和体系创新都做出了重要的贡献。社会医学在卫生改革和实践中正发挥着越来越重要的角色,在区域卫生规划、实施社区卫生服务、医疗体制改革、慢性病控制、初级卫生保健、社会病防治等领域进行了大量的研究,承担了大量的课题,为政府提供决策咨询,同时与国际卫生组织和科研机构进行了广泛的合作,社会医学的研究在国际上也产生了很大的影响。

我国社会医学的快速发展,有着深刻的社会经济基础。政府的及时组织引导起到了关键性的作用;学会的建立和发展促进了学术的繁荣;杂志的创立为学者提供了学术研讨的平台;社会医学课程的建立是学科稳定发展的必要条件。

Summary

1. Social medicine, an interdiscipline about human health and disease in terms of society view, studies on the relationship between the social factors and the individuals or the groups. Furthermore, according to some laws which could be got in this field, some social health strategies could be made and some measures could be taken to enhance somatopsychic health and improve the quality of human life.

2. Social medicine has many profiles such as interdisciplinarity, comprehensiveness and practicality.

3. The main task of social medicine is to promote a positive view of health, change the medical model, find the social health problems, develop health policies and strategies, and improve the population health.

4. The subjects related to social medicine include clinical medicine, preventive medicine, community medicine, health management, medical sociology and so on.

思 考 题

1. 试述社会医学的性质特点。
2. 如何理解社会医学的研究内容?
3. 如何理解社会医学是一门交叉学科?

(姜润生)

第二章 医学模式与健康观

案例2-1

一位45岁的男性,患糖尿病5年,一直在一家大医院的内分泌科门诊进行治疗。由于数种口服降糖药同时合用,且已用至最大剂量,血糖控制仍不理想,专科医师建议患者改用胰岛素治疗。患者不仅不愿接受,而且极为不高兴,并出现焦虑和抑郁情绪,血糖控制更加不理想。经人介绍他结识了一位全科医生,该医生在了解了他的糖尿病治疗情况和血糖水平后,也同意专科医师的意见,认为患者应当使用胰岛素治疗。但同时全科医生鼓励患者讲述糖尿病对他的生活、工作和心理方面的影响,以及他对胰岛素治疗的看法。原来这位患者自幼家境贫寒,靠自己的奋斗现已成为一家外企的管理人员,事业颇有成就,患者自己也十分珍惜。患糖尿病对他的打击很大,他担心会影响他的前途,而医师建议他胰岛素治疗使他觉得自己的病情严重,可能无法胜任目前的工作,因此感到恐惧和焦虑。

全科医生向患者耐心分析了他的病情以及使用胰岛素的利弊,及其对患者生活和工作可能产生的影响,经过数次交流,患者消除了对自己病情及胰岛素治疗的消极观念,并与医师商讨了胰岛素治疗方案,最后选择了白天服药,睡前皮下注射中效胰岛素的方法,使血糖得到较好的控制,也恢复了患者的自信。

讨论:

1. 疾病的发生、发展与转轨的影响因素有哪些?

2. 现代医学模式对临床医学有什么影响?

第一节 概 述

模式(model)是最初是一个数理逻辑概念,其实就是解决某一类问题的方法论。把解决某类问题的方法总结归纳到理论高度,就是模式。模式是指研究自然现象或社会现象的理论图式或解释方式,也可以指一种思想体系或思维方式。建立模式是科学研究中的一种方式方法,人们通过模式来分析和表达事物间关系,指导人们科学的观察、思考和解决问题。

一、医学模式的概念

医学模式(medical model)是在医学实践基础上逐渐产生的,是人类在与疾病抗争和认识自身生命过程的无数实践中得出的对医学总体特点和本质的高度概括;是在医学科学发展和医学实践活动过程中逐渐形成的观察和处理医学领域中有关问题的基本思想和主要方法,是指导医学实践的自然观和方法论。医学模式的核心是医学观,它研究医学的属性、职能、结构和发展规律。

医学模式不是一成不变的,它随着医学科学的发展与人类健康需求的变化而逐渐演变,其演变过程是复杂的,充满曲折与反复。演变过程反映了医学的本质特征和发展规律,医学发展的每个阶段都有与之相适应的反映该时期医学发展状况和水平的医学模式。不同的医学模式会对医学实践和理论研究的发展提供不同的思路,指导探索病因及治疗方法的选择目标,把握医学的发展方向,也指导着卫生管理、卫生发展战略研究的发展。

二、医学模式的演变历程

医学模式的演变是一个漫长的充满曲折的过程,特别是在新旧医学模式转换阶段,它们之间的相互冲突和相互渗透是难免的。每种医学模式在其发展过程中都有充实和完善的过程,医学模式的演变也是从量变逐渐到质变的过程。即使是新的医学模式取得了主导地位,旧的医学模式也不会立即消失,他依然会继续发挥一定作用。

纵观医学模式的演变历程,大致经历了经验医学时代、实验医学时代和目前的现代医学三个时代,五种不同模式,其包括(图2-1):神灵主义医学模式、自然哲学医学模式、机械论医学模式、生物医学模式和生物-心理-社会医学模式(现代医学模式)。

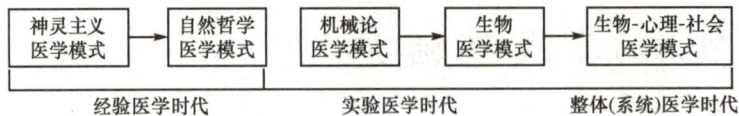

图2-1 医学模式的演变

(一) 神灵主义医学模式

神灵主义医学模式(spiritualism medical model)在原始社会由于生产水平低下,人类对健康和疾病的认识是超自然的,认为人类和自然界的万物一样,一切都受神灵支配,人的生命和健康是神灵所赐、是天谴神罚。在这样一个理论指导下,保护健康和祛除疾病主要依赖神灵保护,对疾病的治疗主要采取求神问卜、符咒祈祷,以求得上帝的宽恕。即使是医生(巫医)使用一些药物和其他治疗方法,但其观念和思想也是秉神灵的旨意。

(二) 自然哲学医学模式

自然哲学医学模式(nature philosophical medical model)随着社会生产力水平的发展和科学技术水平的提高,人类对健康与疾病有了初步的认识和了解,认识人类健康与环境的关系,并产生粗浅的理性概括。人们对健康和疾病的看法发生改变,不再认为健康与疾病是上帝所赐,开始用自然原因解释疾病现象,并把哲学思想与医疗实践直接联系起来。如在古代中国医学便有阴阳五行的病理学说和外因"六淫"、内因"七情"等病因学说。五行学说中生和克的相互作用、相互协调,就保证了人体内部官运动的相互平衡。一旦这种正常的生克关系遭到破坏,人体就会有病,一脏有病,就会牵连其他脏器受害。开始把健康与疾病和人类生活联系起来观察与思考,并以此产生了祖国医学的理论体系。

(三) 机械论医学模式

机械论医学模式(mechanistic medical model)15世纪欧洲文艺复兴推动了自然科学技术的进步,兴起实验科学,法国科学家拉美特利提出了"人是机器"的观点,他把人当成是自己发动的机器。机器出现故障和失灵是因为它的某一部件失灵或生锈,需要修理;而疾病也是身体某一部件出现故障或生锈失灵,因此也需要修补和完善。在这种机械论的影响下,通过实验科学方法,医学分科有很大进步。西方科学家先后提出血液循环、细胞病理等学说。机械论医学模式简单解释了生命活动是机器运动,保护健康就是维护机器。忽视了人类机体除有类似机器一面外,还具有生物复杂性以及社会的复杂性,从而产生对人体观察的片面性和机械性。随着医学科学进一步发展机械论医学模式逐渐向生物医学模式过度。

第二节 生物医学模式的贡献与局限

生物医学模式(biomedical model)是医学发展的一个时期,18世纪下半叶到19世纪初,资产阶级工业革命一方面推动城市化进程加快,另一方面也带来了环境卫生问题及传染病蔓延。针对影响人群健康的传染性疾病,科学家们进行大量的研究。19世纪40年代法国化学家巴斯德(Pasteur)和德国科学家科赫(Koch)等人开始了大量细菌学研究,奠定了疾病细菌学病因;显微镜的发明使人们可以观察人体的微观世界。与此同时,解剖学、细胞病理学、组织细胞学、微生物学和免疫学等一系列生命科学相继形成,从而直接导致了人们从生物学的观点来认识生命现象以及健康与疾病的关系:健康就要维持宿主、环境和病原体三者之间的动态平衡(图2-2)

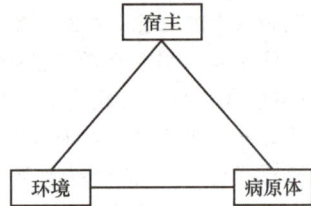

图2-2 生物医学模式对疾病发生的认识

生物医学模式是建立在医学实验研究的基础上,反映病因、宿主和自然环境之间的变化规律的医学观和方法论。该模式认为每一种疾病都必须并且可以在机体内找到特定的生理或病理的变化,医生根据患者的症状,实验室检查,对病人进行诊断。再根据疾病的病理、生理改变,给予适当治疗。

生物医学模式注重实验和技术,对保障人类健康和推动医学科学现代化都起到了重要作用,尤其是促进了急、慢性传染病和寄生虫病的发病率和病死率显著下降,平均期望寿命显著延长,这是人类第一次近代卫生革命的大胜利。在生物医学模式的指导下,医学家们致力于从生物学角度研究人类的健康和疾病问题。

随着医学科学技术的发展和社会的进步,疾病谱的改变,人们逐渐认识到生物医学模式局限性和缺陷。它把人从社会群体的环境中孤立出来,强调生命活动在结构、功能和信息交换方面是一个统一的整体,忽视了人的社会性和和复杂的心理活动及主体意识,片面强调生物因素对健康的作用,使它无法圆满解释和有效解决当今人类健康所面临的所有问题,这一缺点限制了医学家对健康和疾病的全面认识;尤其是传染病、寄生虫病、营养不良等疾病得到有效控制,已经不再是威胁人类的主要疾病,而心理、社会因素起很大作用的心脑血管疾病、癌症、肿瘤、事故和自杀、心因性疾病已经成为对人类健康造成威胁的疾病,面对这些疾病,如果单靠生物医学模式诊断、治疗及预防,显然是不能解决问题的,这充分证明人类健康除生物因素影响外,很明显还受到许多重要的社会环境因素、行为生活方式以及心理因素的影响。许多疾病的生物因素还要通过社会与心理因素才起作用。恩格尔指出:生物医学不完整,它只考虑了生物因素,而忽视了其他因素;它的注意力只放在身体和疾病上,而忽视了病人,现代医学的疾病观使其无法满足病人精神和情感需要。人们对疾病的认识形式已由单因单果向多因单果或多因多果的形式转变。从而医学模式应当向多元化的生物-心理-社会医学模式转变。

第三节 生物-心理-社会医学模式

一、现代医学模式的产生背景

(一)疾病谱和死因谱的变化

20世纪70年代以来,随着社会化、城市化和工业化的发展,人口老化、环境卫生问题日益严重,生活节奏和行为生活方式的明显改变,使人类疾病谱发生明显变化,原来占主要死因的传染病和寄生虫病发病逐年下降,心脑血管疾病、恶性肿瘤、糖尿病等慢性非传染性疾病的发病率、病死率都逐年上升,虽然近20年来传染病有抬头之势,但总趋势仍然如此。疾病防治在关注技术突破的同时要充分重视社会突破的作用。

世界卫生组织和国际儿童基金会等国际组织曾多次强调把生物-心理-社会医学模式作为国际卫生保健组织活动的指导方向,强调实行"技术突破"的同时要重视"社会突破",而且"社会突破"具有决定性意义。强调政府在公共卫生中的责任和作用更为重要和迫切。美国总统罗斯福曾说过:一个政府成功或失败最终衡量的指标是它所辖居民的幸福安康。没有什么比公共卫生和人民的健康更为重要和更值得关注的。全社会参与和政府干预是提高民众健康的主要途径。

(二)健康需求的普遍提高,需求变的多样化、多元化

随着科学的发展和生活水平的提高,人们对卫生保健需求也日益多样化,其变化与社会经济、文化教育呈正相交关系。除满足生理上的最基本的需求外,

人们已不满足防病治病,而是要求提高生命质量、延年益寿、增进健康、合理营养、社会适应、平衡的心理、健康的心态等,更好地享用发达的现代科技和物质文明。这标志着人们的卫生需求,已经脱离了为维持生命的基本卫生服务,上升到满足人类心理和社会的更高卫生需求。这就要求卫生服务必须进一步扩大服务的范围,即从治疗服务扩大到预防服务,从生理服务扩大到心理服务,从院内服务扩大到院外服务,从技术服务扩大到社会服务,全面满足人们生理、心理和社会的健康需求。这种需求还会随着社会发展进一步扩展,成为促使医学模式转变的因素。因此只有生物-心理-社会医学模式才能适应和满足这种人们大众需求的变化,从而加强生理、心理和社会的综合性服务,这是已被国内外实践检验为正确有效的经验。生物-心理-社会医学模式是医学历史发展的必然。

(三)医学学科的内部融合与外部交叉发展

引起医学模式变化直接因素是医学的发展和随之产生的医学观念的变化。从整体看,影响医学模式变化的因素是多方面的,除医学科学发展本身的原因外,社会和科学技术发展程度、宗教、文化等因素对医学模式也有影响。在医学领域中,学科日益分化,产生了许多新的学科,分子医学、量子药学、行为医学、病理心理学等各学科分别从不同角度解释生命现象。但在高度分化同时各学科又出现高度综合,以综合为主的新学科也相继产生,如社会医学、环境医学、职业医学、临床流行病学、信息科学等。自然科学和社会科学相互作用、相互融合,是不同学科相互交叉的基本形式,也是当代科学发展的显著特征之一。

现代医学发展的特点:

第一是微观深入与宏观扩展并进,形成了以分子生物学为带头学科的分子医学学科群,基因诊断、基因治疗、基因工程成为研究热点。

第二是从群体、环境、社会与人的健康和疾病的关系进行全面的研究,使环境医学、社会医学、职业医学、临床流行病学等日益受到关注。

第三是各学科的相互渗透与综合明显,特别是人文社会科学与医学的交叉和渗透,催生与发展了心理学、行为学、医学伦理学、卫生经济学等新型学科。综合化是现代医学科学发展的一大趋势,包括医学各个学科间的互相渗透与扩展,医学同基础科学和技术科学之间的互相渗透与扩展,医学同社会科学之间的互相渗透与扩展等。使研究内容在综合动态研究中达到微观与宏观的统一、局部与整体的统一、外因与内因的统一、人体与环境的统一;促使人们从经验思维、实验分析思维转向综合思维方式,从生物、心理、社会因素方面综合思考问题,形成立体化、网络化、多层次、多视角的立体思维(图2-3)。

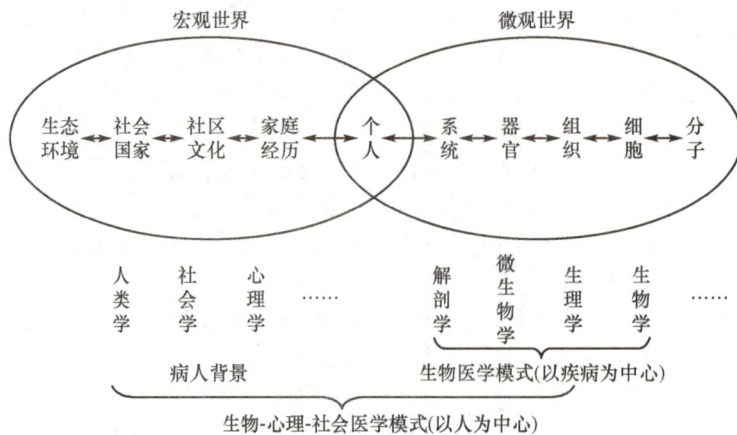

图 2-3 医学发展的方向

（四）医学发展的社会化趋势

医学发展的社会化是指个体分散的医疗活动转变为社会分工协作的系统医疗卫生活动过程。医学的发展与社会的发展息息相关，保护人类健康问题是社会各界共同承担的责任，而不是局限于医疗卫生服务部门，已经不单是个人的行为，而已成为整个社会性活动，因此，只有把卫生事业纳入国家的社会发展和经济建设规划，动员全社会力量，才能保持健康和防治疾病的有效，全体人民才能享有共同的健康利益。

21世纪全球可持续发展的重要内容就是"社会发展以满足人的基本需要为本，人类发展以提高健康素质为本"。因此，医学社会化是社会发展的必然趋势，医学模式的转变促使了医学社会化，世界健康目标要求医学社会化。

研究证明慢性非传染性疾病的致病因素与生物病因有关外，还受社会环境因素、个人行为、生活方式等因素的影响。与此相应，医学模式已逐步由生物医学模式过渡到生物-心理-社会医学模式。而医学模式的这一转变，极大地促使了医学社会化的发展。据新华网北京2006年5月9日报道，世界卫生组织官员对慢性病分析，如果不采取措施，在未来十年中，全球将有3.88亿人死于慢性病，其中约8千万发生在中国。在此期间，仅心脏病、中风和糖尿病就将给中国带来至少5500亿美元的经济损失。在世界卫生组织慢性病全球报告中文版首发式上，世界卫生组织助理总干事拉盖丽博士说，当前慢性病正在严重威胁全球人的健康和生命。2005年全球有3500万人死于慢性疾病，其中80%的慢性病死亡发生在人口占世界绝大多数的中低收入国家。慢性非传染性疾病是全世界致死和致残的首位原因，而消除这些危险因素，就必须使医学社会化。

世界各国健康目标已转变为从单一的单纯降低发病和患病情况转变为延长健康人年和提高公民的生活质量，在国家、民族、性别、职业、教育、城乡等方面高度重视减少公民健康差异问题，将预防服务，尤其是临床预防服务列入卫生和健康发展的目标内，强调要通过预防服务的过程达到改善健康的结果，要实现这些健康目标，医学社会化势在必行。

视窗 2-1

20世纪后期，由于人类文明的高度进步和科学技术的巨大发展，人类的社会环境、生活习惯和行为方式也随之发生变化，人类的疾病谱也相应发生了变化。一些与心理、社会因素密切相关的疾病（如冠心病、高血压病、脑卒中等心脑血管病）的发病率正逐年升高，可以说心脑血管病是当前我国人民最常见最严重的多发病。从医70余载的吴英恺老教授曾发出这样的感叹"只治不防，越治越忙。"打个比方说，病人生病好比是水龙头坏了流了一地的水，从前医生治病，就相当于在拼命地擦地上的水，其结果是越擦水越多。若不能从根本处入手——修理坏了的水龙头，那我们所做的大多是无用功。从前医生总是等着患者来看病，而不是想办法可以不让他来。没病的人等得病，得病的人等复发，没有人意识到要了解自己的危险情况，维护自身的健康。人们以为，买来药片就能买来健康。生病了，就看医生，问吃什么药最好，他不知道疾病一旦临身要想完全治愈是多么困难。而且药物给人带来的副作用更让人触目惊心。因此，仅仅偏重生物学的医学模式已难以应对纷繁复杂的与心理、社会因素密切相关的疾病：心脑血管病。有研究显示：人类疾病大约50%与生活方式和行为有关；20%与生活环境和社会环境有关；20%与遗传、衰老等生物学因素有关；还有10%与卫生服务的缺陷有关。一种新的医学模式"生物-心理-社会医学模式"应运而生。新的医学模式突出了卫生服务目标的整体观，体现在医疗卫生工作从以疾病为主导转变为以健康为主导，即从局部到整个人体，从医病到医人，从个体到群体，从原有的生物医学范畴扩展到社会医学和心理医学的广泛领域。这一新的医学模式对医学提出了更高的要求。疾病的治疗目标已不仅是治愈某一个疾病，还要促进康复、减少残疾、提高生活质量。

无数事实证明，医学已经社会化。在 2003 年的防治"SARS"战斗中，首先是政府迅速审议和通过了《突发公共卫生事件应急条例(草案)》，建立了信息畅通、反应快捷、指挥有力、责任明确的行政应急法律制度；其次是建立了自上而下的防范网络，尤其是社区防范网络构建了无缝隙的社会化管理；再次是政府加大了卫生经费的投入。所有这些社会化功能，使防范"SARS"的战斗获得了决定性的胜利。

二、现代医学模式

（一）现代医学模式的提出

现代医学起源于生物医学模式，从纯生物学角度研究宿主、环境和病因三大因素的动态平衡。随着人类社会发展和疾病谱的变化，人们逐渐认识到原有医学模式的不足，1977 年美国精神病学家和内科专家恩格尔(Engel)首先提出新医学模式概念，即"生物-心理-社会医学模式"，它不仅关注人的生物性因素对人体健康的影响，同样关注人的社会性，充分认识到环境因素、社会因素、心理因素对健康的综合作用，是对"生物医学模式"的更正与补充。它不仅重视生物个体本身，更重视影响个体和群体健康的社会、心理和精神状态。因此，这里的"社会"是指人与环境的关系、是指社会因素对人疾病健康的影响、是指人的社会适应能力。

（二）现代医学模式基本内涵

1. 现代医学模式以系统论为指导，强调整体的医学观　从重视疾病到转向重视个人，从注重个体转向到重视群体，注重身体和精神的整合，多因多果的病因认识，从预防医学到健康维护重视个人与社会的联系。它不仅关注疾病更关注病人；认为医学不仅应关注疾病的本身，还应该关注疾病对人心理和情感的影响，了解病人家庭的关系状况；注重研究分析病人患病的社会背景。系统地探讨影响人类健康的因素，认为生物遗传因素、环境、行为生活方式与医疗卫生服务，是影响健康的四大因素，形成环境健康模式和综合健康模式的健康危险因素分析模型(图 2-4，图 2-5)。为现代医学开拓了广阔的空间，赋予了更丰富的内涵，拓展了医学的境界。

2.现代医学模式确立了社会、心理因素的重要地位　在健康和疾病过程中，既要看到生理活动和生理因素的作用，又必须重视心理活动和心理与社会因素的影响，把人的自然属性和社会属性结合起来进行考察，这就势必形成"人-自然-社会系统"的系统观念。现代医学模式不是以心理和社会因素取代生物因素，也不否定生物因素的重要作用，只是对单纯研究生物因素这一不合理框架的修正，恢复了心理、社会因素在医学研究对象中应有的地位。因此，现代医学模式是对生物医学模式的补充与发展。

3.现代医学模式肯定了生物医学的价值　生物-心理-社会医学模式并不否定生理、生化指标在诊断、治疗疾病中的意义，只是在更高的水平上，强调它们的作用和意义。如果说医学模式的更替是一种否定，

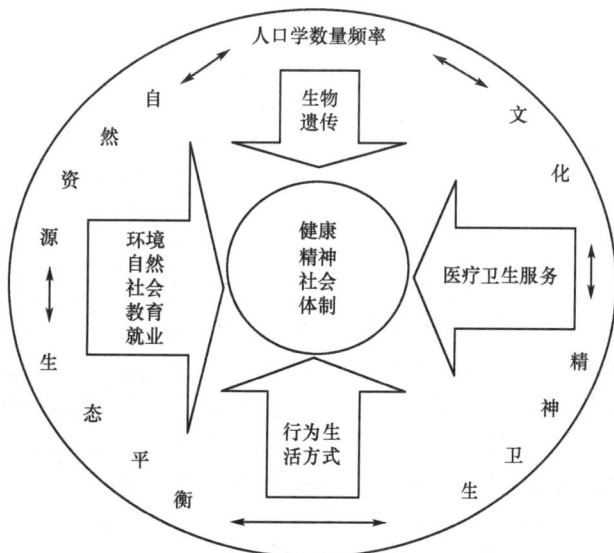

图 2-4　环境健康模式的危险因素分析模型

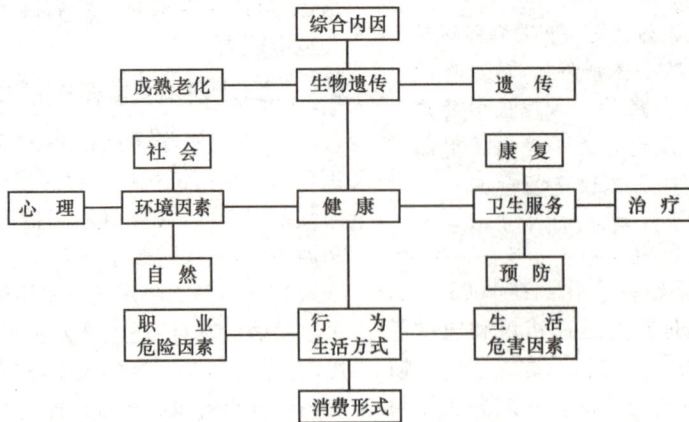

图 2-5　综合健康模式的危险因素分析模型

那么这种否定无疑是辩证的否定,是含肯定于其中的否定。它在强调心理、社会因素的时候,是以肯定生物因素为前提的,但不把生物因素放在唯一的地位。心理活动的生理基础是大脑,躯体活动与心理活动相伴行,彼此相互作用。疾病既损伤生理过程,也造成不良情绪;不良情绪也会引起躯体的负性反应,乃至导致疾病。而社会因素,不仅指社会环境,还包括个体在社会化过程中内化为个体本质的东西以及个体的社会实践、生活行为、社会角色、文化素养、社会职业和个体间独特的关系,综合地体现出人是社会关系的总和。社会因素对健康的影响,最终是通过个体生理及心理变化发挥作用的。现代医学模式是把生物-心理-社会因素作为一个三维坐标系。

4.现代医学模式强调了医学的社会、人文价值它克服了技术主义,促进了医学的历史回归,倡导以人为本的理念,重建以人为中心的医疗卫生体系,关怀病人,维护病人的尊严和权力。

5. 现代医学模式揭示了医学观的动态性　医学模式不是一成不变的、僵死的教条,而是随着医学科学的发展与人类健康需求的不断变化而演变。医学模式在历史演进过程中不断升华的历史事实说明人类对医学模式的认识是无止境的,任何停止的观点都是错误的。生物-心理-社会医学模式是目前为止比较符合唯物辩证法的医学模式,但这绝不是说它已尽善尽美,它仍然存在着明显的局限。如该模式局限于研究生物、心理和社会因素对疾病发展过程的影响,限制了人们的视野,不能指导人们认识现代科学实践中所揭示的自然环境及各种自然因素,如地理、宇宙等因素都可影响人体的健康;不能表明生物、心理、自然、社会等因素对人体健康与疾病过程复杂的整体作用。依靠这种模式作指导仍无法解决医学技术迅猛发展所带来的各种社会问题。如安乐死问题,就是一个在世界上都十分敏感的话题,除了个别国家有相应的立法外,至今仍是医学家和社会学家争论的问题。再如医学技术滥用问题、克隆人问题、人类精子库管

理问题、器官移植经济问题等。这些问题的出现和解决,说明现代医学模式并没有为现代医学的发展提供一个合理的方向。因此,这就需要医务工作者在医疗实践中不断探索,进一步完善现代医学模式,使其在更大的范围、更高的程度上推动人类医学事业发展。

三、现代医学模式对医学和社会的影响

（一）对传统医学的影响

传统医学的目的是"治愈疾病、防止死亡"。现代医学模式引发了人们对医学目的的重新审视。由于一些疾病(如心脑血管疾病)无法彻底治愈,一些死亡(如肿瘤)无法避免,人们提出了四个新的医学目的,亦称为医学发展的优先战略。

(1) 预防疾病和损伤、促进和维持健康。
(2) 解除由疾病引起的疼痛和痛苦。
(3) 对疾病的照料和治疗,对不治之症的照料。
(4) 避免早死,追求安享死亡。

（二）对卫生服务的影响

主要表现为"四个扩大":

1. 从治疗服务扩大到预防服务　将医疗服务工作纳入到预防的轨道,使卫生工作由医疗型向预防保健型过渡。将预防保健的思想贯穿在生命的全过程和疾病的全过程当中,重视三级预防。一级预防,在疾病未发生时采取有效的措施避免疾病的发生;二级预防,在疾病发生初期,做到早期发现、及时治疗;三级预防,在患病后做好疾病的治疗和康复工作,防止残疾。

2. 从技术服务扩大到社会服务　医师除诊治疾病外,还应该通过社会医学诊断,发现居民的健康问题,找出危害居民健康的危险因素,进行健康指导和健康促进。

3. 从院内服务扩大到院外服务　根据居民不断增长的卫生服务需要,适应疾病谱的转变,培训社区

卫生服务人员,深入社区开展以预防、医疗、保健、康复、健康教育、计划生育"六位一体"的社区卫生服务,向居民提供适宜、方便、快捷的全科性的初级卫生保健服务。

4. 从生理服务扩大到心理服务　传统的生物医学模式只注意人们的生理和病理变化,很少注意人们的心理和社会因素对健康的影响。现代医学模式强调卫生服务的整体性,所以在进行躯体照顾的同时,也要对普通人群和病人进行心理服务。

(三)对医学教育的影响

现代医学教育培养的专业人才,要在态度、知识、能力三个方面适应医学模式的转变。1988年8月举行的世界医学教育会议,通过了具有深远影响的爱丁堡宣言。宣言指出:"医学教育的目的是培养促进全体人民健康的医生"。世界卫生组织提出的医学教育改革包括三个方面。

(1)面向21世纪的需要,医疗卫生服务体系必须进行改革。

(2)医生必须是"五星级":医疗服务的提供者、决策者、信息传播者、社区领导者、卫生服务管理者。

(3)医学教育本身必须进行改革。医学教育的评价标准必须是社会效益。要加强医学生人文科学素养的培养,注意综合能力以及创新能力的培养,树立终生教育的观点。纠正医学本科教育阶段的专科医牛导向而忽视家庭医生基础培训的情况,把专科医生和全科医生的培养放在同等重要的地位,加强预防医学本科教育。重视人文社科的教育、加强在职教育。

(四)对预防医学的影响

既往的社会卫生措施,主要依赖群体预防,从通过疫苗接种增强个体免疫力,到通过市政工程改善城市供排水和垃圾处理系统以改善环境卫生条件,来改善社会卫生状况。这样使得传染病、寄生虫病和地方病得到了控制。但是其后出现了两个趋势。一个趋势是难以彻底治愈的慢性疾病成了医院的主要对象,另一个是传染病的新发和复燃。这些健康问题与行为密切相关。而行为的干预和改变一方面要依靠社会卫生措施,如群体的健康教育;但另一方面还要有针对性地进行个体预防,如通过社会支持使高危人群不仅在知识和态度方面有所改变,更重要的是通过健康促进使其行为有所改变。传统的预防医学手段仍然有效,但其内涵应当有相当大的变化。

现代医学模式推动了预防医学理论的研究,新的健康观促进了预防医学向更高层次发展,建立"高危"的概念,即高危环境、高危因素、高危人群,建立三级预防策略。

(五)对临床医学的影响

疾病既是一种生物现象,更是一种社会现象;长期以来,受生物医学模式的影响,临床医学对病因的分析,只重视生物病因,忽视疾病发生的社会心理因素。应当用现代医学模式指导临床思维和医疗卫生实践,促进医学现代化和临床医学摆脱困境向更高层次发展。

医学服务形式从医疗型向医疗、预防、保健型转变;医学服务从以疾病为中心向以病人人为中心转变、医学服务从针对个体向针对个体、家庭与社区的转变、医学服务模式从以医疗为导向向以预防为导向的转变,开展病人教育、早期诊断、健康危险因素评价、人群健康筛查与群防群治。

第四节　健　康　观

健康是人类一种永恒的追求。健康观是建立在一定医学模式基础上的,人们对健康与疾病的本质概括。在不同的历史时期人们对健康与疾病的认识不同,近半个世纪在现代医学模式指导下,人们对健康的认识有了大的飞跃,形成了新的健康观念。

一、消极的健康观

在生物医学模式指导下,健康是"没有疾病",这种以传染病的发生、发展和转归的关系为依据的健康观是单因单果的表现形式的健康观,即是消极健康观。认为宿主、病原体和环境三者之间的平衡遭到破坏。消极的健康观把健康简单的定义为没有症状和体征。20世纪30年代,人普遍认为一个人没有身体的疼痛和不适就是健康,把健康的层次看得比较浮浅,是消极的;健康和疾病是相互对立的两极,既健康的人不会有病,有病了就不健康。这种把人的健康状况一分为二的哲学思维观点,没有解释一些有健康问题,但还没有出现临床症状和不适人,即亚健康状态。

二、积极的健康观

随着疾病谱和死因谱的改变,医学科学技术等发展,人对健康与疾病的认识也随之发生改变,认为引起疾病的发生因素是复杂的,是生物因素、社会因素和心理因素等综合作用的结果。可以是多因单果或多因多果的疾病等表现形式。因此防治疾病应用综合防治方法降低和排除各种健康危险因素。基于此,世界卫生组织在1948年的组织法中提出,健康不仅仅是没有疾病,或者虚弱,而且是包括身体的健康、心理的健康、社会适应的完满状态,即积极健康观。它从人类生命的生理、心理和社会三个维度来解释健康。

躯体健康是指身体的结构完好和功能正常;心理

健康是指情绪、道德、精神健康;社会适应能力的完好状态是指人们进行社会参与时的完好状态。疾病可看作是整个生物体或其他系统在生长、发育、功能及调整中的失调或失败。一般来说,疾病是一种病理状态(生物尺度),是客观状态;病患是病人对病理状态解释方式或程度(感觉尺度),是主观的感受;患病是病人对病理状态感觉的反应(行动尺度),其侧重主观的。世界卫生组织的健康观,即是主观的,有是客观的,是主观和客观的统一。

三、健康与疾病概念的扩展

健康观是医学模式的核心体现,随着人们对健康的认识逐渐深化,产生了健康与疾病是共存的思维模式,并衍生出亚健康状态、亚临床状态等概念。

1. 健康与疾病是共存的　所有生物都要经历生、老、病、死的过程,健康和疾病是相对的,患病本身也包含有健康的成分,而健康也同时含有疾病的因素,因此绝对的健康是不存在的,是相对的。每个生物体都在健康和疾病连续统一体中的某一位置,并且是在动态变化的。它不但科学地解释了健康状态,也为健康的测量提供了理论基础。

2. 亚健康状态　亚健康是近年来医学界提出的新概念,指人的机体虽然没有明显疾病症状,但可呈现出活力降低,适应能力下降的一种生理现象,是由于人的机体各个系统的生理代谢功能减退所致。这是一种介于健康与疾病之间的生理功能降低的状态,有人称之为"第三状态"或"灰状态"。一般认为躯体上、心理上有不适的感觉,但在相当长时间内又难以明确诊断是何种疾病,均被认为是亚健康状态。从预防医学角度出发,在现代社会中处于亚健康状态的人占有相当的比例,如疲乏、烦躁、衰老、神经衰弱等。亚健康状态具有多种疾病的潜伏性,应做好预防保健工作。

3. 亚临床状态　是健康观的另一概念,亦被称为"无症状疾病"。疾病不仅是机体某一部位、系统或功能受损,出现功能紊乱或病理改变,而且还有防御、适应和生理代偿能力的反应。这种病理性反应和生理性反应交织在一起,在医学上很难把它们区分开来。"亚临床状况"是健康与疾病连续统一体中处于无明显临床症状或体征,但还是存在着生理性代偿或病理性反应的临床检测证据。

亚健康状态和亚临床状态二者均处于无明显临床症状和体征阶段,但其机体的生理功能指标均可处于疾病的临界限或是临床早期阶段。积极开展研究,对于促进医学事业的发展,提高人群健康水平保护人群健康,保护健康具有十分重要的意义。

Summary

1. Medical model is gradually developed as the practice of medicine. It is the overall generalization on medicine characteristics, which is gotten from the process of the human struggle with the diseases and the understanding of their own lives. The core of the Medical model is the concept of medicine, which studies the medicine's properties, functions, and structures and development principles. In addition, medical model has a nature of dynamic.

2. The historical contribution of Bio-medical model is to let human people understand life phenomena as well as the relationship between health and disease in terms of biology. However, its limitation is to emphasize that the activities of life is a unity in the aspects of structure, function and information as well as the importance of biological factors, ignoring that the human is the biological and social unity.

3. The establishment and development of bio-psychical-social medical model depend on the following factors as the changes of disease spectrum and death causes, the increase in diversified health needs, cross-developing and being integrated of the internal medical disciplines with external ones, and the social trends of medicine development. There are four major factors impacted on health: genetic factors, environmental factors, lifestyle and behavioral factors, and health care factors.

4. The fundermental contents of the modern medical model comprise: emphasizing the overall medical concept under the instruction of the system theory, confirming the importance of social and psychological factors on the basis of affirming the value of biomedicine, emphasizing the medical society and human values, and revealing the dynamic nature of the medical concept.

5. Health concept is the central embodiment of medical model. There are positive and negative ways of health concept. For the positive health concept, there should be not only without sickness or weakness, but also in healthy states of physical, psychological and society adaptation. For the negative health concept, there should

be in a state that the balance among the host, pathogen and environment would be destroyed. As people understand the health well, they know that health and disease can be co-existent, so that the concepts of sub-health status or sub-clinical status were brought about.

思 考 题

1. 试述医学模式的含义及转变动因。
2. 举例说明现代医学模式对卫生服务的影响。
3. 试述卫生服务的"四个扩大"。
4. 试述何为积极的健康观和消极的健康观?

（关维俊）

第三章 社会医学基本理论

学习目标

通过本章学习,重点掌握社会医学基本理论;学会用社会医学基本理论分析社会卫生问题。理解健康影响因素的多元化及社会因素的决定作用;掌握健康公平的概念及健康公平实现的社会责任;熟悉卫生事业与社会同步发展的重要性;了解高危险性观及社会大卫生观对卫生工作的现实意义。

讨论:

出生在同一天的 3 个孩子为何健康状况差别如何之大? 3 个孩子所将要面临的环境会对他们未来的健康产生影响吗? 如何用社会医学的基本理论来解决这个问题?

案例 3-1

健康的社会决定因素

这是《2006 年世界发展报告:公平与发展》的一段摘录,通过这个摘录可以反映了各种因素对健康的影响。

2000 年黑人女孩恩塔比森出生在南非东开普省(Eastern Cape)农村地区的一个贫穷家庭,家里距开普敦大约 700 公里,母亲没有接受过正规教育。白人男孩彼得出生在开普敦的一个富裕家庭,母亲毕业于开普敦附近的名牌大学斯坦陵布什大学(Stellenbosch)。

在恩塔比森和彼得出生的那一天,他们的家庭状况是他们无法选择的:无论是种族、父母的收入和教育水平、出生在城市还是农村,还是他们自己的性别。但是统计显示,这些先天的背景因素对他们的生活将产生重大的影响。恩塔比森在一岁前死亡的概率为 7.2%,彼得为 3%,前者比后者高两倍还多。彼得的预期寿命为 68 岁,恩塔比森为 50 岁。彼得可望接受 12 年的正式教育,恩塔比森可望接受的正规教育不超过 1 年。恩塔比森的一生可能要比彼得贫困得多。长大后,她用上清洁的水、卫生设施或上好学校的可能性都小于彼得。因此,这两个孩子充分发挥人类潜力的机会从一出生就存在巨大的差别。由于母亲在妊娠期间营养状况较差,恩塔比森出生时的健康状况可能也较差。而同一天出生在一个普通瑞典家庭的斯万,他在一岁以内死亡的可能性非常小(0.3%),预期寿命为 80 岁,比彼得多 12 岁,比恩塔比森多 30 岁。

第一节 健康影响多元论与社会决定论

一、健康影响多元论

(一) 健康(health)

人们对健康的认识受到健康观的影响。而健康观是建立在一定的医学模式基础上的,随着医学模式的转变,健康观也不断发生着变化。

在生物医学模式的影响下,健康被认为是没有疾病或没有生理机能失调。它从躯体性和生物性角度去界定健康的内涵,侧重了人的生物属性,但割裂了身体、心理、社会三方面之间的联系,尤其没有认识到心理和社会环境因素的重要作用。

后来,随着生物医学模式的转变,时代的发展,技术的进步及环境等条件的变化,人们对健康的认识也发生了相应的变化。健康不仅是没有生理疾病,而且是有能力完成个人的日常活动,或者说健康是已社会化的个人完成角色和任务的能力处于最适当的状态。这一健康观强调了人的社会属性,而不仅仅是没有躯体疾病,但它依然没有准确说明人们的生理、心理与社会之间的关系。

1978 年世界卫生组织在《阿拉木图宣言》中重申健康是指身体、心理和社会的完美状态,而不仅仅是没有疾病或虚弱。这一新的健康观是从生理学、心理学和社会学的三维角度去诠释健康的内涵,从而使人们对健康的认识扩展到一个新的境界。它从现代医学模式出发,倡导了生理健康、心理健康及良好的社会适应性,尤其强调了三者之间的紧密关系,是人们对健康认识的一大突破。

(二) 健康的影响因素

随着健康观的变化,人们对影响健康的各种因素的认识也在不断发生着变化。它经历了从简单模式到扩展模式的发展过程。

1. 简单模式　在生物医学模式下,健康被认为是没有躯体疾病,于是人们认识到了生物遗传的作用。为了预防和治疗躯体疾病,卫生服务的主要功能包括预防疾病,减轻或消除疾病的症状、恢复身体功能、延长生命和提高生命质量。这时卫生服务可以看做是决定健康的唯一因素。如图3-1所示,它被誉为一个加热系统,当一个人突遭空气侵袭时(疾病),人们就去寻求取暖设备(卫生服务)。

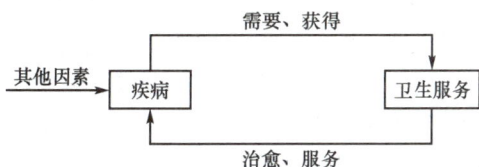

图 3-1　健康决定因素的简单模式

但是现代医学模式认为,健康不仅是身体没有疾病,还应包括生理、心理、社会三者之间的完美状态。

尽管卫生服务在改变疾病过程中的作用已被人们广泛的认识和接受,但它对改善人们的健康状态所起的作用到底有多大,却受到了人们的质疑。事实上,死亡率的大幅度下降发生在现代卫生技术出现之前。Mackinglay等人的研究发现,自1900年以来,美国卫生服务的作用只使传染病死亡率下降了3.5%。除了传染病外,对慢性非传染性疾病,如冠心病、肿瘤等的研究也证实,虽然降低血压和胆固醇、急救医疗服务、搭桥手术和心肌梗死后β受体阻滞剂的运用等医疗干预手段对这些病人起到了重要作用,但对总死亡率的影响是很小的。也就是说在人们健康改善的过程中,除了卫生服务外还存在着大量的非医学因素,而这些因素也对保护和改善人们的健康发挥了重要功能。

2. 健康影响因素的扩展模式　事实上,在20世纪初传染病发病率和死亡率大幅下降的同时,也伴随着人们经济收入、住房条件、营养状况、清洁水的供应及公共卫生设施条件的显著改善。大量研究已证实这些非医疗因素的作用。正如图3-2所示,健康是一个各种因素共同作用的结果。这些作用包括卫生服务、生物遗传、环境(社会环境和物质环境)及个人的行为和生活方式等,其中社会环境的作用不容忽视。在此,与人类健康有关的社会环境包括政治、经济、文化、教育、工作和生活状况、医疗卫生条件等等诸多因素。

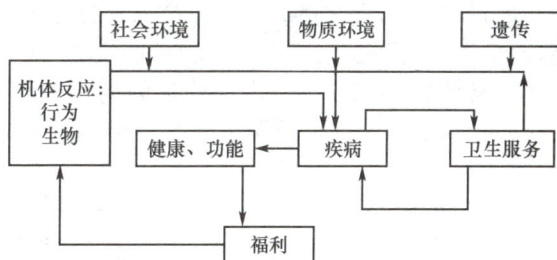

二、社会决定论

（一）社会（society）及社会要素（social element）

社会是人们相互交往、相互作用的产物,是人类

图 3-2　健康影响因素的扩展模式

生活的共同体。一个社会存在要具备几个基本要素:自然环境,包括地理位置、气候、地貌和各种自然资源,是人类赖以存在和发展的自然条件的总和;文化,指人类所创造的物质财富和精神财富的总和;人口,是一个社会的主体,社会存在必须具备一定数量的人口。生活在社会中的人,其健康状态会受到各种条件的影响,这些条件既包括自然条件,也包括人类自身所创造的各种物质条件和精神条件,所有这些条件统称为社会因素。

社会决定因素是那些对健康状况产生巨大影响的社会、政治、经济、环境和文化因素的缩略语。

（二）社会各构成要素对健康的影响

在健康影响因素的扩展模式中,除了人的生物属性外,影响健康的其他因素与社会都有着紧密的联系,这些因素包括社会经济条件、人口、社会阶层、人类行为方式、文化等。所以从一定程度上来说,健康不仅仅是生物医学问题,也是社会问题,因为疾病的形成与发展都与社会密不可分。

1. 社会因素可损害健康、导致疾病　社会经济状况通常包括教育、平均收入、社会地位和社会等级等,大量研究已经证实社会经济条件对健康的重要影响,因为一般说来人们的社会经济状况决定了他们的教育水平、收入水平、营养状况、居住条件、职业类别和层次。经济状况较高的社会,人们的平均健康水平就越高;而生活在贫困和低社会经济环境的中的人群,由于更多的暴露于各种危险因素中,如没有坚固的房屋、足够的居住空间、清洁的用水和其他卫生设施及居住权保障等。另外,贫民区更容易受到火灾、洪水和山体滑坡的威胁;这些地方的居民受到污染、意外事故、作业场所危害和城市暴力威胁的风险更高。社会凝聚力的缺失和不健康生活方式的全球化构成了绝对不利健康的生活环境,所以他们的健康状况比相对富裕的人群更差。

社会经济条件对居民健康影响,可从经济发展程度不同的国家其居民健康状况间的差异性上得到体现。一般来说,经济发达国家的人群健康状况好于经济不发达国家。20世纪70年代中期到2005年间,高收入国家和撒哈拉以南非洲国家或脆弱国家的人均期望寿命差距分别扩大了3.8年和2.1

年。但并不是说,经济越发达的国家健康水平就越高,而是社会地位和经济上愈平等的国家,其人们的总体健康水平就愈高。这从社会发展的绝对水平和相对公平水平两个方面证明了社会对健康的决定作用。

此外,疾病谱和死因谱的变化也与社会发展变化密切相关。在 20 世纪末,慢性非传染性疾病和一度被基本消灭的传染病再次出现,成为影响人类健康的主要危害。《2008 年世界卫生报告》认为:城市化、老龄化和全球性的生活方式变化三者结合,使慢性非传染性疾病——包括抑郁症、糖尿病、心血管疾病和肿瘤——和伤害成为越来越主要的疾病和死亡原因。由于慢性非传染性疾病的主要病因是不健康的生活方式和高危行为,这些方式和行为为人们带来了心脏病、肿瘤、艾滋病等严重危害人类健康的问题;而传染性疾病的再次出现,则主要由于致病菌表现出明显的抗药性及出现了新的致病病毒。人类长期大量使用抗生素,为细菌的耐药性大开方便之门;全球化的发展、运输系统的发达、人口的频繁流动加速了传染病在世界范围内的传播。

除了社会经济条件、人们的行为生活方式等对健康有重要影响外,人们所处的社会环境、人与人交往中所形成的社会网络、互相信任与支持、社区参与程度等与社会紧密相连的其他因素都对个体与群体健康状况有重要影响,这些因素一般称为社会资本因素。这又为社会对健康的决定作用提供了新的可靠证据。

2. 社会状况的改善可促进疾病预防和提高健康水平　社会条件和社会环境不仅在危害人类的健康方面发挥着重要作用,当人们遭受疾病困扰时,一个社会运用其社会资源,为人们提供医疗保健服务,从而在保护和改善人们的健康方面也起着重要作用。

尽管个人对保护和改善自己的健康负有一定的责任,但要显著改善一个社会或群体的健康水平,却需要全社会的共同参与。传染病的发病率和死亡率的降低与社会环境的改善、针对全人口所采取的公共卫生政策和计划是分不开的。贫困地区和贫困人口健康水平的提高更是离不开全社会的努力,因为他们的健康问题有着更深层次的社会原因,如经济发展的落后、教育水平低下、营养状况不良、卫生条件差及卫生服务不足等,只有从这些社会原因入手,在确保一定的卫生服务条件的同时,有效改善他们所处的社会环境,才能最终保护和改善他们的健康状况。

总之,健康不仅是个体的责任,更是全社会的责任。一个社会对其个人和群体的健康水平起着重要

的决定作用,社会环境的恶化可以导致社会群体健康水平的下降;而社会条件的提高和改善却又有效的保护和改善人们的健康水平。

视窗 3-1

健康问题社会决定因素委员会

该委员会根据已故总干事李钟郁博士的提议,经 2004 年世界卫生大会决议通过而设立。旨在通过分析研究导致健康不公平的社会机制和因素,提出政策建议,推动在全球范围内提高健康水平,缩小健康的不公平性。第一届委员会根据各国提名,于 2005 年 3 月 18 日在智利的圣地亚哥宣布组成。建有 4 个工作小组,分别负责:与会员国合作、与民间社会合作、全球知识网络和世卫组织内部合作。目前,该委员会为 21 人,包括美国、英国、印度、伊朗、日本、埃及、瑞典等卫生领导人、知名专家。北京大学郭岩教授是其委员之一。这将有利于中国在全球公共卫生领域发挥更大的作用,同时也有助于促进我国卫生事业和谐发展,减少城乡之间、地区之间及社会不同阶层之间存在的医疗卫生服务差异。

第二节　健康公平论

一、健康公平的概念

（一）健康公平（health equity）

健康公平是卫生保健公平的重要组成部分。它指人群的健康状况基本相似,一个社会的所有成员均有机会获得尽可能高的健康水平。即不论其收入、社会地位、种族、年龄、性别如何,每个人都应该有相等的机会达到其最佳的健康状况。这是一项基本的人权。

世界卫生组织曾提出:“人人享有卫生保健”的全球卫生策略,其核心和实质就是对健康公平的追求。但是目前无论是在国家之间还是在国家内部,总是不同程度地存在着健康不公平性问题。20 世纪 70 年代中期到 2005 年间,高收入国家和撒哈拉以南非洲国家或脆弱国的人均期望寿命差距分别扩大了 3.8 年和 2.1 年。在国家内部,这种差别也同样存在。即便在健康状况最好的荷兰、芬兰、英国等国,富裕地区与贫困地区的期望寿命也相差 13 岁之多。而在发展中国家这种不公平现象更加突出,如表 3-1 所示,在印度无论母亲的受教育程度如何,城市新生儿死亡率和 5 岁以下儿童死亡率均低于农村地区。

表3-1 1992～1993年印度城市和农村地区
的新生儿及5岁以下儿童死亡率比较(‰)

母亲受教育程度	城市		农村	
	新生儿	5岁以下儿童	新生儿	5岁以下儿童
文盲	46.2	109.1	63.1	145.9
未完成初中	29.0	67.4	43.0	91.1
完成初中	33.6	61.7	40.5	67.0
高中或以上	22.3	36.2	30.4	55.3
合计	35.5	78.3	57.5	130.9

(二) 健康公平的重要性

健康公平的重要性源于健康的重要性。良好的健康状况不仅对个人及其家庭有利,对社会发展也起着重要作用。它可保护和提高个人劳动生产力,促进社会生产率的提高;促进对自然资源的有效开发和利用;促进教育未来收益的实现;减轻社会的疾病经济负担,并可节约大量的资源以用于其他社会公共服务。而实现人人享有较高的健康水平,则更有利于健康的各种社会功能的实现。反之,一个社会的健康公平性较差,不仅会损害健康不良者个人的利益,也会最终损害全社会,因为健康既是社会发展的目标,也是社会发展的手段。特别是对于贫困地区来说,有效提高他们的健康状况,既是保护了他们的生产和生存能力,更是帮助他们实现脱贫致富的重要条件。

二、健康公平的实现

健康公平是社会平等的重要组成部分,也是一项基本人权。21世纪以来,追求健康公平成为国际组织和各国政府追求的政策目标,而把消除健康不公平作为各国卫生改革与发展的重点目标。

(一) 健康公平的识别

要消除健康不公平必须首先判断这个社会是否存在着健康不公平现象,因此健康公平的识别是非常重要的。从图3-2健康影响因素的扩展模式中,可以看到影响个体或群体健康水平的主要因素有生物遗传、社会环境、个人的行为生活方式和卫生服务状况。而通常可以识别的造成人们健康差异的因素包括:①与生理变异有关的因素;②与个人的知识水平无关的选择;③生活方式;④生活和工作环境;⑤医疗保健和其他公共选择。

其中由因素①和②所造成的健康差异是最不可避免的,在这种情况下,能够归因于这些原因所致的健康差异被认为也是不可避免的,因此也就不存在是否公平之说。不同年龄组的健康差异就归于这一范畴,如70岁以上的年龄组的慢性病发病率明显高于20岁年龄组。而由因素③、④、⑤所造成的健康差异

被认为是可以避免的,所以由此而产生的结果被认为是不公平的。如富裕人群和贫困人群的健康差距就属于此类。

因此说,健康公平不等于健康无差异,健康公平应与健康差异相区别。只有当造成健康差异的原因是由于人们所处的环境不平等或机会不平等时,健康差异才属于健康不公的范畴。

(二) 健康公平的根源

正如世界卫生组织在《2008年世界卫生报告》中指出的:极不平等的卫生保健机会以及保健服务提供中存在的地域性不平等导致了健康结局的普遍不平等。所以说人们的健康保健机会公平是健康公平的直接原因。但是卫生保健领域内的不公平首先来源于卫生体系以外的社会阶层化和政治不平等,如收入水平和社会状况、就业情况、个人行为、种族歧视和压力等因素。此外,卫生保健的不公平也源于卫生体系对人群的排斥,例如卫生保健的可利用性、可获得性和服务质量,以及支付负担,甚至是实际的临床治疗方式。总之,人群的易受伤害性及其所接触环境的差异,加之卫生保健的不平等,共同导致了保健结果的不平等,这是健康状况不公的根源所在。

(三) 健康公平实现的社会责任

存在于人们之间的健康差异不可能自动消失:一是因为造成健康不公平的许多因素对个人来说自由选择的余地不大。如人们无法或无力选择他们的工作环境或生活环境,而这是造成健康不公平的主要原因。二是因为造成健康不公平的许多原因都源于社会因素。所以要有效改善健康的不公平程度,政府和社会的责任义不容辞。

目前有关健康不公平的研究认为,人们所处的社会经济地位不同是造成健康不公平的主要原因。一般社会经济地位不同的人所能掌握的社会资源也不同,而对资源掌握的情况又决定了他们所受的教育水平、工作与生活环境及可获得的卫生服务的质量与水平。所有这些条件又相互作用共同影响了人们的健康水平。经济地位较高的人,所掌控的资源较多,健康状况就会更好;反之,社会经济地位低的人由于所掌握的资源不足,因此也就无力选择有利于健康的各种环境条件,各种不利因素共同作用,造成了社会经济地位低的人健康状况更差。尤其是贫困人口这种情况更加明显。

健康公平不可能自动实现,经济增长可为健康水平的提高提供保障,但不会带来健康公平,甚至有时会增加健康的不公平程度。这就是为什么健康不公平广泛存在于不同经济发展阶段的国家的原因。而政府与社会的有效干预,才是最终维护和实现健康公平的基本手段。为此,政府和社会的责任在于不断加强有关健康公平的相关研究,识别造成健康差异的重

要因素;并针对已知的可避免的影响因素,尽快制订旨在降低健康不公平的社会政策,如减少人们的收入差距,提高贫困人口的社会经济地位;消除种族和民族歧视;确保针对全人口的卫生服务计划,消除卫生服务方面的不平等而造成的健康差异;加强健康教育和健康促进,敦促人们采取有利于健康的生活方式和行为;致力于解决住房及生活条件;控制污染,消除人们工作和生活环境中的不利因素。总之,健康公平不可能自动实现,一个社会必须及时发现存在的健康不公平问题,并积极采取控制政策和措施加以应对,才能有效消除由于各种社会不公而带来的各种健康问题。

视窗 3-2

挪威实施国家战略:减少造成卫生不平等的社会因素

挪威实施了旨在减少卫生不平等的国家战略。为此挪威将影响个人健康的大量决定因素进行识别,包括收入、社会支持、教育、工作、早教开发、健康的环境和卫生服务可及性等。由于这些复杂而相互关联的健康决定因素在社会上分布不均衡,从而导致了卫生不平等。所以该战略试图通过影响这些潜在健康决定因素,使他们从一开始就能平等地分布,以解决造成卫生不平等和健康不佳的根源问题。其战略重点在于:

减少社会不公平;

减少卫生行为和卫生服务可及性的不平等;

以改善社会包容性为目标的倡议;

采用跨部门工具作为整体政府促进健康的手段。

这些战略重点集合了许多有效解决不平等问题的干预措施,既可在卫生系统中应用,也可通过与其他部门的合作来实施。例如,卫生系统可以建立早教开发项目,也可制定政策以减少那些最需要保健的人群在获得卫生服务时遇到的经济、地理和社会方面的障碍。与劳动和财政部门合作,以创造工作机会和帮助建立更好的税收制,以鼓励财富更平等分配和再分配。此外,还以改善最脆弱人群生活条件为目标,采取了促进社会包容性的干预措施,以减少最富有和最不富有人群间的差距。

第三节 卫生事业发展与社会发展和谐论

发展是一个动态的社会进步的过程,社会发展的基本目标是以人为本,实现人的全面发展。由于医疗卫生在保护和改善人们的健康状况、提高人们的生活质量、促进劳动力再生产等几个方面具有特殊重要的作用,因此,必须高度重视卫生事业与整个经济社会的协调发展。

一、卫生发展对社会发展的影响

(一)卫生事业的发展可以有效改善人力资本的质量

一个社会的进步基础是经济的适度发展,而人力资本是经济发展的重要引擎,所以有效改善人力资本的质量是促进经济发展和社会进步的重要条件。而在人力资本的形成和发展中,健康是一个重要的、不可或缺的条件,所以保护和改善人们的健康状况又是提升人力资本质量的重要手段和途径。卫生事业发展的基本目标就是保护和改善人们的健康状况,卫生系统的基本活动内容都直接指向健康改善,例如对疾病的预防、诊断、治疗、康复等。此外,卫生系统还可以通过环境卫生与劳动卫生监督检测、通过健康教育与健康促进等手段对人们的工作和生活环境及行为生活方式作出有效干预,从而间接保护人们的健康状况。20 世纪美国南部、南欧、日本、东亚经济的强劲发展,都是以公共卫生、疾病控制和改善营养摄入等方面的重大突破为后盾的。总之,卫生事业的发展可以通过保护人们的健康状况,提升人力资本质量,而在促进经济发展和进步中起到重要作用。

(二)卫生工作的适度发展有助于消除贫困,促进社会经济发展

大量研究已经证实,贫困是许多国家和地区经济发展和社会进步的严重障碍,因此消除贫困,不仅是经济发展和社会进步的目标也是根本途径。

对于贫困人口而言,大力改善他们的健康状态具有更大的经济意义和社会意义,因为贫困与疾病往往是相伴而生。首先贫困人口更易遭受疾病侵袭,因为他们经济能力有限,从而更易产生营养不良;加之他们普遍健康观念落后,保健意识不足,所以在同等情况下更易遭受传染性疾病的威胁。再者,当他们受到疾病困扰时,或由于认识不足而未能及时就医从而延误治疗,影响了健康的恢复;或由于经济原因无力支付相对较高的医疗费用而不能就医;也或者因为救治疾病而背上沉重的医疗债务,走上因病致贫,因病返贫的道路。

而要走出这个贫病相加的怪圈就要依赖于政府良好的卫生政策和医疗救助体系,向他们提供适宜的、在经济上能够负担得起的基本卫生服务,在此卫生服务部门所起的作用更是不容忽视。所以卫生工作的适度开展通过消除贫困而促进经济和社会发展与进步。

除此之外,卫生工作也可以通过带动医药等相关产业的发展,而在经济和社会发展起着重要的作用。

（三）健康问题会严重阻碍社会经济的发展

卫生对社会稳定、国家安全的影响主要来源于潜在的公共卫生危机。2003年4～5月所发生的SARS疫情，就是一个典型的例子。它造成了社会公众心理的极度紧张，甚至产生了局部性的社会恐慌，不利于社会的稳定和发展。

事实上当疾病流行时，会给经济发展带来严重的社会后果。主要表现在以下几个方面：

（1）可避免的死亡率将会缩短健康寿命年数，而由此给国家和社会造成巨大的经济损失，消耗掉大量的经济成果，甚至会使经济发展遭受重创。研究证实，在艾滋病流行严重的地区，使整个社会福利的改善速度下降了2.6%。

（2）过高的婴儿死亡率会使生育率上升，而一个家庭内儿童过多会影响到他们对每一个儿童教育的投资，造成儿童的失学率、辍学率上升，这会对经济产生不良后果。

（3）疾病不但会损害个人的劳动市场表现（如因病缺勤率上升，工作效率下降等）。也会对整个物质资本的回报率产生抑制。如疾病流行严重的地区，会阻碍人才的引进和外来资本的投入，并加速人才的流失，影响到整个投资环境。

除此之外，卫生也通过带动医药产业的发展，而成为刺激经济增长的新增长点。总之，从正反两方面来说，投资于卫生与健康，促进卫生事业的良好发展是社会发展的重要环节。图3-3更全面反映了卫生在经济和社会发展中的地位与作用。

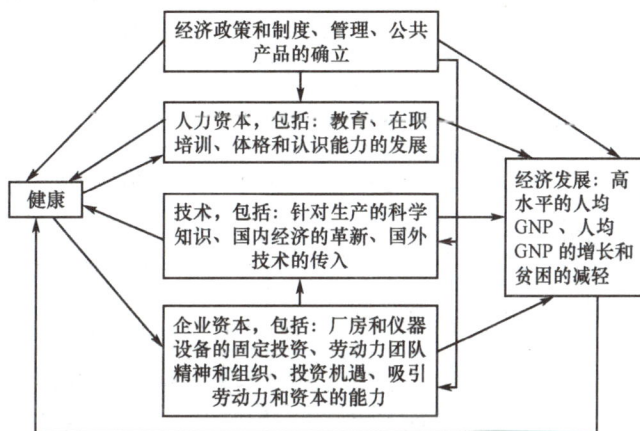

图3-3　卫生对经济发展的作用

二、社会发展对卫生发展的影响

（一）社会的进步与发展可以为卫生工作的开展提供良好的社会环境条件

卫生的发展离不开良好的社会环境条件，只有全社会充分认识到卫生工作的重要性，并把卫生工作置于重要社会地位上，才能真正切实推动卫生开展。但是长期以来，人们只注重经济发展，片面追求经济增长，认为卫生工作是经济发展的副产品，可通过经济的逐步增长而自然实现，正是这种认识上的不足，使卫生工作处于不良的社会环境条件，导致了许多国家和地区对整个卫生投入不足，限制和妨碍卫生工作的开展。

（二）社会进步与发展可以为卫生发展提供良好的政策环境、技术支持与物质条件

一个国家和社会对卫生工作的重视，体现在是否有科学、完备的政策体系，是否有充足的物质与技术条件。而这一切都是卫生工作顺利、健康发展的前提条件。

1. 政府有关关注卫生与健康发展的政治承诺

这是确保卫生发展的政治条件。在卫生发展的每一个阶段，都与国家和政府的支持密不可分。尤其是现阶段，全球的许多国家都对保护和改善人们的健康状况，尤其是改善贫困人口的健康状况，作为新千年发展的基本目标之一，必将会有力推动各国卫生工作的开展。

2. 科学的政策体系为卫生发展提供政策支持

卫生发展离不开良好的政策环境，这包括将卫生发展纳入社会发展的综合体系，纳入区域发展规划中，而不是将卫生脱离于整个社会发展计划；制订科学的卫生政策、完善医疗保障制度、进行卫生服务系统改革，为卫生工作的开展提供适度的政策环境和组织保障。

3. 适度的资金投入为卫生发展提供财政支持

社会经济的发展可以为卫生发展提供物质保证。卫生发展离不开必要的卫生资源，包括必要的人力、物力、财力及信息资源。世界卫生组织提出，如果要保持卫生发展，卫生系统的投入应占国内生产总值的5%以上。目前许多国家特别是发达国家的卫生投入已远远超过这个数量。而大量研究也已证实，许多发

展中国家居民健康状况不好,与整个卫生系统,尤其是对公共卫生的投入不足有直接关系,特别是对贫困地区和贫困人口来说,资金投入不足成了制约卫生发展的严重财政障碍。

总之,卫生事业与社会经济是相互联系、相互促进的。卫生发展是社会发展的一个目标和前提条件,它通过保护和改善人力资本的质量、维护社会安定、消除贫困、带动医药等相关产业的发展,而在国民经济和社会发展中占有重要地位;而社会发展又会为卫生发展提供政治环境、社会条件和物质保障。所以两者互为条件,应协调一致、共同发展。

第四节 社会资本对健康的促进论

一、社会资本

(一) 社会资本的含义

社会资本(social capital)最早由法国社会学家Bourdieu提出的,指实际或者潜在资源的集合,这些资源与由相互默认的或承认的关系所组成的持久网有关,而且这些关系或多或少是制度化的。这一概念表明了社会资本的两个基本要素:一是社会关系本身,它使个人可以获得其社团拥有的成员;二是这些资源的数量和质量。

自Bourdieu之后出现了大量有关社会资本的研究,但其内涵却各不相同。主要原因在于要全面系统的界定这个概念必须区分:社会资本的拥有者;社会资本的来源;资源本身。而这三者又非常容易被混在一起,致使产生了对这一概念不同的阐释。如Colman认为:它们由社会结构的某些方面来组成,而且它们都有利于行为者的特定行为——不论它们是结构中的个人还是法人。他提出社会资本不仅是增加个人利益的手段,也是解决集体行动的资源。目前普遍认可的是美国科学家Putnam的定义:社会资本指的是社会组织的特征,例如信任、规范和网络,它们能够通过推动协调和行动来提高社会效率。在解决实际问题时,这一定义具有很强的可操作性,因而得到了广泛的应用。

(二) 社会资本的功能

社会资本是有别于其他资本形式的无形资本。我国学者杨雪冬认为,社会资本尽管是无形的,却有许多载体,如家庭、关系网络、社会信仰、信任和互惠的方式及惯例等。这一资本与物质资本与人力资本相比既有相似性,也有区别。它们的共同点体现在:通过积累而形成的;有规模效应;需要不断更新及具有生产性。而不同之处在于:社会资本在使用上可以达到互惠的效果;不可让渡与拥有者共存,并有其使用范围;具有可再生性;其作用的发挥通过不同主体

间的合作而实现;其作用不仅体现在生产价值上,也体现在收益共享及收益扩散性。

正是由于社会资本的这些特性,使它具有了其他资本形式所无法替代的基本功能。美国学者亚历山德罗·波茨综合了有关社会资本的文献研究认为,社会资本有三个基本功能:

1. 是作为社会控制的来源 如紧密的共同体网络所创造的社会资本,有利于某种规则如学校纪律的执行,而低社会资本则常常使社会控制消除。

2. 是作为家庭支持的来源 如稳定的家庭常常有更多的社会资本,而拥有更多社会资本的家庭,则社会成员在教育和人格及事业方面会得到更好的发展。

3. 是作为通过家庭外的网络获得的收益来源 这是社会资本最一般的功能,它常常用于分层领域的研究,以解释就业、职业阶梯上的流动及企业家的成功等。

这三种功能并不是截然分开的,有时是相互联系、相互补充甚至是相互冲突的。如移民家庭由于搬迁可能失去以前所形成的社会网络,但强有力的家庭支持这一社会资本形式则可有效弥补外部网络的缺乏。而社会控制职能有时会与社会网络收益产生冲突等。

除了社会资本所产生的积极影响外,他也综合研究了它的消极后果:排斥圈外人;对团体成员要求过多;限制个人自由及用规范消除差异等。这些不良后果也应引起足够重视。

二、社会资本对健康的影响

由于社会资本所具有的基本功能,社会资本这一概念已为政治、经济、社会学各科专家、学者所广泛认可,并用来解释经济增长、政治和社会稳定等一系列问题。在公共卫生领域这一概念也得到了广泛应用,以分析它对健康的影响,这种影响既包括了对个体健康的影响,也包括了对群体健康的影响。

(一) 社会资本的基本要素

在公共卫生领域中,社会资本多采用Colman和Putnam的定义。Islam认为,尽管社会资本是一个多维度的概念,其测量方法各有不同,但用于卫生领域的社会资本主要集中在认知(信任和互惠)和结构(非正式参与、公民约束)两个维度。常用于测量影响健康的社会资本的指标有:

1. 信任(trust) 对他人(如家庭成员、邻居、朋友、社区中的其他人)和制度(政府、警察、政治家和记者)的信任。

2. 社会参与率(social participation) 包括社会活动参与率,特别是邻居间的互动、参与志愿组织、民

主组织等活动;政治生活的参与率,包括参与选举或签名请愿等。

3. 社会网络(social network) 包括直接网络和附加网络。前者是围绕个人而形成的网络,如亲密的家庭、朋友和联系密切并能提供支持的邻居等。这种支持也就是所谓的社会支持与健康最直接相关。后者是通过个人所建立的各种联系而形成,如通过社区内共同工作、娱乐及参与宗教活动而结成的关系网络,它反映了人们所拥有的关系的频率和质量。

4. 社会整合(social integration) 指社会不同的因素、部分整合为一个统一、协调整体的过程及结果,又称为社会化。

5. 社会凝聚力(social cohesion) 它使人们在信任和相互信赖的基础上,建立起共同的价值观、共同面临挑战和共享平等机会,因而邻居间相互信任,关系融洽。

（二）社会资本对健康的决定作用

1. 不同类型的社会资本对健康的影响 根据社会资本的各个部分所起的作用,可以把社会资本划分为纽带型和桥梁型社会资本。前者反映一个社区内成员之间的纽带型关系,通过这种关系可以将共同的行为准则传递给家庭成员或朋友。在这种关系上形成的社会资本对建立和倡导共同的健康准则,控制反常社会行为,提供互相帮助和保护弱势群体有非常重要的作用。而通过不同社区、不同族群等的联系而建立起的桥梁型社会资本,为社会成员提供了参与由不同阶层的人所组成的各种不同组织的机会,社会上的占据不利地位的团体通过与优势团体的联系,可以获得一些依据自身力量难以获得的物质资源。因而这种资本无论对个人、社区甚至整个社会都是有益的。理论上,这两种资本都应与更好的健康状况相关。而经验研究发现纽带型社会资本与较差的精神健康相联,桥梁型社会资本与较高的精神健康相联。但它们所起的确切作用还有待进一步研究证实。

2. 社会资本指数对健康的影响 理论上,除了社会资本的不同类型对人们的影响外,人们所拥有的社会资本水平也会有重要影响。

研究中人们利用各种方法来构造不同的健康指数,从个体、社区等各个水平的研究来试图发现社会资本的存量水平对健康的决定作用。

将社区作为观察单位时,社会资本水平愈高的社区,其健康状况就愈好。以县作为观察位时,发现总和社会资本水平(用社会信任感、居民间的互惠及从民间组织获得帮助来表示),与中年人的死亡率和全人口的死亡率都有联系。

而从个体角度而言,个体所拥有的社会资本水平(用参与志愿组织的广度与深度来表示),特别是广泛

参与志愿组织与情绪抑郁、体重指数等显著相关;用人们对他人的信任、非正式的网络和社会支持等几个指标来构造个体水平的社会资本指数时,发现它与较好的自评健康状况相关。此外,也发现当人们所拥有的个体水平的社会资本较低时,会提高精神疾病的发病危险。

除了对人们的健康产生的直接影响外,它也可以促进有效的健康计划的实施,从而对健康产生间接的影响。

3. 社会资本的各构成要素对健康的影响 人们在研究社会资本指数对健康影响时,也发现了它的各个构成要素的作用。社会整合对群体健康有重要影响。社会整合水平可反映出人们之间的社会联系及获得的社会支持。一方面社会联系较弱或不存在社会联系的人比有较强的社会联系的人死亡概率要高;另一方面缺乏社会支持的人,无法将自己更好的整合到社会网络中,所以他们的死亡概率要比那些具有较好社会整合的人高2~3倍。而较高的期望寿命与人们所建立的社会网络有关;公民约束与死亡率之间存在着正相关关系,而以州作为观察单位时,又发现社会参与率较高的州心脏病和恶性肿瘤的死亡率较低。另外,一个缺乏诚信的社会往往与较高的死亡率相关。

社会资本除了对健康的促进作用外,它所起的消极影响也不容忽视。而这种消极作用源于它自身所具有的消极功能。研究发现人们过于紧密的联系可能会提高也可降低某种健康结果。如特别亲密的同伴网络会提高吸烟、饮酒、药物滥用等不良行为的危险。

第五节 高危险性观点和社会参与性观点

一、高危险性观点

（一）高危险性的概念

高危险性观点认为,疾病防治工作要有所侧重,要把有限的卫生资源投入高危人群。在此,高危险性包括高危人群、高危因素和高危环境。

1. 高危人群 指容易受各种疾病侵扰的人群。包括:处于高危险环境的人群,如处于职业危害、生活环境污染的人群;对环境有高危反应的人群,这类人群对刺激缺乏适应或耐受,当身心和社会刺激达到一定程度和持续时间时会引发相应疾病,如恐高症、接触物过敏反应等;有高危行为的人群,诸如吸烟者、酗酒者、吸毒者等。

2. 高危因素 指对健康构成威胁的因素,如肥胖、体重过轻、血压过高等。

3. 高危环境　指存在危险因素的自然环境、社会和心理环境。高危自然环境有地震、旱涝灾害、环境污染等；高危社会环境包括战乱、政治经济危机、社会治安混乱等；高危心理环境有人际关系紧张、失业、离婚等。

(二) 高危险性观点的意义

高危险性会通过特定的作用机制，影响人的中枢神经、内分泌和免疫系统，引发机体与环境的平衡失调，并导致相应疾病的发生。所以有效改善和保护个人和群体的健康，就应关注高危人群。特别是在卫生资源有限的条件下，用高危险性观点来指导疾病防治工作，分析卫生工作的主要问题，采取重点防治措施，确定优先干预的人群、明确优先干预的领域和优先干预的问题，对于有效保护和改善人群的健康水平、显著改善健康公平、提高资源的利用效率等都具有重要现实意义。

二、社会参与性观点

(一) 大卫生观

大卫生观又称社会大卫生观。其基本内涵是指卫生事业是人人需要共同受益的社会公益事业，它涉及社会各方面，关系到社会中每个人的所有生活时期。所以全社会都应树立卫生意识，并重视、关心和参与卫生工作。

首先，大卫生观是通过不断总结我国群众性卫生工作经验而提出来的。1952 年，中国把"预防为主"、"卫生工作与群众运动相结合"列入卫生工作四大方针，后又在全国掀起群众性爱国卫生运动，对改善卫生面貌、提高人民健康水平起到了重要作用。我国在大卫生观的理论指导下，促进了预防保健的社会化进程，并取得了明显成效。我国农村初级卫生保健和创建卫生城镇工作的深入开展，也是贯彻大卫生观所取得的成就。

其次，大卫生观实际上是现代医学模式在指导卫生工作中的具体体现。在传统的生物医学模式下，健康被认为是没有疾病，而疾病就是生理性机能失调。由于治疗体系在整个卫生体系中占有主导地位，所以传统的卫生观认为防治疾病、保护健康是卫生系统内部的事情。但是随着生物医学模式转为生物-心理-社会医学模式，人们的健康观发生了变化，并逐渐认识到社会、文化与精神心理因素对健康的影响。所以按照现代医学模式的要求，卫生问题要从生物、心理和社会学相结合的方法去解决。在实际工作中卫生服务逐步扩大，由医疗服务逐步扩大到预防服务，由技术服务扩大到社会服务，由医院内扩大到医院外，由生理服务扩大到心理服务。

最后，大卫生观是医学进步的必然趋势。随着疾病谱的改变，慢性退行性疾病已逐渐成为威胁人们健康的主要因素。这些疾病是社会经济、文化素质、生活环境、劳动生活条件、生活习俗及精神心理等诸多因素共同作用的结果，单靠卫生部门无法有效地进行防治。

(二) 卫生工作需要社会广泛参与

1981 年，第 34 届世界卫生大会就强调：全球人人健康策略只靠卫生部门是不可能实现的，需要社会各部门合作。世界卫生组织更是指出：社会各部门间在卫生工作方面的不协调是实施全球卫生策略进程中的主要障碍之一。

事实上，国内外卫生服务实践已经证明：特定社会结构与福利制度安排是决定人们健康状况的决定性因素，单纯医疗照顾服务和个人特质，例如年龄、性别、种族和社会经济地位位居其次；健康是社会政策框架和福利制度的重要组成部分，并在福利体系中占据基础性地位；社会发展程度越高，健康服务超越传统卫生领域向整个社会生活渗透扩张的趋势就越明显、越强烈。因此放弃传统狭义和和行业性卫生观念、树立大卫生观念，强调卫生工作社会广泛参与，是有效保护和改善人群健康的必然要求。2003 年，严重急性呼吸道窘迫综合征 (severe acute respiratory syndrome, SARS) 在中国乃至世界范围内大流行，后在政府领导下，各部门甚至全球范围内的广泛合作，使得这一疾病最终得到有效遏制。2009 年 4 月，墨西哥、美国等多国接连暴发甲型 H1N1 型流感 (又称 H1N1 型猪流感) 疫情，并很快传入中国。为此，中国卫生部门在政府领导下，与教育、交通、农业各部分通力合作，使得疫情得到有效防治。这是对卫生工作需要社会广泛参与的最好诠释。

> **视窗 3-3**
>
> **降低危险因素，促进健康生活**
>
> 通过对全球的许多重要危险因素的量化分析，并评估为降低危险因素所采取行动的效果后，世界卫生组织提出在全球和各地区影响健康的 10 大危险因素是：
> (1) 体重不足；
> (2) 不安全的性行为；
> (3) 高血压；
> (4) 吸烟；
> (5) 酗酒；
> (6) 不洁饮水、缺少卫生设施和卫生习惯；
> (7) 铁缺乏；
> (8) 固体燃料所致的室内烟雾污染；
> (9) 高胆固醇；
> (10) 肥胖。

Summary

1. In the course of Social Medicine developing, some characteristic disciplines were generated gradually basing on combination of existing theories with medical practices in this field. Those disciplines could be some guiding theories for developing of social medicine.

2. The basic theories of social medicine include: health pluralism and social determinism, health equity theory, harmonious development, high risk and social participation viewpoints.

3. Health Pluralism suggests that health could be affected by multiple factors, such as health services, genetic factors, environmental conditions, personal behavior and life styles and so on. Among those factors, the most important one is the environmental conditions, which include political, economic, cultural, educational, working and living condition etc. Health social determinism stresses that social environments have a key role on health, and they contribute to health inequity while affecting individual health.

4. The theory of health equity implies everyone has the same opportunities to improve their own health status regardless of their income, social status, and other social conditions. Governments should take more responsibility to keep health equity than social health orgnizations.

5. The hypothesis of harmonious development is about that health work should keep pace with social development. High risk concept pays more attention to high risk environment, high risk factors and high risk population. The social participation viewpoints emphasizes that all social organizations should work together to improve population health.

思 考 题

1. 试述健康影响多元论及其意义。
2. 试述社会决定论的核心内容。
3. 试述健康公平实现的社会责任。
4. 试述卫生事业性质定位及其意义。
5. 联系实际谈谈社会大卫生观对医疗卫生工作的指导作用。

（耿爱生）

第四章 社会健康状况

学习目标

通过本章的学习，重点掌握社会健康状况概念、社会健康状况评价的步骤；熟悉社会健康状况评价指标；了解世界和中国的社会卫生状况。

案例 4-1

世卫组织委员会称社会不公是人类的"一大杀手"

在苏格兰格拉斯哥市郊区，新生儿的预期寿命比 13 公里外的新生儿少 28 岁。莱索托女童的预期寿命比日本女童足足少了 42 岁。在瑞典，妇女孕期和分娩期间的死亡率是 1/17 400；而在阿富汗则高达 1/8。生理学无法解释其中的任何现象。事实上，国与国之间以及一国内部的差异源于人们出生、生活、成长、工作和老年社会环境的不同。

2009 年世界卫生组织在《用一代人时间弥合差距：针对健康问题社会决定因素采取行动以实现卫生公平》的报告中指出，"政策欠佳、经济失灵和政治失误交杂缠绕在一起，在很大程度上造成世界上大多数人享受不到其在生理上本可达到的良好健康"，并认为"社会不公是人类的一大杀手"。陈冯富珍博士认为，"卫生不公平实际上是生死攸关的问题。但卫生系统不会自动增进公平。需要发挥空前的领导作用，促进所有行动者，包括卫生部门之外的行动者审查其在卫生领域的作用。初级卫生保健将卫生纳入政府的各项政策，因此是实现此项目标的最佳框架"。

有证据显示，一般而言，穷人的健康不如已脱贫的初步温饱阶层，而初步温饱阶层的健康又不如平均收入阶层，依此类推。收入与健康之间的社会差距普遍存在，不仅发展中国家，包括最富裕国家在内的所有国家，都存在这一现象。在不同国家，差距可能有大有小，但都普遍存在这一现象。人们早就开始衡量国与国之间卫生不公平现象，分析造成不良健康的不公平、不公正和可避免的因素，国家内部也存在诸多"健康差距"。例如：

澳大利亚土著男子的预期寿命比其他澳大利亚男性少 17 岁。印度尼西亚穷人孕产妇死亡率比富人高 3～4 倍。英国最富裕社区与最贫困社区成人死亡率差距为 2.5 倍以上。

内罗毕贫民窟儿童死亡率比该市其他地区儿童高 2.5 倍以上。在玻利维亚，未受过任何教育的妇女所生育的婴儿的死亡率为 10%，而中学以上学历妇女生育的婴儿的死亡率为 0.4%。

在美国，1991 年至 2000 年期间，如果不存在白人与黑人死亡率差距，本可挽救 886 202 人的生命。（相比之下，同期美国医疗进步挽救了 176 633 条生命。）

乌干达最富裕的五分之一家庭 5 岁以下儿童死亡率为每千活产 106 例，最贫困的五分之一家庭儿童死亡率更高，为每千活产 192 例，也就是说最贫困家庭中将近五分之一的活产婴儿在 5 岁前夭折。相比之下，高收入国家 5 岁以下儿童的死亡率为每千活产 7 例。

在收集了充分证据的基础上，就如何处理"生活机会不公造成的有害影响"提出了三项总体建议：

改善日常生活环境，其中包括改善人们出生、成长、生活、工作和老年环境。在全球、国家和地方各级处理造成这些状况的结构性因素，即权力、金钱和资源的分配不公问题。

衡量和理解问题以及评估行动的作用。

讨论：

以上资料说明什么问题？

第一节 概 述

一、社会健康状况概念

社会健康状况（social health condition）是指人群的健康状况，以及影响人群健康的诸社会因素的状况。生物-心理-社会医学模式指出，人群健康状况不仅受到生物遗传因素的影响，还受到自然和社会环境、心理因素、生活方式以及卫生服务等综合因素的影响，人群健康状况是社会因素与自然因素综合作用的结果。社会健康状况包含内容广泛，主要包括人群健康状况、卫生政策、与卫生有关的社会经济状况、卫生保健、卫生资源、卫生行为等。从根本上说,影响健康的因素是社会因素(图4-1)。

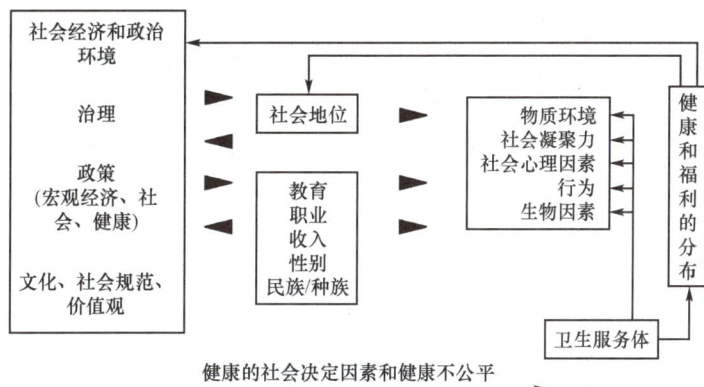

图 4-1 健康的社会决定因素概念框架

二、研究社会健康状况的意义

社会健康状况是卫生事业宏观管理的基础资料,也是评价卫生事业发展的重要卫生信息。通过对社会健康状况的分析,可以便于决策者找出主要的社会卫生问题,制订科学的卫生保健措施,充分利用卫生资源,促进人民健康水平。

具体而言,包括以下三方面:

(1)找出主要的社会卫生问题、发现重点保护人群及重点防治对象。

(2)找出主要的社会卫生问题,有助于科学制订改善社会卫生措施,动员有限的卫生资源,最大限度地促进人群的健康。

(3)可以有针对性地配置卫生资源,实施干预措施。

三、社会健康状况评价的步骤

社会健康状况评价主要包括两大方面,人群的健康和与人群健康有关的影响因素评价。具体步骤(图4-2)是:

(一)明确社会健康状况评价的概念

比如健康的概念包括躯体、心理和社会三个层面,而不应单纯评价躯体健康。

(二)把社会健康状况的概念具体化,形成若干范畴

一个抽象的概念是不可能用于测量的,只有变成了具体的范畴,才有可能找到一些有针对性的测量指标。

(三)根据所确定的范畴,寻找适宜的有针对性的指标

常用的科学指标有:生物指标如疾病指标;心理指标如性格心理测量;社会指标有社会支持、社会网络分析;综合指标如生活质量指数。

(四)根据所选定的指标,制定收集有关资料的计划,开展收集资料的工作

既可以多种渠道取得调查、监测以及文献资料,也可以自己搜集资料,例如,当我们打算了解一个人口为30万的城市居民的健康状况时,可以通过多阶段分层整群抽样的方法,抽取1%或者1.5%的居民,用自己设计的调查问卷,聘请访问员逐户进行访问调查。

(五)分析指标,归纳结果,得出评价的结论

将搜集的资料加以整理,并应用科学指标对人群健康状况做出评价,找出需要优先解决的问题(图4-2)。

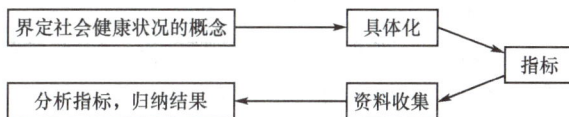

图 4-2 社会健康状况评价的步骤

四、社会健康状况资料来源

搜集社会健康状况有很多途径,主要有文献资料和调查监测资料,例如统计部门、卫生部门、国民经济发展部门都有常规的登记资料,还有全面定期搜集的统计资料、抽样监督监测资料供我们使用。

具体而言,可有以下几种途径:

(1)生命统计资料。
(2)人口普查资料。
(3)卫生服务常规登记。
(4)抽样调查。
(5)疾病登记。
(6)流行病学监测。

（7）其他资料。借助互联网等媒介，还可以使用国际上的统计资料，如世界银行、联合国开发计划署、联合国儿童基金会和世界卫生组织的资料。

第二节　社会健康状况评价指标

健康状况评价是通过研究分析人群的健康水平及其发展变化，发现人群存在的主要健康问题，筛选影响人群健康的主要因素，评估各种健康计划、方案、措施的效果。健康状况评价采用的主要是一些客观指标。

表 4-1　人群健康状况主要单一型指标

指标名称	计算公式
出生率（birth rate）	年内出生人数/年内平均人口数×k
死亡率（mortality rate）	某年死亡总人数/同年平均人口数×k
婴儿死亡率（neonatal mortality）	某年不满 1 岁婴儿死亡数/同年活产总数×k
新生儿死亡率（neonatal mortality）	某年不满 28 天新生儿死亡数/年活产总数×k
孕产妇死亡率（maternal mortality）	某年因孕产而死亡产妇数/同年出生总数×k
发病率（incidence rate）	某年内某病新病例数/同年平均人口数×k
患病率（prevalence rate）	观察某时点某病现患人数/同时点暴露人口数×k
病死率（fatality rate ）	观察期间某病死亡数/同时期某病患者数×k
平均期望寿命	人活到某一年龄后还能继续生存的平均年数

注：$k=1000‰$或者 100%。

（二）复合型指标

1. 减寿人年数（PYLL）　某一人群在一定时期内（通常为 1 年）在目标生存年龄（通常为 70 岁或平均期望寿命）以内死亡所造成的寿命减少的总人年数。即"早死"的全体死者共损失的人年数。

2. 无残疾期望寿命（DFLE or LEFD）　以残疾作为观察终点，代替普通寿命表中的死亡。它运用现实寿命表的计算原理，通过扣除残疾状态下所消耗的平均寿命，从而得到无残疾状态下的平均生存年数。

3. 活动期望寿命（ALE）　以日常生活自理能力的丧失作为观察终点，代替普通寿命表中的死亡。它指的是人们能维持良好的日常生活活动功能的年限。

4. 伤残调整生命年（DALY）　伤残调整生命年是评价人群健康状况的一个新的综合指标，是在综合考虑人群因早死损失的健康生命年与因伤残损失的健康生命年基础上，再以生命年的年龄相对值（年龄权数）和时间相对值（贴现率）为权数计算而得到的。DALY 主要由四个方面的指标构成：死亡损失的健康生命年、伤残状况下损失的健康生命年、健康生命年的年龄贴现、健康生命年的时间价值贴现。

DALY 指标不仅能合理、综合反映一个国家或地区人群的健康状况，还可应用于疾病负担、医疗卫生干预措施的效果评价等，并且该指标在不同群体间具有可比性。

一、人群健康状况指标

（一）单一型指标

单一指标指仅测量健康某一方面的指标。其中常用来衡量一个国家社会卫生状况的指标是婴儿死亡率、孕产妇死亡率和平均期望寿命。主要单一指标计算公式如下（表 4-1）：

5. 健康期望寿命（HALE）　世界卫生组织开发的一个最新的衡量健康的指标，在《2000 年世界卫生报告》中被称为伤残调整期望寿命（DALE），可以理解为完全健康期望寿命。是扣除了死亡和伤残影响之后的平均期望寿命。平均期望寿命是指同时出生的一代人平均每人能活到的平均年数。

二、与健康相关的影响因素指标

与健康相关的指标很多，主要分为两类，第一类是医疗保健服务指标（表 4-2），第二类主要包括人口、自然环境和社会环境指标（表 4-3）。

医疗保健服务指标涉及人们因疾病影响健康而需要接受包括治疗、预防保健等各种卫生服务，医疗服务需要是根据人们患病的严重程度提出的对医疗需求的综合指标，医疗服务利用指标则能反映卫生系统的效能，间接反映卫生服务提供对居民健康状况的影响。

社会环境和自然环境指标是反映一个国家总体上从政治、经济等方面对社会健康状况的影响的客观指标，人口统计指标能够反映出社会人口的发展状况，是社会群体健康的客观反映指标。而卫生资源指标反映一定社会经济条件下、国家、集体、个人对医疗卫生事业综合投入的客观指标。

表4-2　常用的卫生保健服务指标

指标类型	计算方法
常用的卫生需要指标	两周患病率＝前两周内患病人数/调查人数×100%
	慢性病患病率＝前半年内缓慢性病人数/调查人数×100%
	两周卧床率＝前两周内卧床人数/调查人数×100%
	两周活动受限率＝前两周内活动受限人数/调查人数×100%
	两周休工率＝前两周内因病休工人数/调查人数×100%
	两周患病天数＝前两周内患病总天数/调查人数
常用的卫生服务利用指标	两周就诊率＝前两周就诊人数/调查人数×100%
	两周患者就诊率＝前两周患者就诊人数/两周患者总例数×100%
	两周患者未就诊率＝前两周患者未就诊人数/两周患者总例数×100%
	住院率＝前一年内住院人数/调查人数×100%
	人均住院天数＝总住院天数/总住院人数
	未住院率＝需住院而未住院患者数/需住院患者数×100%
常用的预防保健服务指标	计划免疫率
	孕产妇系统管理率
	儿童系统管理率

表4-3　常用的社会环境、自然环境、人口相关健康指标

指标类型	指标名称
卫生政策指标	政府的政治承诺
	卫生资源分配的公平、合理程度
	社区参与卫生事业发展
	卫生机构的管理和完善程度
经济指标	人均国民生产总值(GNP)
	人均国内生产总值(GDP)
	人均收入
	劳动人口就业率
	食品支出占总支出的比例
环境指标	人均占有公共绿地面积
	人均居住面积
	初级卫生保健普及指标
	安全饮用水普及率
	15岁以上人口识字率
	恩格尔系数
人口统计指标	人口自然增长率
	人口负担系数
	老龄化指数
	人口系数
	年龄中位数
卫生资源指标	每万人口护士数
	每万人口医疗机构数
	卫生经费占国民生产总值的百分比
	人均卫生经费

三、常用的综合指标

单一指标只能孤立地测量一部分健康现象,多个单一指标共同评价时,会出现多种组合和量的差异,不同的评价者得出不同结论。而综合指标是通过某种方法或法则将多个单一指标结合起来所产生的一个新指标。它是评价个体或群体健康状况的理想指标,具有简便、综合、明确,便于比较的优点。常用综合指标有:

(一) 生活质量指数 (PQLI)

PQLI是美国于1975年编制的,用于衡量一个国家或地区人民的营养、卫生保健和国民教育水平的综合指标。

PQLI＝[(识字率指数)＋(婴儿死亡率指数)＋(1岁平均寿命指数)]/3

(二) 美国社会健康学会指标(ASHA)

ASHA在评价社会发展的过程中加入了反映人口健康状况的指标,包括出生率、死亡率、平均期望寿命,用来衡量发展中国家执行满足基本需要发展战略的成果。

ASHA＝(就业率×识字率×平均寿命/70×GNP增长率)/总出生率×婴儿死亡率。

比如当就业率为850/1000,识字率85%,平均寿命为70岁,GNP增长率为3.5%时,总出生率为25/1000,婴儿死亡率为50/1000时,ASHA指标值为20.23。

第三节　世界卫生状况

卫生和健康关系到人民的切身利益,关系到亿万人民的幸福和安康,被各国政府和社会各界高度关注。卫生问题解决得好,可以不断地为经济发展输送

高素质的人力和人才,同时也可以促进国民经济协调和稳定发展。

一、世界卫生状况资料来源

研究世界卫生状况的资料可从官方权威机构获得。这些官方权威机构包括世界卫生组织、联合国、联合国儿童基金会以及世界银行等机构,这些官方权威机构常定期发布相关统计资料和研究报告。如世界卫生组织发布《世界卫生统计》和《世界卫生报告》,联合国儿童基金会发布《世界儿童状况报告》,联合国人口基金会发布《世界人口状况报告》,联合国发布《年度人口报告》,世界银行发布《世界发展报告》等资料。我国权威官方机构包括国家统计局发布的《中国统计年鉴》、国家卫生部发布的《中国卫生年鉴》、《中国卫生统计年鉴》以及中国社会科学院人口与劳动经济发布的《中国人口年鉴》等资料。

这些资料内容丰富,数据翔实,是研究和了解世界各国卫生状况和卫生系统的权威资料来源。如世界卫生统计年度报告是世界卫生组织从 193 个会员国获得 100 多项卫生指标后,综合分析制定出的年度报告。世界卫生统计各年度报告展现了全球卫生发展的现状和趋势。

此外,世界卫生组织、世界银行等组织的专业网站定期发布大量世界卫生状况的最新进展及研究报告,这些都是研究世界卫生状况的基础资料(表 4-4)。

表 4-4　常用的查询世界卫生状况资料的机构及网址

组织	网址
世界卫生组织	http://www.who.int/zh/index.html
联合国	http://www.un.org/zh/index.shtml
联合国儿童基金会	http://www.unicef.org/chinese/
世界银行	http://www.worldbank.org.cn/Chinese/
国家卫生部	http://www.moh.gov.cn/publicfiles/business/htmlfiles/wsb/index.htm
国家统计局	http://www.stats.gov.cn/

二、世界卫生状况

衡量一个国家健康水平的最敏感指标主要有三个,即平均期望寿命、婴儿死亡率和孕产妇死亡率。从 2008 年部分成员国的健康指标(表 4-5)可以看出,三大指标呈现出国家间健康水平的差异。发达国家的健康水平要远高于发展中国家,如期望寿命最高的国家为日本 83 岁,而津巴布韦则仅为 44 岁,相差近 40 岁。发达国家如澳大利亚、法国等国家的婴儿死亡率都控制在 5‰ 以内,而印度、海地等则超过了 50‰,津巴布韦甚至高达 62‰。孕产妇死亡率也呈现较大差距,尼泊尔、津巴布韦孕产妇死亡率为 839/10 万和 880/10 万,而发达国家孕产妇死亡率一般控制在 10/10 万以内。

表 4-5　世界卫生组织部分成员国 2008 年健康指标

Countries	Infant mortality rate (under 1) (2008)	Maternal mortality ratio (2005 Adjusted)	Life expectancy (2008)	Population annual growth rate (%) (2000~2008)	Total population (thousands) (2008)
Australia	5	4	82	1.2	21074
Belgium	4	8	80	0.5	10590
China	18	45	73	0.7	1337411
Cuba	5	45	79	0.1	11205
Korea	42	370	67	0.5	23819
France	3	8	81	0.6	62036
Germany	4	4	80	0	82264
Haiti	54	670	61	1.7	9876
Iceland	2	4	82	1.4	315
India	52	450	64	1.6	1181412
Japan	3	6	83	0.1	127293
Kuwait	9	4	78	3.4	2919
Malaysia	6	62	74	1.9	27014
Mexico	15	60	76	1.1	108555
Nepal	41	830	67	2.1	28810

Countries	Infant mortality rate (under 1) (2008)	Maternal mortality ratio (2005 Adjusted)	Life expectancy (2008)	Population annual growth rate（%） (2000～2008)	Total population (thousands) (2008)
New Zealand	5	9	80	1.1	4230
Norway	3	7	81	0.8	4767
Poland	6	8	76	−0.1	38104
Romania	12	24	73	−0.4	21361
Singapore	2	14	80	1.7	4615
South Africa	48	400	52	1.3	49668
Sweden	2	3	81	0.5	9205
Turkey	20	44	72	1.3	73914
USA	7	11	79	1	311666
Zimbabwe	62	880	44	0	12463

一些国家受到战争冲突和经济危机的不利影响,社会卫生状况急速恶化。联合国儿童基金会发布的2009年《世界儿童状况年度报告》显示,战争给阿富汗造成了巨大的破坏和可怕的后果,目前阿富汗是全球婴儿死亡率最高的国家,每1000个出生婴儿就有257人死亡。

除了平均期望寿命、婴儿死亡率和孕产妇死亡率三大重要指标外,还有一系列研究社会卫生状况的重要指标,如5岁以下儿童死亡率。比较1970年和2006年部分国家5岁以下儿童死亡率情况,可见发达国家1970～2006年以来5岁以下儿童死亡率有较大幅度的下降,而不发达国家如尼日尔、尼日利亚、加纳等国5岁以下儿童死亡率下降缓慢(图4-3)。

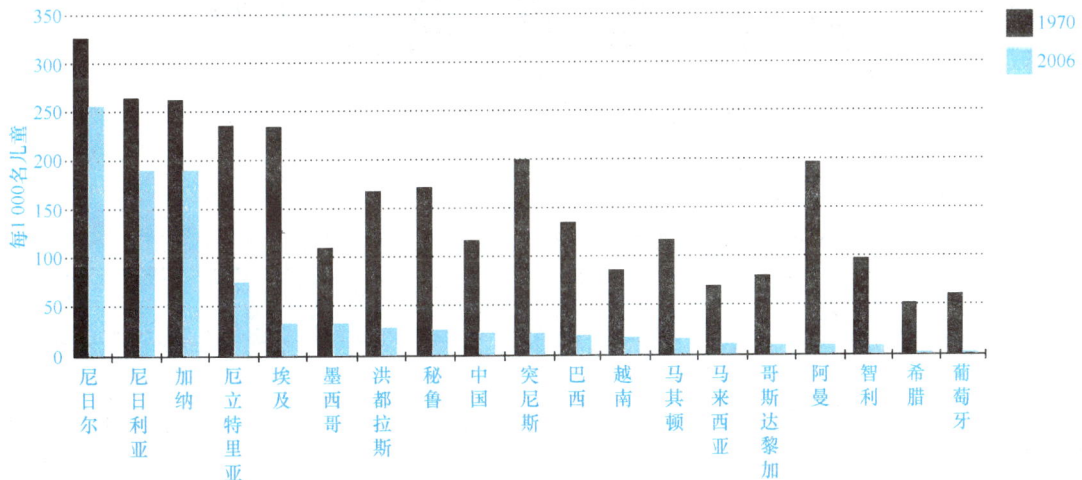

资料来源:联合国儿童基金会,2007c

图4-3 1970年和2006年部分国家中5岁以下儿童死亡率(每千儿童)

一个国家的社会卫生状况由很多因素决定,包括社会发展程度、经济状况和政治因素等。总体而言,国家的发达程度和卫生状况密切相关。从1975～2005年133个国家的人均GDP和出生时期望寿命趋势的数据(见图4-4)来看,期望寿命与国家经济呈正相关,低收入、中等收入、高收入国家之间存在阶梯式的差距。孕产妇和儿童基本卫生服务使用情况,在经济收入国家最高和最低五分位之间也存在较大差距(图4-5)。但是国家的公共医疗保障投入比重(见表4-6)、医疗体制运行效率(见表4-7)与国家经济程度发展并不一定相关,而与政府政治承诺、卫生财政预算、国家医疗卫生体制等因素密切相关。

预期寿命(年)

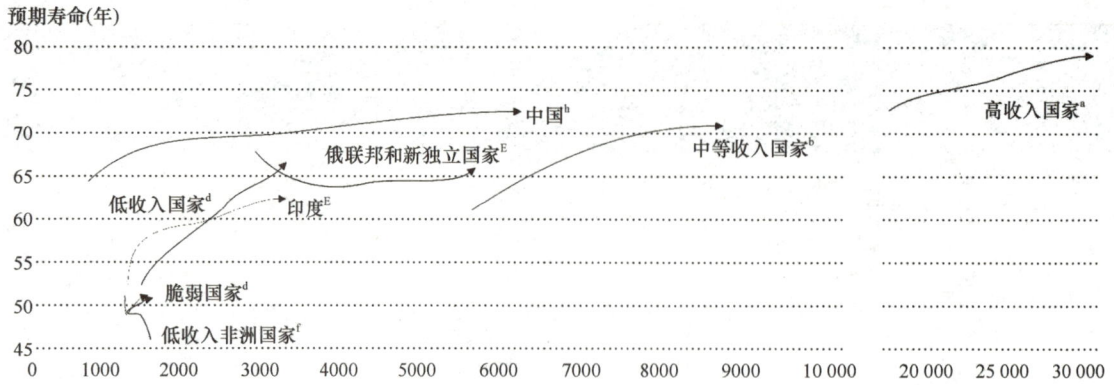

图 4-4　1975～2005 年 133 个国家的人均 GDP 和出生时期望寿命趋势

按经济收入最低和最高五分位编制的50多个国家孕产妇和儿童基本卫生服务使用情况

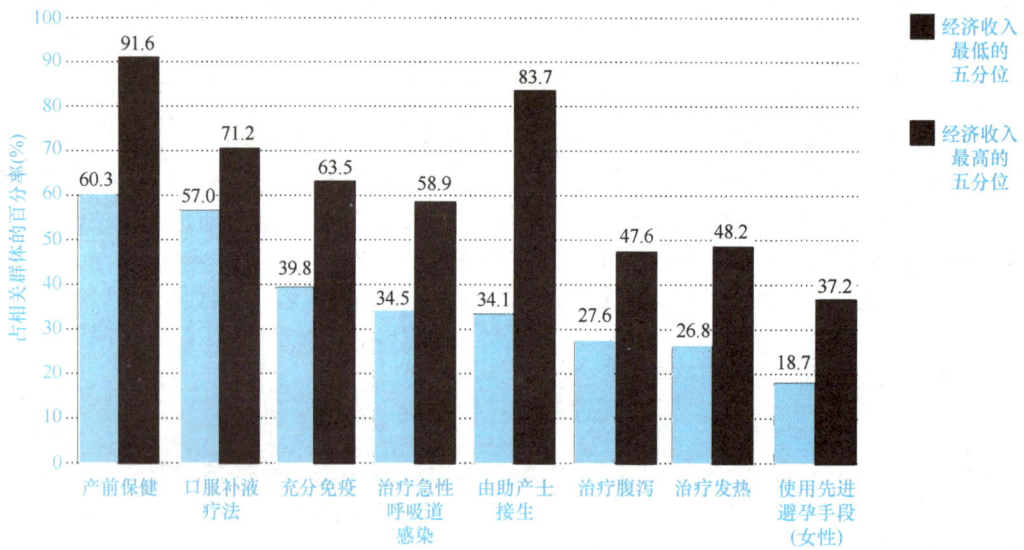

图 4-5　部分国家孕产妇和儿童基本卫生服务使用情况

表 4-6　2000～2005 年部分国家公共医疗保障投入比重比较

国家名称	卫生总支出占 GDP 的比重(%)		政府支出占卫生总支出的比重(%)		私人支出占卫生总支出的比重(%)		政府卫生支出占政府开支总额的比重(%)	
	2000 年	2005 年	2000 年	2005 年	2000 年	2005 年	2000 年	2005 年
美国	13.2	15.2	43.7	45.1	56.3	54.9	19.5	21.8
英国	7.2	8.2	80.9	87.1	19.1	12.9	14.8	16.2
法国	9.6	11.2	78.3	79.9	21.7	20.1	14.6	16.6
德国	10.3	10.7	79.7	76.9	20.3	23.1	18.2	17.6
日本	7.6	8.2	81.3	82.2	18.7	17.8	15.7	17.8
瑞士	10.3	11.4	55.6	59.7	44.4	40.3	17.1	18.7
瑞典	8.2	9.2	84.9	81.7	15.1	18.3	12.4	13.6
韩国	4.5	5.9	50.0	53.0	50.0	47.0	9.4	10.9
印度	4.3	5.0	22.2	19.0	77.8	81.0	3.4	3.5
南非	8.1	8.7	42.4	41.7	57.6	58.3	7.9	9.9
中国	4.6	4.7	38.3	38.8	61.7	61.2	1.1	1.0

表 4-7 部分国家医疗体制运行效率对照表

	美国	德国	日本	加拿大	法国	英国	瑞典	意大利
人均卫生支出($)	6719	3669	2690	3912	4056	3361	3870	2845
卫生支出/GDP(%)	15.3	10.4	7.9	10	11.1	8.4	8.9	9
预期寿命(年)	78	80	83	81	81	80	81	92
新生儿死亡率(‰)	4	3	1	3	2	3	2	3
每千人医生数	26	34	21	19	34	23	33	37
每千人护士数	94	80	95	101	80	128	109	72
每千人病床数	31	83	140	34	73	39	109	39

三、面临的主要健康问题

(一) 全球卫生保健方面存在巨大差异

世界卫生组织《2008 年世界卫生报告》分析了全球卫生系统的若干失误和缺陷,认为这些失误和缺陷使得国家内部以及国与国之间不同人群的健康状况、享受卫生保健的机会以及所支付的卫生保健费用存在很大差异。

最富裕国家与最贫困国家居民的预期寿命差距现已超过 40 岁。在 2008 年大约 1.36 亿产妇中,约有 5800 万名妇女在分娩期间和产后得不到任何医护,产妇及其婴儿的生命受到威胁。在一国内部,有时甚至在同一城市中,人们的健康状况也存在很大差异。例如,在肯尼亚首都内罗毕,在高收入区域,五岁以下儿童的死亡率低于 15‰;而在该市贫民区,这一比率高达 254‰。

全球范围内,各国政府每年卫生支出差别很大,最低的只有人均 20 美元,而最高的则超过人均 6000 美元。对低收入和中等收入国家的 56 亿人口而言,他们自行支付的卫生保健费用占卫生保健支出总额的一半以上。随着卫生保健费用持续上升以及金融保障体系失灵,目前每年有 1 亿多人因无力负担卫生保健费用而滑落至贫困线以下。

视窗 4-1

卫生保健提供常见的五大缺陷

颠倒的保健 富有的人往往对卫生保健的需求较小,但却享受了最多的保健服务。反之,那些最贫穷的、存在健康问题最多的人享有的保健服务却最少。在所有国家,不论收入高低,卫生服务行业的公共支出通常使富人更多受益。

致贫的保健 无论任何国家,缺乏社会保障和保健支付能力的人群绝大多数在接受保健服务时就已身无分文,他们可能面对灾难性的巨额卫生费用。每年有超过一亿人口因为必须支付卫生保健费用而沦为贫困人口。

已经和正在支离破碎的保健 卫生保健服务提供者的过度专业化以及对许多疾病控制项目的狭义关注使得卫生服务提供者对他们所服务的个人和家庭不愿采取整体分析的疗法,并且漠视持续性保健的需求。面向穷人及边缘人群的卫生服务通常是高度支离破碎的,而且资源严重不足,但是发展性援助却通常会加重这种分裂程度。

不安全的保健 有缺陷的卫生系统设计无法保证卫生安全和符合卫生标准,由此可导致医院获得性感染的高发生率,用药失误以及其他一些可避免的、被低估的可致死和致病的不良反应。

被误导的保健 资源配置集中于高额的治疗服务费用,却忽略了初级预防及健康教育可能预防高达 70% 的疾病负担。同时,卫生部门缺乏专业知识技能来指导如何减缓其他部门对健康造成的不利影响以及如何最大化地利用其他部门开展促进健康的活动。

(二) 卫生公平性欠佳

社会公正是生死攸关的问题。它左右着人们的生活方式、罹患疾病的可能性以及过早死亡的风险。许多国家和地区的卫生系统未能将重点放在公平享受卫生保健机会、明智配置资源以及满足民众、特别是贫困和边缘化群体的需求和期望上。

1980 年,占全球人口 10% 的最富裕国家的国民总收入是占全球人口 10% 的最贫穷国家的国民总收入的 60 倍。在全球化 25 年之后,差距扩大到 122 倍。同时许多低收入国家最贫困的五分之一人口在国民消费中所占份额持续减少。一些国家新生女婴的预期寿命达 80 多岁,而在有些国家尚不到 45 岁。即使在同一国家,不同的社会地位也在很大程度上导致人们的健康状况的不同。这些本可避免的卫生不公平现象与人们成长、生活、工作和老年环境以及现有的医疗制度密不可分,同时又深受政治、社会和经济因素的影响。

（三）新旧健康问题双重挑战

新旧健康问题的双重挑战,如卫生系统薄弱、世界人口死因从传染性疾病向非传染性疾病和意外事故转变(图4-6)、气候变化等系列健康威胁所带来的问题是世界卫生未来面临的挑战。《2009年世界卫生统计》显示,世界每100例死亡中,51例由非传染病造成,34例由传染病、孕产妇或营养性疾病造成,14例由损伤造成。人口年龄结构、危险因素和疾病类型出现的变化,造成了死于非传染性疾病的比例增加,如心脏病、脑卒中、癌症和交通事故。许多发展中国家不得不面对传染性疾病和非传染性疾病的双重负担,这使得许多发展中国家的卫生保健系统不堪重负。

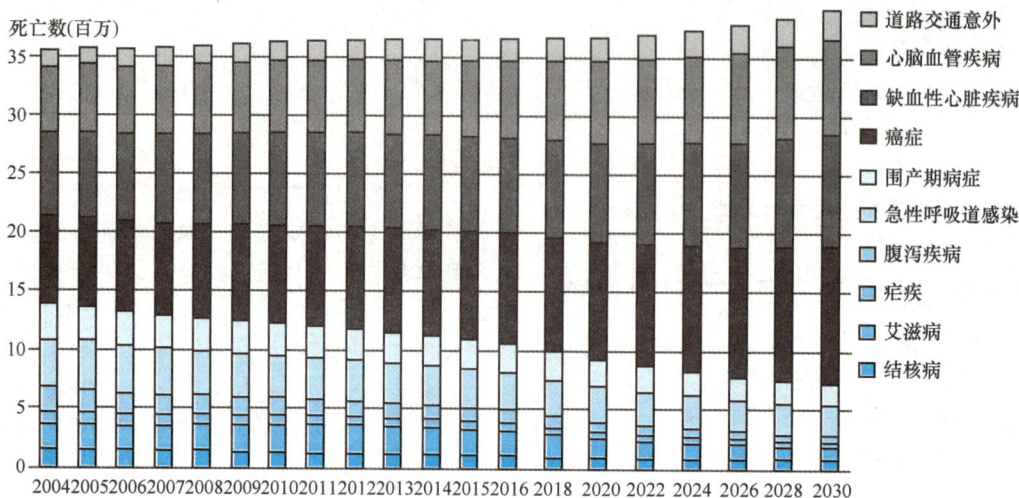

图4-6　世界人口死因从传染性疾病向非传染性疾病和意外事故转变

（四）城市卫生面临挑战

全世界正在迅速城市化,人们的生活水平、生活方式、社会行为和健康状况发生了显著的改变。30年前,每10个人中有4个生活在城市中,预计到2050年每10个人中就有7个人生活在城市中。许多城市面临三重威胁:首先传染性疾病容易在人口拥挤的地方发生,其次不健康的生活方式如烟草使用、不健康饮食、缺乏身体活动和有害使用酒精等,导致慢性非传染性疾病如糖尿病、癌症和心脏病的上升。此外道路交通事故、伤害、暴力和犯罪将会进一步加重城市卫生的负担。在全球,道路交通伤害是15~24岁青少年的首要死亡原因,也是10~14岁年龄段的第二大死亡原因。城市化在提高人们生活质量的同时,带来了生态破坏、环境污染、交通拥挤和住房紧张等一系列环境和健康问题,已严重威胁到人们的身体健康和生命安全。

（五）全球卫生费用的膨胀

各国政府及健康保险机构普遍认为,提供终身医疗保障是一项无力承受的财政负担。这种趋势产生的原因有以下方面:社会的快速老龄化;医疗条件的改善和医疗技术的进步导致了医疗费用的上升;大众医疗保健意识的增强;世界各国普遍存在的预算赤字上升;家庭的小型化,导致国家开支特别是医疗护理保险费用不断上升。几乎所有主要经济大国都存在这些现象。这些国家面临的共同问题是医疗费用以超过综合通货膨胀率的速度大幅上升。

世界卫生组织报告显示,全球每年有1亿人因为支付医疗保健费用而陷入贫困,另有1.5亿人不得不将几乎一半的收入用于医疗支出。世界上最贫穷国家的人们支付的卫生保健费用比富裕工业化国家的人们支付的费用相对要多。例如,德国的人均国内生产总值为32860美元,几乎每个人都有社会健康保护,全国所有医疗费用的10%由家庭承担。相反,刚果民主共和国的人均国民收入仅为120美元,由于缺乏社会健康保护,医疗保健费用的70%直接由家庭支付。全球至少有13亿人因支付不起最基本的卫生保健费用而不能获得最基本的卫生保健。因此,每年有上百万人患有或死于可预防或可治愈的疾病。

视窗4-2

美国政府财政支出"不能承受之重"

美国医疗堪称世界最贵:每年医疗花费达2.2万亿美元,医疗支出占美国财政支出的1/4,在各项财政支出中居首位,高于教育和国防支出。其中老年医保和穷人医保可谓美国财政的两大包袱。伴随"婴儿潮"一代陆续进入退休年龄,美国政府预计,医疗开支平均每年将增长6.2%。政府日益加重的财政负担,是美国政府推动医疗体系改革的直接原因。美国是世界上卫生保健开支最大的国家。2006年,美国的卫生支出达到20500亿美元,占GDP比重15.3%,比2005年提高0.1个百分点;人均卫生支出达到 6719 美元,比 2005 年的 6347 美元增长 5.8%。如此高的人均卫生支出水平,甚至是意大利这种实行全民公共医疗保障制度国家的 2.4 倍。从 1995 年起,美国卫生支出 GDP 占比一直维持在 13%~16%,并有持续提高的迹象(图 4-7)。可以说,卫生保健行业是美国最大的行业,约占整个国民经济的 1/6。美国国会预算办公室预计,若不进行医疗体制改革,至 2035 年,全美卫生保健方面的花销可能达到 GDP 的 30%,那将是一个非常庞大的数字。

第四节 中国卫生状况

一、人群健康状况

(一)健康水平显著提高

新中国成立 60 年来,我国公共卫生体系和基本医疗服务体系逐步建立、不断健全,人民健康状况显著改善。我国人均期望寿命由新中国成立前的 35 岁上升到 2005 年的 73 岁(表 4-8),孕产妇死亡率由 1949 年的 1500/10 万降至 2009 年的 31.9/10 万,婴

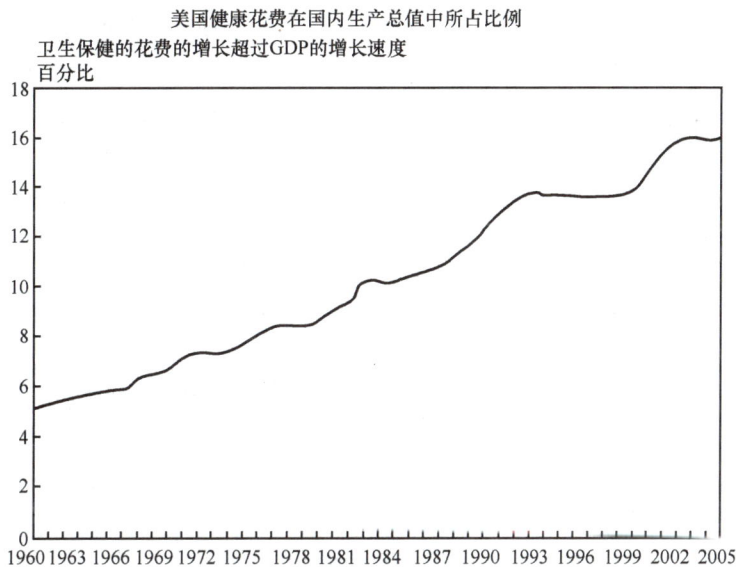

美国健康花费在国内生产总值中所占比例
卫生保健的花费的增长超过GDP的增长速度

图 4-7 美国健康花费逐年剧增

表 4-8 中国期望寿命(岁)统计表

年份	资料来源	合计	男	女
解放前		35.0	…	…
1957	11 个省、市的 70 个市、1 个县和 126 个乡	57.0	…	…
1973~1975	全国人口三年肿瘤死亡回顾调查	…	63.6	66.3
1981	全国第三次人口普查	67.9	66.4	69.3
1990	全国第四次人口普查	68.6	66.8	70.5
2000	全国第五次人口普查	71.4	69.6	73.3
2005	世界卫生统计	73.0	71.0	74.0

儿死亡率 1949 年由 200‰降至 2009 年的 13.8‰,这三项健康指标已经位居发展中国家前列,达到了中高收入国家的平均水平。我国人口出生率、死亡率和自然增长率自 1949 年以来持续下降(表 4-9)。以社会保险、社会救助、社会福利为基础,以基本养老、基本医疗、最低生活保障为重点,以慈善事业、商业保险为补充的覆盖城乡居民的保障体系逐步完善,保障水平不断提高。我国人口计划生育工作取得举世瞩目的成就,促进了人口与经济社会资源环境的协调与可持续发展。

表 4-9 中国 1949~2009 年人口相关数据统计

年份	出生率(‰)	死亡率(‰)	自然增长率(‰)
1949	36.00	20.00	16.00
1965	37.88	9.50	28.38
1970	33.43	7.60	25.83
1975	23.01	7.32	15.69
1980	18.21	6.34	11.87
1985	21.04	6.78	14.26

续表

年份	出生率(‰)	死亡率(‰)	自然增长率(‰)
1990	21.06	6.67	14.39
1995	17.12	6.57	10.55
2000	14.03	6.45	7.58
2005	12.40	6.51	5.89
2009	12.13	7.08	5.05

（二）人群健康状况地区差异明显

由于经济发展和自然历史条件的制约,我国人群的健康状况呈现明显地区差异。以中国妇婴健康状况存在的地区差异为例,联合国儿童基金会《2009年世界儿童状况》指出,中国沿海地区和城市与偏远农村地区的孕产妇和新生儿健康有较大差异。在中国农村地区,孕产妇死亡率要比城市高出1.6倍。中国西部地区婴儿死亡率和儿童死亡率比东部地区高2.7倍;农村地区比城市高出2.4倍;在一些最贫困的农村县城,婴儿和儿童死亡率甚至比大城市高出5倍。

根据死亡谱的构成,我国大体可分为三类地区:

（1）发达型,主要分布在大城市和沿海发达地区,以心脑血管疾病、恶性肿瘤和意外伤害为主要死因。

（2）发展型,主要分布在中小城市和大部分农村地区,死因处于从传染性疾病向心脑血管病和恶性肿瘤的阶段。

（3）欠发达型,主要分布在经济欠发达农村、边远地区、山区、少数民族聚居区,以传染性疾病、寄生虫病和营养不良性疾病为主要死因。

在经济技术和信息高速发展的21世纪,农村与城市、西部与东部、低收入者与高收入者、性别和民族之间的不平等现象可能进一步加剧。

（三）面临传染性疾病和慢性非传染性疾病的双重挑战

随着我国疾病谱和死亡谱的变化、人口老龄化和生活行为的改变,慢性非传染性疾病(non-communicable disease,NCD)迅速上升,已成为我国重要的公共卫生问题。与此同时一些得到较好控制的传染病又死灰复燃,世界范围内新的疫情如SARS、甲型H1N1流感等也陆续出现,我国正面临着传染病和慢性非传染性疾病防制的双重挑战(表4-10,表4-11)。

表4-10　2008年全国甲、乙类法定报告传染病发病及死亡率

疾病名称	发病率(1/10万)	死亡率(1/10万)	病死率(%)	疾病名称	发病率(1/10万)	死亡率(1/10万)	病死率(%)
总计	268.01	0.94	0.35	猩红热	2.10	—	—
鼠疫	0.00	0.00	100.00	出血热	0.68	0.01	1.14
霍乱	0.01	—	—	狂犬病	0.19	0.18	96.23
病毒性肝炎	106.54	0.08	0.07	钩端螺旋体病	0.07	0.00	2.09
痢疾	23.65	0.00	0.02	布氏杆菌病	2.10	—	—
伤寒副伤寒	1.18	0.00	0.04	炭疽	0.03	0.00	0.30
艾滋病	0.76	0.41	53.57	乙脑	0.23	0.01	4.77
淋病	9.90	0.00	0.00	血吸虫	0.22	—	—
梅毒	19.49	0.00	0.02	疟疾	1.99	0.00	0.08
脊髓灰质炎	—	—	—	登革热	0.02	—	—
麻疹	9.95	0.01	0.08	新生儿破伤风	0.10	0.01	10.69
百日咳	0.18	0.00	0.04	肺结核	88.52	0.21	0.24
白喉	—	—	—	传染性非典型肺炎	—	—	—
流脑	0.07	0.01	11.93	人禽流感	0.00	0.00	100.00

注:①新生儿破伤风发病率和死亡率单位为1/‰;②"—"系无报告病例

表4-11　2008年城乡居民前十位疾病死亡率及死亡原因构成

顺位	城市			农村		
	死亡原因(ICD-10)	死亡率(1/10万)	构成(%)	死亡原因(ICD-10)	死亡率(1/10万)	构成(%)
1	恶性肿瘤	166.97	27.12	恶性肿瘤	156.73	25.39
2	心脏病	121.00	19.65	脑血管病	134.16	21.73

续表

顺位	城市			农村		
	死亡原因 (ICD-10)	死亡率 (1/10万)	构成 (%)	死亡原因 (ICD-10)	死亡率 (1/10万)	构成 (%)
3	脑血管病	120.79	19.62	呼吸系病	104.20	16.88
4	呼吸系病	73.02	11.86	心脏病	87.10	14.11
5	损伤及中毒	31.26	5.08	损伤及中毒	53.02	8.59
6	内分泌营养代谢疾病	21.09	3.43	消化系病	16.33	2.65
7	消化系病	17.60	2.86	内分泌营养代谢疾病	11.05	1.79
8	泌尿生殖系病	6.97	1.13	泌尿生殖系病	5.70	0.92
9	神经系病	6.34	1.03	神经系病	4.35	0.70
10	精神障碍	3.69	0.60	精神障碍	4.27	0.69

(四）城乡居民卫生状况发生新变化

随着我国工业化、城镇化和人口老年化进程加快，我国居民医疗卫生服务需要量明显增加，尤其是慢性疾病持续上升，疾病负担日益加重。2008 年第四次国家卫生服务调查结果显示，调查地区居民两周患病率为 18.9%，当年全国两周患病累计总人次数达 65.4 亿。2008 年调查结果较之以前相比，出现明显的下降趋势，看病难、看病贵、因病致贫、因病返贫的现象有一定程度的缓解。

城乡居民两周患病结构在过去的十年间发生了重大变化：调查的两周病例中，新发病例的比例由 1998 年的 61% 下降到 2008 年的 39%，而慢性病持续到两周内的病例由 39% 增加到了 61%。慢性病平均每年新增近 1000 万例。其中，高血压病和糖尿病的病例数增加了 2 倍，心脏病和恶性肿瘤的病例数增加了近 1 倍。这表明全国医药卫生战线所面临的任务与挑战巨大。可见，慢性疾病已经成为影响居民健康的主要问题。

二、影响健康的主要社会因素

(一）卫生资源状况

我国卫生总费用持续增加，由 1980 年的 143.2 亿元增加到 2008 年的 14535.4 亿元。我国卫生总费用占 GDP 的比重由 1980 年的 3.15% 上升到 2008 年的 4.83%。

在卫生总费用构成中，我国政府卫生支出占卫生总费用构成的比重经历了 80 年代后的大幅下滑，由 1980 年的 36.2% 下降到 2000 年 15.5%，此后逐年上升，到 2008 年，政府卫生支出占卫生总费用构成的比重上升到 24.7%（表 4-12）。与此同时，个人卫生支出占卫生总费用构成的比重经历了 80 年代后的大幅上升，由 1980 年的 21.2% 上升到 2000 年 59.0%，此后逐年下降，到 2008 年，个人卫生支出占卫生总费用构成的比重下降到 40.4%，居民个人卫生负担减轻。

我国卫生人力总量、医疗机构床位数、医疗机构总数近年持续增加，2009 年底，全国卫生人力总量达 784 万人，全国卫生技术人员达 553 万人，全国医疗机构床位达 441.6 万张，全国卫生机构达 91.7 万个。

(二）人口状况

人口与健康是反映一个国家或地区经济发达程度、社会发展状态、卫生保健水平和人口素质优劣的重要指标。中国是世界上人口最多的国家，人口与健康水平是事关我国国策和经济与社会可持续发展的重大战略问题。我国 1980 年启动"计划生育"基本国策，有效控制了人口的增长速度。《中国人口统计年

表 4-12　中国 1980～2008 年卫生总费用情况统计

	1980	1990	1995	2000	2008
卫生总费用(亿元)	143.2	747.4	2155.1	4586.6	14535.4
政府预算卫生支出	51.9	187.3	387.3	709.5	3593.9
社会卫生支出	61.0	293.1	767.8	1171.9	5065.6
个人卫生支出	30.3	267.0	1000.0	2705.2	5875.9
卫生总费用构成(%)	100.0	100.0	100.0	100.0	100.0
政府卫生支出	36.2	25.1	18.0	15.5	24.7
社会卫生支出	42.6	39.2	35.6	25.5	34.9

续表

	1980	1990	1995	2000	2008
个人卫生支出	21.2	35.7	46.4	59.0	40.4
卫生总费用占 GDP%	3.15	4.00	3.54	4.62	4.83
人均卫生总费用(元)	14.51	65.4	177.9	361.9	1094.5
城市	…	158.8	401.3	828.6	1862.3
农村	…	38.8	112.9	209.4	454.8

鉴》公布的资料显示,1949 年到 1964 年,15 年间我国人口从 5 亿增加到 7 亿,每增加 1 亿平均需用 7 年半时间。从 1964 年到 1974 年,10 年间人口由 7 亿增加到 9 亿,每增加 1 亿人所需时间缩短为 5 年。1974 年到 1981 年、1981 年到 1988 年、1988 年到 1995 年,中国人口每增加 1 亿,各用了 7 年左右。而从 12 亿增加到 13 亿,则用了近 10 年。人口增加速度的减慢,对我国资源、环境和经济可持续发展形成了有利的条件。

伴随我国人口增加速度的减慢,我国人口结构矛盾凸显。第五次全国人口普查结果显示出生人口性别比持续升高,已达 117,在 0 至 9 岁人群中男性比女性多出 1277 万。长此以往,将引发一系列严重的社会问题。同时,我国人口老龄化进程加快。民政部《2008 年民政事业发展统计报告》显示,截至 2008 年年底,全国 65 岁及以上人口 10956 万人,占全国总人口的 8.3%。60 岁及以上人口 15989 万人,约占全国总人口的 12%。预计我国 65 岁以上老年人口在 21 世纪中叶将占全国总人口的 25%。更为担忧的是,我国农村人口的老龄化水平高于城镇。发达国家一般在人均 GDP 达到 1 万美元时才进入老龄社会,而我国则是在不足 1 千美元的情况下就迈入了老龄社会,老人健康和社会保障问题面临严峻挑战。

(三) 行为和生活方式

1992 年世界卫生组织报告,全球影响人类健康的因素中,不良行为与生活方式为主要因素,占 60% 以上。影响人们产生不良行为生活方式的原因主要有认知因素、需要和动机之间的冲突、从众心理、生活压力大和节奏快、社会经济发展等因素。目前公认合理膳食、适量运动、戒烟限酒、心理平衡是健康的四大基石。(关于行为和生活方式相关内容详见本教材第 6 章行为、生活方式与健康)

三、面临的主要卫生问题

(一) 中国面临人口老龄化的严峻挑战

新中国成立以来,我国人口与健康研究领域取得了举世公认的成就,但面临严峻挑战。现阶段我国人口基数大,老年人口增长速度明显加快,步入老龄化社会。农村老龄问题加剧,老年保健和老年病问题日趋严重;社会及家庭养老负担加重,社区照料服务需求迅速增加。如果现阶段的政策导向和资源分配未能充分满足人口老化的储备需要,对我国今后的政治、经济和社会发展都将产生严重的负面影响。

老年人群更容易导致疾病和贫穷,也因身体机能的衰退、失能降低以及与外界互动的机会减少而有逐渐与社会隔离和边缘化的趋势。卫生部公布的第四次国家卫生服务调查结果显示:60 岁及以上人群长期失能率(活动受限)为 31.1%,其中城市 26.0%,农村 33.8%(图 4-8)。

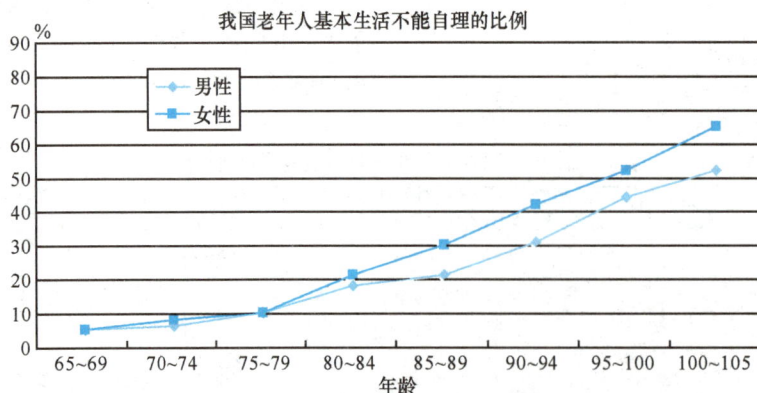

图 4-8　2002 年我国老年人基本生活不能自理的比例

视窗 4-3

重庆市老年人健康状况

重庆市卫生局牵头组织开展的"重庆市健康指标体系"制定工作中,就对重庆市老年人(60岁以上)的健康状况进行了研究调查,课题组对重庆市2008年的2万余名60岁以上老年人的健康资料做了回顾性研究,统计分析了部分老年人常见病的发病情况。从调查结果来看,重庆市老年人主要存在高血脂、高血压、血糖异常(糖尿病及空腹血糖损害),心电图异常(ST—T改变及心律失常),骨质疏松等5类健康问题。其中,老年高血脂发病率为47.8%,远远高于全国18.6%(所有年龄群比例)的平均水平;其次是骨质疏松,发病率为17.7%,也高于全国12.4%(所有年龄群比例)的平均水平,此外,高血压发病率为33.3%,血糖异常发病率为23.1%,心电图异常占18.4%,需引起高度重视。研究结果表明,重庆市老年人的健康情况不容乐观,需要全社会的长期关注,关心和支持,通过多种形式传播健康知识,促进更多的老年人关注和了解自身健康,积极参与健康保健活动,养成良好的健康生活方式,幸福快乐地安度晚年。

(二)基层卫生服务能力需要进一步加强

近年来,我国的基层卫生机构的基础设施建设进展明显,但人才队伍和医疗服务质量方面仍存在严重的问题。2008年乡镇卫生院卫生技术人员中,中专及以下和没有学历的人员比例达到63%,村级卫生组织中这一比例高达90%,其中1/3村医没有学历。基层卫生机构用药还存在不合理现象,乡村两级处方中抗生素的使用比例分别达到了62%和65%(远远高于发展中国家水平45%~50%)。目前的卫生人才结构和服务质量,难以满足城乡居民日益增长的医疗卫生服务需求。

(三)医疗卫生体制改革与发展带来机遇和挑战

《中共中央国务院关于深化医疗卫生体制改革的意见》确立建立和完善公共卫生服务体系、医疗服务体系、医疗保障体系和药品供应保障体系。新一轮医改从看病问题开始,最终归宿却是将公共卫生放在更加突出的地位。在医疗服务体系领域,将重构医疗服务体系结构。加大对农村卫生医疗服务网络和城市社区卫生服务网络的建设,从根本上解决卫生资源布局"头重脚轻"的问题。同时公立医院的改革将提上日程,研究建立适应社会主义市场经济环境的非营利医疗机构的管理体制将是医改的一个重点。在医疗保障领域,围绕城乡居民基本医疗保障体系建设,将

开展在社会化管理和服务、稳定和提高筹资待遇水平、转变保障模式等方面的探索;同时,商业健康保险的改革发展也将进一步加快。在药品供应保障领域,基本药物、药价监管和产业发展将成为改革的重点。短期内,基本药物制度的建立和实施是首要任务,药品价格监管是难点工作;从中长期来看,药品产业政策则是决定我国药品产业持续健康发展的基本政策。

(四)卫生事业发展与人民群众期望仍有较大差距

视窗 4-4

中国医疗卫生服务的公平与效率问题

人类生存的质量在于健康。在医疗卫生领域,我国计划经济时代追求的是人人都能享受低水平的医疗卫生服务,城镇的公费医疗、劳保医疗制度和被国际社会赞誉的覆盖90%以上农村人口的农村合作医疗制度成为我国城乡居民健康保护的"安全网"。20世纪80年代中期开始的医疗卫生改革为了克服计划经济时期的"平均主义",受经济体制改革中"效率优先,兼顾公平"方针的影响,出现了只顾医疗卫生机构的效率而很少顾及到城乡居民利用医疗卫生服务的公平性的现象。由于医疗卫生服务利用中的不公平现象越来越严重,看不起病已不再是少数人的问题,"小病拖,大病扛",应住院而不住院变成了普遍的"社会病",这样,医疗卫生服务机构的效益也降了下来。于是"效率下降、公平下降"在我国医疗卫生领域发生了。

从卫生发展内外环境关系来看,我国卫生事业长期滞后于经济社会发展,是社会发展领域中的"短板",不能较好地适应人民群众日益增长的健康需要。2008年第四次国家卫生服务调查显示,仍有41.2%的居民对门诊服务不满意,44.2%的居民对住院服务不满意。从卫生事业发展的外部环境来看,目前还没有建立起保障公益性的体制和机制,尤其是公共经费保障机制不健全,公共筹资薄弱而分散。从卫生事业内部发展来看,卫生资源分布仍不合理,城乡之间、地区之间和不同人群之间存在明显差异,医疗和预防康复之间、中医药和西医药之间、卫生服务的不同层次之间发展不平衡。从卫生事业发展方式来看,重外延、重规模、重硬件、轻内涵、轻效益、轻软件的问题比较突出,粗放型的发展模式没有得到有效转变。

(五)防病治病形势依然严峻

多重疾病负担带来严峻挑战。传染病和慢性非传染病、生活方式疾病、生态环境疾病、损伤、中毒、职业病等对人口健康造成明显危害。2008年国家卫生服务调查显示,慢性病例数已达到2.1亿,由慢性病

带来的死亡占居民总死亡的80％以上。各种伤害造成的死亡已成为第5位死因。我国面临多重疾病负担挑战的局面将长期存在。重大公共卫生安全事件时有发生。伴随全球化进程加快，我国国际交往的广度深度不断提高，公共卫生不安全因素增加。同时，我国正处于改革发展的关键时期和经济社会转型期，各种社会矛盾交错，影响社会安全的因素复杂多变。此外地震、洪水、生产事故等自然灾害和公共事件也对公共卫生保障提出更高要求。

视窗 4-5

中国-世卫组织《2008～2013年国家合作战略》战略议程

1. 卫生系统发展的目标是基本卫生服务的普遍可及

2. 实现与卫生相关的千年发展目标(MDG)

(1) MDG 1-消灭极端贫困和饥饿

(2) MDG 3-促进男女平等并赋予妇女权利

(3) MDG 4和MDG 5-降低儿童死亡率和改善孕产妇健康

(4) MDG 6-防治艾滋病、疟疾和结核病

(5) MDG 7-确保环境的可持续性

3. 减少非传染病(NCD)及相关死亡的高负担

4. 应对新发公共卫生威胁

Summary

1. Social health condition is mainly about status of population health and its various social factors. Social health condition, which is crucial health information on evaluating the effect of health development and reform, consists of the public health, health policies, social economic conditions, health cares, health resources, and health behaviours, etc.

2. According to the analysis on social health condition, a scientific and efficient health care measures can be taken to promote people's health after major social health problems could be identified.

3. The procedure evaluating social health condition is, to clarify the concept of evaluating social health; to materialize the concept of social health condition to form a number of categories; to search for the proper targeted indexes basing on the above categories, and to make plans for collecting relevant datas according to the designated indexes. At last, the conclusion can be drawn by analysing the indexes and concluding the results.

4. Population health condition indexes can be divided into unity type and combination type. The former mainly includes birth rate, death rate, infant mortality, neonatal mortality rate, maternal mortality rate, morbidity, prevalence rate and average life expectancy, etc. The latter mainly includes potential years of life lost, life expectancy free of disability, active life expectancy life, disability adjusted life years and health life expectancy, etc.

5. The major problems of health condition met with by the whole world include, a great difference in world health condition, universal unfairness in health care, challenges between old health problems and new ones, the status of city health, and increasing of the world health care expenses.

6. The major problems of health condition faced by China include, a severe tendency of aged population, severe conditions of both social security and health security in future, a further enhancement for primary health services, advantages and disadvantages brought about by health care reform, a huge gap between actual health care and prospective one, a severe situation of preventing and healing diseases.

思 考 题

1. 简述健康状况的评价步骤。

2. 简述人群健康状况单一指标。

3. 简述人群健康状况常用的综合评价指标。

4. 思考新医改方案对我国卫生状况的影响。

(贺 加 嵘 怡)

第五章 社会因素与健康

学习目标

通过本章的学习,学生应重点掌握社会经济与健康的双向作用观点及其应用,社会发展与健康的关系,社会心理因素对健康的影响以及心理应激的评估;熟悉文化因素对人群健康的作用模式;了解各种文化因素与健康的关系,社会心理因素致病的作用机制,社会和谐卫生观的意义。

案例 5-1

陕西凤翔铅中毒事件

事件回顾

2009 年 8 月,陕西凤翔县长青镇的马道口村、孙家南头村两个村 731 名 14 岁以下儿童接受血铅检测后,确认 615 人血铅超标。其中,3 人血铅含量达到 450 微克/升以上,属重度铅中毒;163 人血铅含量在 250～449 微克/升,属中度铅中毒;144 人血铅含量在 200～249 微克/升,属轻度铅中毒。

8 月 15 日一早,马道口村村民就把凤翔县和宝鸡市通往长青镇的路口围了个水泄不通。堵路村民要求当地政府彻查当地居民的血铅情况及其原因。

18 日,周边的高咀头村 285 名 14 岁以下儿童的血铅检测中,又发现有 228 人属高铅血症和轻度铅中毒;8 人属中度铅中度。至此,此次儿童血铅超标事件人数已增至 851 人。

不超标的污染

15 日晚,凤翔县委在召开的新闻发布会上宣布,陕西东岭集团是此次儿童血铅超标的污染源。本次事件环境监测组组长韩勤有宣布了调查结果:地下水、地表水、周边土壤铅浓度符合国家相关标准;对事发地唯一的铅锌冶炼企业——陕西东岭冶炼有限公司的检测数据显示,废水、废弃、固水淬渣排放,都符合国家相关标准。……周边土壤中的铅平均值同 2008 年相比,虽呈上升趋势,但也符合国家标准。

排放都合乎国家标准,为何还会出现严重的血铅超标事件呢?韩勤有解释说,虽然工厂的排放都符合国家标准,但累积排放都是在一个区域,也会造成区域内生活的人血铅超标。环境监测组已责令该公司停止生产,并按照环评要求全面落实整改措施。

西部如何发展

凤翔县是一个农业大县。1995 年以前,长青镇是县上最穷的镇,近年来招商引资成果显著,有东岭集团冶炼公司、宝鸡市第二电厂两家大型企业坐落在镇上。凤翔县财政年收入大约 1.2 亿元,东岭集团冶炼公司上缴税款占县财政收入的 17%,宝鸡市第二电厂则占县财政收入的 41%。长青镇因此也成为全县最富的镇。

有关领导认为,凤翔县正处在由农业大县向工业县转变时期,虽然县领导一直想发展工业,但苦于先天条件不足,无法吸引高科技,先进的、无污染的企业不愿到西部来。西部要发展,只好冒着风险发展从东部转移过来的重化工和重污染企业,这是西部发展中的一个矛盾。

事件发生后,东岭集团冶炼公司领导曾向血铅超标儿童及家属道歉,并承诺将全力配合卫生部门做好医疗救治工作,确保凤翔县铅中毒儿童早日康复。

铅中毒事件虽然平息了,但带给我们的思考却远没有停止……

讨论:

你认为中毒事件可否避免?其深层次的原因是什么?我们应该汲取什么教训?

现代社会中,人类的健康不仅受自然环境因素的影响,同时还受社会因素的影响。社会因素是指社会的各项构成要素,主要包括环境、人口和文明程度。社会因素对健康的影响具有广泛性、持久性、积累性和交互性作用的特点,在疾病的发生、发展、转归以及防治过程中起着重要的作用。而社会经济因素包括以生产力发展为基础的经济发展状况、营养状况、人口状况、科学技术等,和以生产关系为基础的政治、思想文化、社会关系等。随着社会的发展,社会经济因素对健康的影响将越来越明显。

第一节 社会经济与健康

社会经济发展与人群健康具有双向性作用,两者是辩证统一的。一方面,社会经济是提高人群健康水平的根本保证;另一方面,社会经济的发展也必须以提高人群健康水平为前提,人群健康水平的提高对社会经济的发展起着重要的推动作用。

一、经济发展与健康

(一)经济发展对人群健康的促进作用

分析经济因素对健康的影响,通常用反映经济发展水平的指标和居民健康状况指标综合进行分析。前者主要有国民生产总值、人均 GNP、人均卫生经费等,后者主要有出生率、死亡率、婴儿死亡率、平均期望寿命等。

社会经济的发展可以明显改善人们的生活条件和生活质量,促进健康水平的提高。20 世纪以来,随着世界经济的迅速发展,人类的健康水平有了很大的提高,平均期望寿命显著增加,死亡率、婴儿死亡率在许多国家大幅度的下降。不同经济发展水平的国家间健康水平存在着显著差异(表 5-1、表 5-2)。我国虽然仍为发展中国家,但随着社会经济的持续发展,其主要健康指标已接近世界发达国家水平。

表 5-1 一些国家经济发展水平与健康指标的关系

国家	人均 GNP(美元)	出生率(‰)	死亡率(‰)	婴儿死亡率(‰)	平均期望寿命(岁)
瑞典	24830	13	12	4.8	78
日本	31450	10	7	4.3	79
美国	24750	15	9	8.0	76
澳大利亚	17510	15	7	6.1	78
中国	490	18	6	44	69
斯里兰卡	600	21	6	19.4	73
墨西哥	3750	27	5	34	72
巴西	3020	25	8	58	66
埃及	660	30	8	62	64
印度	290	29	9	74	60
坦桑尼亚	100	45	15	92	49

表 5-2 不同类别国家的居民健康水平比较

国家类别	国家数	人均国民生产总值(美元)	婴儿死亡率(‰)	低出生体重儿(%)	平均期望寿命(岁)
发达国家	37	6230	19	7	72
发展中国家	90	520	94	17	60
欠发达国家	29	170	160	30	45

(二)经济发展带来新的健康问题

经济发展在改善人们的生活环境、劳动条件以及社会医疗保障、促进人类健康水平提高的同时,也带来了一些新的健康问题,主要表现在以下几个方面:

1. 环境的污染 环境污染是当前人类面临的三大生态问题之一。随着工业化和现代化进程的加快,人类的生态环境遭到了严重的破坏和污染,对人体健康产生直接的或潜在的影响,尤其是工业三废,给人类健康造成极大的隐患。在经济发展的过程中,一些国家和地区违反自然规律和经济发展规律,走"先污染后治理"的老路,而非绿色 GDP 的增长,势必诱发工业的后发劣势。这是社会经济发展中的伴随现象,但本质上是人类生产劳动失控的结果。近些年来,环境污染问题已引起了全球的共同关注,各国政府也纷纷提出了促进经济、社会、资源、环境以及人口、教育相互协调、可持续发展的战略,使经济发展和社会发展同步进行,双轮驱动。

2. 生活方式的改变 随着社会经济的发展,人们的主要健康问题已不再是来自营养不良等疾病,而是不良的行为和生活方式,如酗酒、吸毒、性淫乱、不良饮食习惯、缺乏运动等引起的疾病。如高脂肪、高蛋白、高热量食物摄入量的增加,以及体力活动的减少,使得肥胖症、高血压、冠心病、糖尿病等现代"富裕病"增加。据 WHO 1992 年估计,不良行为和生活方式占全球死因的 60%,占发达国家的 70%~80%,发展中国家的 40%~50%。

3. 心理健康问题的突显 随着社会竞争越来越激烈,工作和生活节奏的加快,人们的生活压力和紧张程度逐渐增加,心理健康问题也越加突显,给人们的身心健康带来了不良影响。

4. 社会负性事件的增多 伴随经济的发展,交通事故增多。我国市区车祸发生率为35‰～45‰,车祸造成的寿命损失量超过了慢性非传染性疾病。同时,经济发展的不平衡,贫富差距加大,使暴力、犯罪事件增多。

5. 流动人口的增加 人口流动成为现阶段我国经济、社会、人口转型过程中的突出特征。人口流动对居民健康造成的影响程度及性质取决于社会环境、自然条件及人口特点。人口流动可以促进经济繁荣和社会发展,但同时也会出现一些特殊的卫生问题,如传染病的流行与控制,计划生育工作等,对医疗卫生工作提出了新的挑战。

(三) 健康水平的提高促进经济的发展

经济发展从根本上说是生产力发展的结果,人是生产力中最活跃、最重要的因素。人群健康水平的提高必将对社会经济的发展起到积极的推动作用,主要表现为:

1. 劳动力水平提高促进经济发展 人群健康水平的提高,则平均寿命延长,从而为社会创造更多的财富,促进社会经济的发展。据资料统计,从1949～1982年,我国由于平均寿命的延长以及降低婴儿死亡率所创造的经济价值,至少相当于1982年国民生产总值的21%。

2. 智力水平提高促进经济发展 在科技发达的今天,智力水平对生产的发展、社会经济的促进比历史上任何时期都更为突出。机械化、自动化的实现,可显著提高劳动生产效率。

3. 资源消耗减少 居民健康水平的提高可以节省大量的卫生资源。有人估计,生产部门的劳动者如果每人每年减少缺勤4天,则其创造的价值相当于全国卫生事业费用的总额。据报道,1988年初上海市甲型肝炎的爆发流行,造成损失劳动日299万天,陪护损失劳动日167万天,经济损失达10.65亿元,是上海市当年全部卫生事业费的4.44倍。这个反面例子说明了居民疾病减少对节省社会资源的积极意义。

二、营养状况与健康

居民营养状况可以间接地反映一个国家经济发展的水平。营养状况对经济发展的影响是潜在的,但却是巨大的。例如,英国和西欧将近二百年来经济发展所取得成就的一半归功于营养和体质的改善;相反,营养状况不好,将直接阻碍经济的发展。同理,经济的发展也能促进营养与体质状况的改善。

(一) 评价指标及全球营养变化趋势

评价居民营养状况包括居民摄入热量及食物的营养结构。摄入热量是衡量人群摄入的食物能否维持基本生命功能,而营养结构则是分析摄入食物中各种营养素比例的合理性。从生理角度来讲,对于中等强度体力劳动的成年人,维持身体的基本需要,男性每天需要摄入的热量为3000kcal,女性为2800kcal。世界卫生组织研究表明,居民每人每天摄入的热量与平均寿命呈正相关。研究表明,不良饮食习惯与慢性非传染病的发生密切相关。目前在世界范围内,蔬菜、水果的摄入量明显减少,而脂肪的摄入量却呈上升趋势。在许多发展中国家,营养不良是个社会问题,虽然营养不良的状况在改善,但同时超重、肥胖也呈上升趋势。

(二) 我国营养现状与健康

在我国,随着国民经济的快速发展,城乡居民的饮食习惯和膳食结构正在发生深刻的变化,营养状况得到明显改善,但也面临着营养不良和营养过剩的双重挑战。营养不良等患病率持续下降,但营养不良发病率却仍然较高(表5-3);超重和肥胖发展的速度较快,过去15年里,超重和肥胖的比例每年平均增加0.93个百分点,有可能成为一个非常严重的公共卫生问题(表5-4、表5-5)。

表5-3 我国历年来营养不良的发病率(%)

年份	学龄前儿童			学龄儿童青少年			成人		
	男	女	合计	男	女	合计	男	女	合计
1982	17.7	15.8	16.8	19.5	20.9	20.2	12.8	13.2	13.0
1992	15.2	15.1	15.2	21.1	23.3	22.2	8.8	9.5	9.2
1997	16.1	13.3	14.1	20.8	23.4	22.0	7.7	8.7	8.3
2002	14.8	13.8	14.3	—	—	—	7.6	9.1	8.5

表5-4 我国超重及肥胖的患病率(%)

年份	学龄前儿童			学龄儿童青少年			成人		
	男	女	合计	男	女	合计	男	女	合计
1982	8.0	8.1	8.0	2.0	2.2	2.1	3.4	11.3	6.6
1992	13.6	14.6	14.1	5.5	4.7	5.1	12.7	19.0	16.1
1997	15.8	14.8	15.3	8.9	7.9	8.4	18.4	22.8	20.7

表5-5 2002年不同年龄人群的超重和肥胖率比较

人群	超重			肥胖		
	男	女	合计	男	女	合计
学龄前儿童	3.4	3.4	3.4	2.0	2.1	2.0
学龄儿童青少年	5.1	3.9	4.5	2.5	1.7	2.1
成人	23.0	22.7	22.8	6.6	7.9	7.1

由卫生部、科技部和国家统计局2002年共同开展的第四次"中国居民营养与健康状况调查"显示,国民膳食质量明显提高,城乡居民能量及蛋白质摄入量基本得到满足,优质蛋白比例上升。与1992年相比,农村地区的改善更为明显,膳食结构趋向合理。儿童青少年生长发育水平稳步提高,全国城乡3~18岁儿童青少年各年龄组身高比1992年平均增加3.3厘米。低出生体重率为3.6%,已达到发达国家水平;儿童营养不良患病率显著下降,5岁以下儿童生长迟缓率为14.3%;居民贫血患病率有所下降,为20.1%。与此同时,居民营养与健康的问题也不容忽视。突出表现为:①城市居民膳食结构不尽合理。畜肉类及油脂消费过多,谷类食物消费偏低。2002年城市居民每人每日脂肪供能比达到35%,超过世界卫生组织推荐的30%的上限,城市居民谷类食物供能比仅为47%,明显低于55%~65%的合理范围。此外,奶类、豆类制品摄入过低,铁、维生素A等微量营养素缺乏仍是普遍存在的问题,全国城乡居民钙摄入量仅为推荐摄入量的41%。②高血压、糖尿病、超重和肥胖患病率呈明显上升趋势。我国成人血脂异常患病率为18.6%,高血压患病率为18.8%,农村患病率上升迅速,城乡差距已不明显,而人群高血压知晓率为30.2%,治疗率为24.7%,控制率为6.1%,仍处于较差水平。成人糖尿病患病率为2.6%,城市患病率明显高于农村,成人超重率为22.8%,肥胖率为7.1%,分别比1992年上升39%和97%。超重和肥胖已成为影响居民健康的重要危险因素。

(三)小康社会需要合理膳食的引导与干预

本次调查结果还表明,膳食高热量、高脂肪、体力活动缺乏与超重、肥胖、糖尿病和血脂异常的发生密切相关,高盐饮食与高血压的发生密切相关,饮酒与高血压、血脂异常的发生密切相关。这提示我们,在进入小康社会后,更需要合理膳食的引导与干预,教育国民学会自我保健,建立健康的行为和生活方式。

针对国民营养的现状,中国营养学会2007年向公众推荐了新修订的《中国居民膳食指南》。该膳食指南提出了八条建议:食物多样、谷类为主;多吃蔬菜、水果和薯类;每天吃奶类、豆类或其制品;经常吃适量鱼、禽、蛋、瘦肉,少吃肥肉和荤油;食量与体力活动要平衡,保持适宜体重;吃清淡少盐的膳食;饮酒应限量;吃清洁卫生、不变质的食物。其核心是谷物为主、能量平衡、弱油少盐、突出运动。同时,根据膳食指南结合我国居民的膳食结构特点设计了平衡膳食宝塔。它把平衡膳食的原则转化成各类食物的重量,并以宝塔形式表现出来。具体地说,平衡膳食宝塔共分五层,各层位置和面积不同,这在一定程度上反映出各类食物在膳食中的地位和应占的比重。谷类食物位居底层,每人每天应吃300~500克;蔬菜和水果占据第二层,每人每天应吃400~500克和100~200克;鱼、禽、肉、蛋等动物性食物位于第三层,每天应吃125~200克(鱼虾类50克,畜、禽肉50~100克,蛋类25~50克);奶类和豆类食物合占第四层,每天应吃奶类及奶制品100克和豆类及豆制品50克;第五层塔尖是油脂类,每天不超过25克。平衡膳食宝塔建议的各类食物摄入量是一个平均值和比例。每日膳食中应当包含宝塔中的各类食物,各类食物的比例也应基本与膳食宝塔一致。

三、社会阶层与健康

社会阶层是重要的社会因素之一。所谓社会阶层(social class)是指一个人在社会中相对于他人的地位或称为社会经济地位,它反映人们所处的社会环境。研究表明,社会阶层与疾病的患病率、死亡率相关。英国关于社会阶层与健康关系的研究较多,一般将社会阶层分为五个阶层。不同社会阶层间健康状况存在着差别,较低社会阶层者的总体健康状况比社会阶层较高者差,且死亡率以及各种慢性疾病的患病率也较高(表5-6)。

研究社会阶层间的健康差异,可使我们区分社会阶层中的各种因素与疾病的关系。新中国成立以来,我国社会财富分配基本处于比较平均的状态,但改革开放以来,城乡经济发生了巨大变化,居民的高收入阶层已经形成。有学者用五等分测量方法对城乡合计的居民家庭收入差距的测算表明:我国最穷的20%家庭仅占全部收入的4.9%,而最富有的20%家庭却占全部收入的67.8%。2002年1月出版的《当代中国社会阶层研究报告》中以职业分类为基础,以组织资源、经济资源和文化资源的占有状况为标准,将当代中国社会划分为十个社会阶层。依次是:国家与社会管理者阶层、经理人员阶层、私营企业主阶层、专业技术人员阶层、办事人员阶层、个体工商户阶层、商业服务业员工阶层、产业工人阶层、农业劳动者阶层以及城乡无业、失业、半失业者阶层。研究适合我国国情的能够反映影响居民健康状况的社会经济地位分类,对卫生服务的提供具有指导性的意义。

表5-6　英格兰和威尔士不同社会阶层的健康指标

指标		社会阶层					
		Ⅰ	Ⅱ	ⅢN	ⅢM	Ⅳ	Ⅴ
1980年新生儿体重≤2500克(%)		5.3	5.3	5.8	6.6	7.3	8.1
1978~1979年围产期死亡率(‰)		11.2	12.0	13.3	14.7	16.9	19.7
1970~1972年标准化死亡率							
1~14岁	男	74	79	95	98	112	162
	女	89	84	93	93	120	156
15~64岁	男	77	81	99	106	114	137
	女	82	87	92	115	119	135
1970~1972年孕产妇标准化死亡率		79	63	86	99	147	144
1970~1972年全死因标准化死亡率(15~64岁)							
	男	77	81	99	106	114	137
	已婚妇女	82	87	92	115	119	135
	单身妇女	110	79	92	108	114	138
1970~1972年冠心病标准化死亡率		88	91	114	107	108	111
65~74岁男性呼吸系统疾病		60	74	82	105	108	123

注:社会阶层划分:Ⅰ.专业人员等;Ⅱ.中间层;ⅢN.非手工劳动的技术性职业;ⅢM.手工作业的技术性职业;Ⅳ.半技术工人;Ⅴ.非技术工人

视窗5-1

基尼系数

基尼系数是反映公平程度的一个社会学指标,其值介于0和1之间。联合国有关组织规定:若低于0.2表示收入绝对平均;

0.2~0.3表示比较平均;

0.3~0.4表示相对合理;

0.4~0.5表示收入差距较大;

0.6以上表示收入差距悬殊。

国际上通常把0.4作为收入分配贫富差距的"警戒线"。我国的基尼系数在改革开放前为0.16,2000年我国的基尼系数达到0.417,已经超过警戒线水平,且每年以0.1%的速度在递增,值得我们的深思。

四、社会发展与健康

在现代社会,社会制度、社会关系、社会网络、社会凝聚力等不仅是衡量社会发展的重要方面,而且被看做是推动社会发展的社会资本,已成为西方公共卫生学和社会医学研究的重要领域。社会发展涉及的内容非常广泛,本节主要讨论与健康关系密切的社会发展要素及其对人群健康的影响。

(一) 社会制度与健康

社会制度是指在一定历史条件下形成的社会关系和社会活动的规范体系。社会制度的含义有三层:一是社会形态,二是各种具体的社会制度,三是各种社会组织的规章制度。社会制度是一定历史条件下的产物,研究社会制度与健康的关系,既要分析现有的社会制度对医疗卫生工作及健康的作用,又要预测社会制度的发展、变化对人群健康将带来的深远影响。世界各国、各地区健康状况的不同,被认为与宏观社会制度(第一、第二层含义)的不同有密切关系。

1. 社会分配制度对健康的影响　威尔金森(Wilkinson)在对平均期望寿命与社会分配制度关系的研究中发现,人均国民生产总值最高的国家平均期望寿命并不是最高,而人均国民生产总值总体不高但分配制度平等程度高、贫富差距小的国家平均期望最高。目前世界各国贫富差别十分悬殊,少数富裕国家占有世界的大部分资源,而第三世界国家中还有10亿的人口处于饥寒交迫之中,即使在一个国家、某一地区内,资源分配也同样存在着不公平现象。社会地位和经济收入较高的一少部分人总是占有大量的社会卫生资源,而社会地位、经济收入较低的大多数人甚至连最基本的医疗卫生服务需要都得不到满足。卫生资源分配不合理是全球普遍存在的问题,这正是WHO提出"人人享有卫生保健"全球战略的主要原因。

2. 社会制度对卫生政策的决定作用 社会发展是以经济为基础的,但政策的导向是决定性因素。社会制度对卫生政策及人群健康影响最广泛、最深远的是政治制度,它是经济、法律、卫生等一切制度和政策实施、发展的根本保证。我国的经济水平相对较低,但居民的重要健康指标已处于发展中国家的前列,高于世界平均水平,有些指标已接近于发达国家水平(表5-7)。其中很重要的一个原因,就是我国社会制度的优越性。

表 5-7 中国主要健康及人口指标与国外的比较(1999 年)

国家	总人口数 (百万)	出生率(‰)	死亡率(‰)	自然增长率(‰)	平均 期望寿命(岁)	1991～1999 年人口 年均增长率(%)	人口密度 (人/km²)
中国	1259.1	16	7	8	71	1.1	131
日本	126.5	10	8	2	81	0.3	335
泰国	61.8	17	7	10	69	1.2	120
印度	977.5	26	9	17	63	1.8	329
英国	58.7	12	11	1	77	0.3	243
法国	59.1	13	9	4	79	0.5	107
俄罗斯	145.6	9	14	−5	66	−0.1	9
波兰	38.7	10	10	0	73	0.2	123
罗马尼亚	22.5	10	12	−2	70	−0.4	94
美国	273.1	15	9	6	77	1.0	29
巴西	165.4	20	7	13	67	1.4	19
澳大利亚	19.0	13	7	6	79	1.2	2
埃及	67.2	26	7	19	67	1.9	67
尼日利亚	109.0	40	16	24	48	2.8	118

3. 社会制度对人的行为的影响 社会制度实质上是一种社会规范体系,对人们的行为具有广泛的导向和调节作用。社会生活中人们的价值观、个性特征存在着很大的差异,不可避免地使人们在行为方式上发生冲突,但社会生活要求人们要有一定的生活秩序。社会制度通过行为规范模式,提倡或禁止某些行为方式,促进社会的协调发展。

(二) 社会关系与健康

人生活在由一定社会关系构成的社会群体中,包括工作团体、家庭、邻里、朋友等,这些基本社会群体共同编织成社会网络。人在社会网络中的相互关系是否协调,是否相互支持,都将是影响健康的因素。

1. 社会支持与健康 社会支持是指一个人从社会网络中获得情感、物质和生活上的帮助。支持是人的基本社会需要,获得社会支持是一个互动的过程。影响社会支持的因素主要有人际关系、社会网络和社会凝聚力。研究表明:社会联系减少与死亡率升高有关。妇女妊娠期间的社会支持可减少并发症,缩短分娩时间,分娩的情绪也更好。

2. 家庭与健康 家庭是以婚姻和血缘关系组成的社会基本单位。家庭的结构、功能和关系等都对家庭成员的健康产生影响。

(1)家庭结构与健康:家庭结构主要是指家庭的人口构成。我国最常见的家庭类型是核心家庭。常见的家庭结构破坏及缺陷主要有:丧偶、离婚、丧失亲人等事件。离婚、丧偶是家庭结构的严重破坏,对健康损害最大,极易导致儿童性格的畸形发展。

(2)家庭功能与健康:家庭的功能主要表现为生育与教育、生产与消费、抚养与赡养、休息和娱乐等。1978 年由 Smilkstein 设计了家庭功能问卷评估表,简称 APGAR 问卷,它从适应度(Adaptation)、合作度(Partnership)、成熟度(Growth)、情感度(Affection)和亲密度(Resolve)五个方面提出五个问题进行家庭功能的评估(表5-8)。家庭功能失调主要是通过破坏提供物质及文化生活的微环境对人体健康产生不良影响的,尤其是儿童及老年人在缺乏家庭支持的情况下,将会出现诸多健康问题。

(3)家庭关系与健康:家庭关系协调,气氛和谐,有利于家庭成员生理和心理调节处于稳定状态,促进身心健康。家庭关系失调主要表现为:夫妻关系失调、父母与子女关系失调等。据日本厚生省统计,离婚者同家庭生活美满的夫妻相比,男性平均寿命缩短12 年,女性缩短5 年;另有研究认为,离婚者在离婚第二年患病的比美满婚姻者高出 12 倍。可见,家庭关系的失调将对其家庭成员的身心健康产生重要影响。

表 5-8 家庭功评估表

问题	经常这样	有时这样	几乎很少
1. 当我遇到问题时,可以从家人得到满意的帮助 补充说明…	□	□	□
2. 我很满意家人与我讨论各种事情以及分担问题的方式 补充说明…	□	□	□
3. 希望从事新的活动或发展时家人都能接受且给予支持 补充说明…	□	□	□
4. 我很满意家人对我表达感情的方式以及对我的情绪的反应 补充说明…	□	□	□
5. 我很满意家人与我共度时光的方式 补充说明…	□	□	□

注:每个问题的三个可供选择答案经常这样、有时这样、几乎很少分别得分为 2 分、1 分、0 分。总得分为 7~10 分,则表示家庭功能良好,4~6 分表示家庭功能中度障碍,0~3 分表示家庭功能严重障碍

(三) 社会人口与健康

人口是社会发展的最基本要素,并与人类的健康息息相关。近 40 多年来,世界人口增长很快,至 1999 年已突破 60 亿。经典的经济理论认为,在经济增长时出现的人口增长,最终将耗尽经济赖以增长的资源。因此,可持续经济发展的主要手段就是要在经济发展的同时,严格地控制人口的数量。

1. 人口数量与健康 一个社会中人口的数量主要通过影响社会经济和卫生事业的发展来影响人群的健康。人口增长必须与社会经济发展相协调。如果人口数量过大,使劳动力不能与生产资料完全结合,即造成人口过剩,从而加重社会负担,影响人群的生活质量;加重教育负担,影响人口素质;加重环境破坏和污染,影响人类社会的可持续发展。有人估计,一个国家人口每增长 1%,资产投资必须增加 3% 才能使整个人群的生活标准、教育和卫生服务得以维持在原有的水平。若人口的增长超过了经济的增长速度,便会出现社会卫生状况恶化,患病率和死亡率增高。解决人口过剩的途径通常是:加速发展经济和实行计划生育,控制人口数量,提高人口质量以及发展文教卫生事业。

2. 人口结构与健康 与健康最为密切的人口结构是指人口的年龄结构和性别结构。

(1) 人口年龄结构:年龄结构是指各年龄组人口在总人口中所占的比重。它是人口出生、死亡和迁移的结果,也是影响群体健康的重要因素。常用于反映人群健康状况的年龄构成指标有:

1) 老年人口系数:老年人口系数是指老年人口占总人口的比例。联合国规定:60 岁或 65 岁及以上的人口为老年人口,60 岁及以上人口超过 10% 或 65 岁及以上人口超过 7% 则为老年型社会。目前世界已有 60 多个国家和地区实现了人口的老龄化。我国于 2000 年已进入老龄化社会,60 岁及以上老年人占总人口的 10.18%,预计至 2040 年进入老龄化的高峰期,将达到 29.7%。人口老龄化是全球面临的一个重大问题,因此,做好老年保健刻不容缓。

2) 少年儿童人口系数:少年儿童人口系数是指 14 岁及以下的少年儿童人口占总人口的比例。2000 年我国少年儿童人口系数为 22.9%。

(2) 人口性别结构:性别结构是指男性、女性人口分别在总人口中所占的百分比,而性比例则是指以女性人口数为 100 或 1 时的男性人口数。性比例平衡是社会安定的基本因素之一。一般来说,人口中的性比例是平衡的,但不同年龄的性比例有所不同。2000 年我国人口普查的结果是 116.9,个别省份更高,这种比例严重失调的现象是社会因素综合作用的结果,应引起社会的高度重视。

3. 人口素质与健康 人口素质主要是指全体人口的思想道德素质、身体素质和文化素质。思想道德素质是指人们在处理社会关系时的指导思想和道德规范,它是衡量人口素质的重要标志。身体素质是指人的身体状况与健康水平,在人口学上常用健康状况、体力和精力状况、生命力和寿命来反映。文化素质是指社会中受过良好正规教育的个体的比例。

生命素质指数(physical quality of life index,简称 PQLI)是评价人口素质的一个综合指标,它由 15 岁及以上人口识字率、婴儿死亡率和 1 岁平均期望寿命组成。15 岁及以上人口识字率表明了现代科学技术对人口素质的最低要求,婴儿死亡率是衡量医疗卫生水平与妇幼保健状况最为敏感的指标,1 岁平均期望寿命综合反映了除婴儿死亡率之外的年龄别死亡率的变动。

(四) 卫生事业发展与健康

卫生事业的发展是社会发展的重要组成部分。随着社会经济的发展及人民生活水平的提高,卫生服务的社会功能也更加广泛。

1. 卫生服务的基本功能 卫生服务的两个最基本功能是:保健功能和社会功能。保健功能是指通过预防、治疗、康复及健康教育等措施,降低人群的发病率和死亡率,提高生命质量。社会功能是指卫生服务对社会的发展起着极其重要的作用。表现为:医疗卫生保健服务能有效地提高生产力水平,有利于社会的稳定,有利于精神文明建设和社会凝聚力的增强。

2. 卫生服务的组织实施与健康 健康投资可通过保护和促进人们的健康,提高人口的质量,这一观

点越来越得到人们的认可。它是开展卫生服务必备的基本条件,但并非是获得健康效应的唯一决定因素。如何使用有限的卫生资源,组织实施卫生服务,对于获得理想的健康投资效益至关重要。我国现阶段正在实施的城市社区卫生服务以及新型农村合作医疗制度,具有较好的成本效益,对于保障居民健康,促进经济的可持续发展起着重要的推动作用。

第二节　社会文化与健康

一、文化的含义与类型

广义的文化是指物质文化和精神文化的总合,狭义的文化是指精神文化,包括思想意识、宗教信仰、法律、道德规范、风俗习惯、教育、科学技术等。社会医学主要是从狭义的文化概念出发,来研究文化因素对人群健康的影响。

文化可分为智能文化、规范文化和思想文化三种类型。不同的文化形态类别,影响人群健康的途径与模式也不同(图5-1)。智能文化主要是通过影响人类的生活环境和劳动条件作用于人群健康,规范文化是通过支配人们的行为与生活方式影响人群健康,而思想文化则主要是通过干扰人们的心理过程和精神生活来影响人群健康。所以说,不同的文化形态类别对人群健康的影响是交叉的。

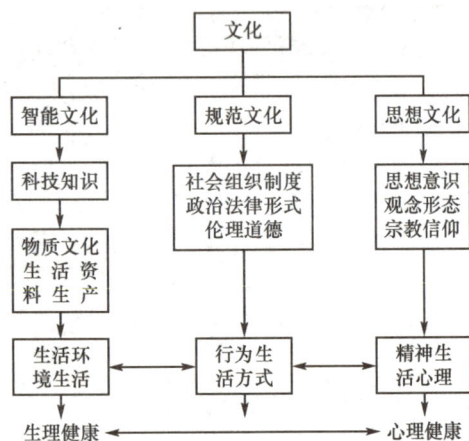

图5-1　不同文化类别对人群健康的作用模式

二、文化诸因素对健康的影响

（一）文化教育与健康

文化教育可以影响人们的行为和生活方式进而影响人们的生理健康,同时,也可制约人们的心理过程和精神生活而影响到人们的心理健康。由于不同文化教育水平的人群,人们的价值观、健康观不同,因而所采取的行为和生活方式也不同,其健康水平就不同。有研究将受教育水平不同的国家进行比较,发现

其平均期望寿命也存在着显著差异。随着总人口中有文化人口所占比例的提高,平均预期寿命延长,健康状况较好(表5-9)。

表5-9　某些国家和地区有文化的中年人比例与
平均预期寿命的统计

国家或地区	有文化中年人比例(%)	平均预期寿命	
		男	女
埃塞俄比亚	7	36.5	39.6
也门	10	43.7	45.9
伊拉克	26	51.2	54.3
突尼斯	55	52.5	55.7
巴西	64	58.5	64.6
委内瑞拉	82	63.5	69.7
香港	90	67.0	73.2
日本	99	70.6	76.2
瑞典	99	72.1	77.0

美国在调查45～60岁白种人文化教育水平与死因谱的关系时发现,受教育年限不足8年者,其全死因、结核病及其他慢性病等疾病的死亡率都较受过大学教育及以上者高(表5-10)。说明随着文化水平的提高,死亡率呈逐渐下降的趋势。美国的一项研究还表明,母亲受教育程度与低出生体重儿呈明显的负相关,受过教育16年以上的母亲,其生育的低出生体重儿的比例为4％～9％,而受过教育不到9年的则为9.9％。

表5-10　美国45～60岁白种人死因别死亡率与受教育的关系

死因	不足8年	初中	高中	大学及以上
全死因	115	106	97	77
结核	184	119	80	21
肿瘤	109	112	94	83
糖尿病	103	80	124	71
脑血管病	117	102	90	92
动脉硬化性心脏病	101	101	107	81
流感与肺炎	163	106	76	63
意外死亡	145	116	92	64

注:表中死亡率是以该病总死亡率为100计算的相对比

我国居民文化教育程度与死亡率、期望寿命关系的研究结果也表明:不同文化程度的人群死亡率和期望寿命也不同,随着文化程度的增高,其死亡率下降,平均期望寿命提高。

（二）风俗习惯与健康

风俗习惯是较为固定的生活行为模式,与人们的日常生活联系最为密切,它贯穿了人们的衣、食、住、行等各个环节。不良风俗习惯可导致不良行为的形

成,从而对人类健康产生影响,且这种影响常常表现出一定的地区性和民族性。因此,研究风俗习惯对人群健康的影响,实际上是研究地区性亚文化对人群健康的影响。

不同地区的人群常常根据自己的特定环境和嗜好,形成各自独特的饮食习惯。有些饮食习惯有损人的健康。例如,我国广东、福建一带有食生鱼或半生鱼的习惯,因而该地区华支睾吸虫病发病率高;华东及东北地区由于有进食生的或半生蟹与蝲蛄的习惯,故该地区卫氏并殖吸虫病发病率高;西藏、内蒙古等少数民族地区,因多食脂肪类食物,致使冠心病的发病率高于内地;1988年,上海甲型肝炎的爆发流行,是由于部分居民有喜吃鲜嫩毛蚶的习惯,而毛蚶又受到了甲型肝炎病毒的污染所致;东北一些农村的饮食习惯通常是:平日十分简朴,而逢年过节或家里杀猪时则大吃一顿,劝酒成风,营养素很不均衡。

日本人素有冒死食河豚的不良习俗,因而导致每年都有成百上千的人死于河豚中毒。东西方饮食结构及生活方式的差异,使得日本人的脑卒中发生率远高于美国白人。可见,各民族间风俗习惯迥然不同,其健康问题也不同。因此,针对特定地域特定人群的饮食习惯,进行健康教育,使人们建立知、信、行健康模式,并自觉地改变不良饮食习惯,提倡健康文明的习俗,是健康教育的一项长期而艰巨的任务。

（三）宗教信仰与健康

宗教是以神的崇拜和神的旨意为核心的信仰和行为准则的总和,是支配人们日常生活的自然力量和社会力量在人们头脑中虚幻的反应。佛教、基督教、伊斯兰教是现代社会的三大世界性宗教。

佛教起源于公元前六至五世纪,创始人释迦牟尼。伊斯兰一词原意为顺从,即顺从真主意志的宗教。基本教理有"四谛"、"八正道"、"十二因缘"等。目前信徒约2.4亿人,主要流传于西亚、中亚、南亚、东南亚等。基督教于公元一、二世纪开始流传于罗马帝国统治下的地中海东部、巴勒斯坦一带。信仰上帝创始并管理世界,耶稣基督是上帝的儿子,降世成人,救赎人类。目前信徒约10亿人。主要流传在欧洲、美洲和大洋洲各国。伊斯兰教起源于公元七世纪初,创始人为穆罕默德。其教义主要有:信仰安拉是唯一的神,穆罕默德是安拉的使者,信《古兰经》是安拉"启示"的经典,信世间一切事物都是安拉的"前定",并信仰"死后复活"、"末日审判"等。目前信徒约6亿人。主要流传在亚洲中西部、非洲北部地区。

此外,各国还有自己的民族宗教,如日本的神道教、印度的印度教、中国的道教等。

美国有研究表明,信仰任何一种主流宗教的人,其平均寿命均比其他人要长,其免疫系统功能也比其他人要好,血压比其他人低,患心脏病、脑卒中、抑郁症以及产生焦虑不安情绪的可能性也比其他人小,自杀的可能性更是远小于普通人群。

宗教主要是通过教义、教规、仪式等形式对人类健康产生影响。

1. 宗教的精神作用　宗教信仰常常使人对自己人生中难以解决的问题有一归宿,从而达到心理平衡。美国学者 Spineeta 在研究宗教信仰对癌症病人的影响后发现,宗教信仰对癌症病人的治疗有积极作用和消极作用两种。积极的作用是,信奉基督教的病人能够比较从容地接受命运,从而减轻癌症带来的精神压力;消极作用是,病人相信上帝的旨意超过相信医生的医嘱,进而延误治疗。宗教教义对信徒来说是绝对的真理,只能接受,不能怀疑。它以其强有力的心理驱动作用,使信徒们无条件地采取教义或教主指向的行为。历史上,在世界各国的教会、教派中,以神的旨意使信徒放弃生命的事例屡见不鲜。

2. 宗教对行为的影响　宗教对行为的影响是通过教规、教令等来实现的。教规是教我们的行为规范和行动导向,具有明显的强制性,教徒对教规的执行具有高度的自觉性。每个宗教都有自己的教规、仪式和禁令。某些宗教仪式,其本身并不具有任何医学目的,但从客观效果看,却具有一定的医学意义。如犹太人在新生儿洗礼时,男婴要施行阴茎包皮切割术,结果使犹太人的阴茎癌发病率明显低于其他任何一个民族。宗教的禁令对信徒们来说,具有法律一样的约束力。由于宗教大多有教化人们修身养性、劝恶从善的宗旨,如佛教中的不杀生、不饮酒等戒条有助于人们消除不良行为。因此,作为一种文化病因,宗教仍是一个值得重视的问题。

第三节　社会心理与健康

随着疾病谱的改变,恶性肿瘤、心脑血管疾病等慢性病成为威胁人类健康的主要疾病。大量研究已经表明,慢性病的发生、发展与社会心理因素密切相关。研究社会心理因素与健康和疾病之间的关系,主要是分析个性心理特征、心理活动过程对健康和疾病的影响。心理过程包括人们对外界事物的认识过程、认识客观事物的情感体验过程以及根据对客观事物及其规律的认识,自觉地确定目标并力求加以实现的意志过程。个性特征是人与人之间的差异在心理方面的表现,是人的先天素质通过不同的实践过程与环境条件相互作用而形成的。它影响心理过程并通过各种心理过程表现出来,使心理过程带有个人色彩。个性心理特征是指个人的兴趣、能力、气质、性格等心理现象。目前研究较多的是气质和性格。

一、个性心理特征与健康

（一）气质与疾病

气质（temperament）是表现在情绪和行动发生的速度、强度、持久性、灵活性等各方面的个性心理特征。它是高级神经活动类型在后天行为活动中的表现，所以受生物规律制约比较明显，主要由遗传因素决定。气质最早是由古希腊医生希波克拉底提出，并将人的气质分为胆汁质、多血质、黏液质和抑郁质四种类型。胆汁质的人是以情感和动作发生的迅速、强烈、持久为特征；多血质的人是以情感和动作发生的迅速、微弱、易变为特征；黏液质的人是以情感和动作缓慢、平稳、善于抑制为特征；而抑郁质的人则是以情感体验深而持久、动作迟缓为特征。

一般来说，气质类型并无好坏之分，任何一种气质类型都有其积极和消极的方面。我国广州曾对千余名健康人群进行了调查，结果发现，胆汁质型占4.95%，抑郁质型占59.6%。而对百余名已确诊为精神分裂症的病人病前心理特点调查发现，胆汁质型占9%，抑郁质型占40%，说明抑郁质型确实在精神分裂症患者中多见。

（二）性格与疾病

性格（character）是指一个人在生活过程中形成的对现实的稳固的态度以及与之相适应的习惯化了的行为方式。许多研究表明，性格与健康密切相关。20世纪50年代开始，美国学者Friedman和Rosenman等人对3000余名中青年人的前瞻性调查结果表明，A型性格者冠心病的发病率、复发率、死亡率均较B型性格者高，A型性格者冠心病发病率是B型性格者的2倍，复发率是B型性格的5倍，死亡率的4倍。A型性格的特征是：有雄心壮志，好胜心强，不肯输，喜欢竞争；有时间紧迫感，行动匆忙；性情急躁，缺乏耐心，容易激动；对人有敌意，信不过别人。

而B型性格则相反，做事不慌不忙，沉着冷静，不争强好胜，随遇而安，不易激惹，少敌意等。因此，他们把A型性格认为是继高胆固醇血症、高血压、吸烟之后冠心病的第四个危险因子。

二、情绪与健康

情绪（emotion）是人们认识客观事物时对其态度的体验。情绪有三个特征：一是情绪不是固有的，而是由客观刺激引起的；二是情绪是主观体验；三是情绪的产生是以客观事物是否满足人的需要为中介。情绪具有明显的生理反应成分，直接关系到心身的健康，同时所有的心理活动又都是在一定的情绪体验基础上进行，因而情绪成为心身联系的纽带。愉快、积极的情绪可对人体的生命活动起到良好的作用，可以充分发挥机体的潜在能力，促进人体健康，而不愉快、消极的情绪可使人的心理活动失去平衡，对疾病的发生、发展起着不良的作用。如果消极情绪长期持续或反复出现，就会引起神经活动的机能失调，导致机体的病变，如神经功能紊乱、内分泌功能失调、血压持续升高等，进而可转变为某些器官、系统的疾病。现代医学研究证明，临床上常见的高血压、冠心病、恶性肿瘤、糖尿病、消化性溃疡、哮喘和偏头痛等多种疾病，都与不良情绪有关，并称此类疾病为心身疾病。

美国纽约市一位妇产科医生通过对癌症的深入研究提出："情绪可能是癌症的活化剂"。英国一医生在对上百名癌症患者调查中发现，其中半数以上的人在患病前均有过重大的精神打击，故认为"压抑情绪易患癌"。我国大规模食管癌普查中也发现，食管癌患者在发病前半年受过重大精神刺激者达52%。近代对癌症致病因素的研究表明，癌症病人在发病前大多有焦虑、失望、抑郁或压抑、愤怒等情绪。关于情绪与胃肠道疾病的研究也较多，美国某医院在对500多名胃肠道患者的调查中，发现因情绪因素造成者占74%。

在各种不良情绪中，研究最多、较为常见、危害较大的是抑郁和焦虑。有资料统计，占人类死亡原因85%的八大死因中，抑郁症占第七位。抑郁症是典型的情绪致病。抑郁时的心境可以表现为悲观、失眠、食欲减退，有各种疼痛的申述，对任何事物都失去兴趣，消极厌世，多发生自杀。强烈的或持久的抑郁状态可能使机体的各种功能减退而损害健康。

三、应激与健康

心理应激是人生活过程中心理正常构成的一部分，适当强度的应激可以提高身体的警觉水平，促进人们应对环境的变化，提高适应能力。但长期而持久的应激则会危害健康甚至生命。现代社会中由应激引起的疾病负担是非常大的,因而如何处理好应激已成为社会的一个焦点问题。

（一）应激的概念

应激(stress)是指超过一定的临界阈值后,破坏机体内环境平衡的一切物理、化学和情感刺激。应激的概念至少包含三层含义:①应激是指那些使人感到紧张的事件或环境刺激,即应激是外部的;②应激是一个主观反应,即应激是紧张或唤醒的一种内部心理状态,是人体内部出现的解释性的、情感性的、防御性的应对过程;③应激是人体需要或伤害侵入的一种生理反应。应激能提高人体的自然反应水平以达到高水平的活动,即应激是个体与环境刺激物相互作用的结果,环境刺激物作用于人,就在人体产生对它们进行适应和应对的要求,当满足这种要求的能力与要求不相协调时就会产生应激。

（二）应激源的类型

产生心理应激需要有使人感到紧张的事件或环境的应激源。应激源是指环境对个体提出的各种需求,经个体认知评价后可以引起心理/生理反应的刺激。生活中应激源主要有生活事件应激源、环境应激源和工作应激源几种类型。

1. 生活事件应激源　生活事件(life event)是指日常生活中引起人的心理平衡失调的事件,可以扰乱人们的心理和生理稳态。重大生活事件造成的心情紧张与压力成为应激源,可对疾病的方式起到直接和间接的作用。紧张性生活事件作为客观精神刺激,有其性质、强度、频率的特点,由此引起的心理紧张在一定时间内具有叠加作用。也就是说,各种紧张性生活事件引起的心理紧张的总和与个体心理和躯体健康状况有一定的联系,不同性质、强度、频率的紧张性生活事件对健康也会产生不同的作用。

美国华盛顿大学医学院精神病学专家霍尔姆斯(Holmes)于1973年曾对5000多人进行了社会心理调查,把人们社会生活中所遭受的事件依据机体的承受力归纳并划分等级,以生活变化单位(Life change units,简称LCU)作为指标评分,并编制了生活事件心理应激评定量表(表5-11)。他在研究中发现,LCU与10年内重大健康变化有关。如果在一年内生活变化单位为150单位以下,则未来一年患病概率极小;若为150~300单位,则未来一年患病概率为50%;若超过300单位,则来年患病的可能性达70%。在所有的生活事件中,配偶死亡是对人心理影响最重大的事件。里斯(Leith)在1967年对907例新近丧偶者进行调查后发现,居丧一年内的死亡率比对照组高7倍。巴金斯(Parkners)观察一组英国寡妇,结果与此相似,并发现在三个月内主要死因是冠心病。另一组统计资料也证实,亡妻的男性冠心病发病率比对照组高40%。

表 5-11　生活事件心理应激评定表

变化事件	LCU	变化事件	LCU
1. 配偶死亡	100	23. 子女离家	29
2. 离婚	73	24. 姻亲纠纷	29
3. 夫妇分居	65	25. 个人取得显著成就	28
4. 坐牢	63	26. 配偶参加或停止工作	26
5. 家庭成员丧亡	63	27. 入学或毕业	26
6. 个人受伤或患病	53	28. 生活条件变化	25
7. 结婚	50	29. 个人习惯的改变	24
8. 被解雇	47	30. 与上级的矛盾	23
9. 复婚	45	31. 工作时间或条件	20
10. 退休	45	32. 迁居	20
11. 家庭成员健康变化	44	33. 转学	20
12. 妊娠	40	34. 消遣娱乐的变化	19
13. 性功能障碍	39	35. 宗教活动的变化	19
14. 增加家庭成员	39	36. 社会活动的变化	18
15. 业务上的再调整	39	37. 少量负债	17
16. 经济状态的变化	38	38. 睡眠习惯变异	16
17. 好友丧亡	37	39. 一起生活的家庭人数变化	15
18. 改行	36	40. 饮食习惯变异	15
19. 夫妻多次吵架	35	41. 休假	13
20. 中等负债	31	42. 圣诞节	12
21. 取消赎回抵押品	30	43. 微小的违法行为	11
22. 所负担工作责任方面的变化	29		

2. 环境应激源　环境应激源是指自然和社会环境中的一些重大或突然的变故破坏了个体的生理、心理稳态。如自然灾害发生后,会出现许多生理和心理上的综合症状,生理上的不适包括疲劳感增加、头痛以及其他病症;心理方面则包括恐慌、焦虑、孤独、脆弱、挫折感等,其影响的强度和持续的时间取决于损失的多少。1976年我国唐山大地震发生后,当地居民的高血压发病率显著增加。噪声、环境污染等对健康的危害常常是无形的。

3. 工作应激源　现代社会中,工作中的应激问题已成为WHO关心的课题之一。1987年曾专门出版了专著《工作中的社会心理因素与健康》来探讨相关问题。来自于工作中的消极应激源主要有不安全的工作环境、超负荷的工作强度、工作角色冲突、同事间人际关系紧张等,这些应激都会在某种程度上对人体健康产生影响。

据美国政府估计,每年约有10万人死于与工作有关的疾病,有39万人发生了与工作有关的某些疾病,1.4万人死于工作中的突发事件,另有220万人忍受伤残的痛苦,而严重的应激反应则可能是主要的原因。

四、社会心理因素致病的作用机制

众所周知,心身疾病是由于许多因素综合作用的结果,而在诸多的因素中,个人遭到的紧张刺激以及生活环境变化的作用是不可忽视的。人体在不断受到生物、心理、社会因素的刺激后,会产生生理、心理、行为方面的变化,而这些对疾病的发生起着重要的作用。

社会心理因素作为应激源被人体感知纳入后,形成心理感受,并以神经-内分泌-免疫系统为中介,对机体产生作用。社会心理因素的刺激,作用于大脑,影响受大脑支配的自主神经系统,长久的自主神经系统功能改变,可引起相应脏器产生不可逆转的器质性变化。当人体出现社会心理应激时,还会出现交感神经功能的变化,交感神经兴奋则可导致血压升高、心率增快、血管收缩、胃肠蠕动减少、情绪改变等。社会心理刺激还能引起中枢神经递质产生量的变化,直接或通过影响内分泌系统和免疫系统引起人体功能的改变,如抑郁症病人去甲肾上腺素明显降低。对于社会心理刺激,人体还可以通过内分泌系统的中介作用,引起躯体功能的变化,其中以垂体-肾上腺系统最为重要。它可以通过调节多种激素的分泌,对人的情绪、新陈代谢和心血管系统、消化系统、免疫系统等的功能产生重大影响。长期积累,必然导致机体发生永久性的功能或器质性损害。而紧张的心理刺激和不良的情绪反应还可以通过下丘脑及由它控制分泌的激素影响机体的免疫功能,包括引起胸腺退化、影响T细胞的生长成熟和功能、降低巨噬细胞的活动能力、干扰白细胞的活动等。这不仅增加了机体对传染病的易感性,而且有促癌和致癌作用。

第四节　社会和谐与健康

一、和谐社会的基本含义

构建社会主义和谐社会是中国共产党在社会经济转型时期的一项重大决策。十六届四中全会提出要把和谐社会摆在重要位置,并把不断提高构建社会主义和谐社会作为党的五大执政能力之一。指出"和谐社会就是一个充满创造力,各方面的利益关系得到有效协调,社会管理体制不断创新和健全,稳定有序的社会。"十六届五中全会上,胡锦涛就和谐社会的内涵指出"我们所要建设的社会主义和谐社会,应该是民主法制、公平正义、诚信友爱、充满活力、安定有序、人与自然和谐相处的社会。"它是经济、政治、文化等多种人类活动因素综合作用的结果,它既包括政治、经济、文化之间的和谐,也包括人、自然、社会、国家等不同主体之间的和谐。

二、构建和谐社会的实践意义

(一)提高应对国际社会各种风险和挑战的能力

尽管和平与发展仍是世界的主流,世界多极化和经济全球化的趋势在曲折中发展,但国际形势仍不容乐观,影响世界和平与发展的不稳定、不确定因素依然存在。各种思想文化相互激荡,矛盾相互交织,突发事件时有发生。综合国力竞争日趋激烈,我国仍面临着来自西方发达国家经济、政治、文化、信息、军事等方面的巨大压力。在这复杂多变的国际形势下,为有力应对来自国际社会的各种挑战和风险,必须把人们的思想统一到中央的重大部署上来,构建和谐社会,始终保持社会稳定的良好局面。这是保障中国特色社会主义现代化建设事业全面向前推进的前提条件。

双赢互利是和谐社会的要旨,是贯穿和谐社会思想始终的一种理念。因此,和谐社会就是双赢互利的社会,也就是使构成我们社会的各方、参与我们社会发展的各方都能获得利益。如果构建和谐社会的任务能够得以实现,我们不仅可以专心致志地进行国内建设,也能更从容地应对不断变化的国际局势,增强抵御各种风险、应对各种挑战的能力,使我国在国际舞台上立于不败之地。

(二)提升我国综合国力

当今世界,构建和谐社会已成为增强综合国力的重要途径之一。综合国力可分为硬实力和软实力。硬实力包括经济、科技、军事等方面的实力;软实力主要是指社会、文化等方面的实力。一个国家综合国力的增强,不仅体现在经济指标的增长、民主和文明程度的提高上,而且体现在社会和谐度的增加上。社会和谐的构建,对于维护国家统一、保持民族团结、增强国家的综合国力,有着不可替代的重要作用。

对于中国这样庞大的民族共同体,如果数以亿计的人民群众都处在良性互动状态,都能提供正面的推动力,就可以推动中国这艘巨轮胜利地前进。所以说,和谐社会的工程是一项凝聚人心、造福于人类的工程。构建社会主义和谐社会,实现社会的公平、公正以及人与人之间的和谐相处,有助于增强民族的凝聚力,提升综合国力。

(三)有利于解决国内各种社会矛盾

当前,我国的社会主义改革正在向纵深发展,在广度上已涉及经济、政治、文化等所有领域,在深度上已触及人们具体的经济利益,由单纯追求GDP到实现人口、资源、环境等统筹协调发展。我国经济社会生活也发生了深刻变化,社会经济成分、组织形式、就业方式和分配方式日益多样化,社会利益关系更为复杂,出现了许多新情况、新问题。如果能够及时解决发展中出现的问题,协调好各种矛盾和利益关系,顺利实现社会转型,就将进入一个更高层次的发展阶段。否则,不仅是贫富分化加大、社会裂痕加深、政局动荡不安,还会面临社会发展断层、现代化进程夭折等危险。

世界许多国家的发展进程表明,在人均 GDP 处于 1000 美元到 3000 美元的发展阶段时,往往既是一个国家经济社会发展的黄金期,也是人口、资源、环境、效率、公平等社会矛盾剧增和风险频发的转型期,是“经济容易失调、社会容易失序、心理容易失衡、社会伦理需要调整重建”的关键时期。我国目前正处于这一特殊时期,一方面,经济全球化进程加快,市场经济体制进一步健全和完善,产业结构加快调整,城镇化加速发展,国际化、市场化、工业化、信息化互动并进,促进了生产力的大发展、综合国力的大增强、社会面貌的大变化和人民生活水平的大提高。另一方面,我国经济、社会发展也面临若干压力,资源和环境的瓶颈约束加剧,社会矛盾激增,就业压力加大,城乡之间的收入差距扩大,社会发展滞后于经济发展等。为了解决这些矛盾和问题,必须建立科学发展观,构建社会主义和谐社会,努力将“矛盾凸显期”转化为“黄金发展期”,全面推进中国特色社会主义建设。

（四）有助于实现全面建设小康社会的目标

党的十六大提出了在 21 世纪头二十年实现全面建设小康社会的奋斗目标,是在总体上达到小康水平的基础上,促进中国特色社会主义经济、政治、文化等的全面发展,这也正是和谐社会所追求的目标。全面小康社会不仅是物质生活比较殷实的社会,而且也应当是政通人和、国泰民安的社会。构建和谐社会,就是要认真解决经济发展与社会发展的不和谐现象,让人民群众不仅能充分享受经济发展带来的更加富足的物质生活,同时又能充分体验政治民主和文化繁荣所带来的进步。

在当前和今后相当长一段时间内,我国经济社会发展面临的矛盾和问题可能更复杂、更突出。要实现全面建设小康社会的宏伟目标,就必须正确应对这些矛盾和问题,花大力气妥善协调各方面利益关系,正确处理各种社会矛盾,促进社会和谐。这既是实现全面建设小康社会宏伟目标的重要前提,也是全面建设小康社会、实现工业化和现代化的必由之路。

三、构建和谐社会中存在的不和谐现象

改革开放以来,我国经济取得了举世瞩目的成绩,但在经济增长的过程中却出现了人与自然不和谐的状态。如人口的增长带来土地资源、人口老年化、

就业、医疗、教育和社会保障等方面问题,健康不和谐就是其中之一。所谓健康不和谐是指当前我国人民健康水平的发展与经济发展、社会发展等其他系统的发展不协调。主要表现在:①健康投资与经济发展不和谐,政府的公共卫生支出“缩水”,政府在财政支出的主导性角色逐渐“隐化”,对公共卫生和疾病预防的投入仍滞后于社会经济发展的需要。②健康水平与社会发展不和谐,部分健康危机困扰人们。如结核病等部分传染病发病率有回升的趋势,精神病的发病率逐年上升,慢性非传染性疾病患病率上升,艾滋病正在威胁人们的健康。③医疗卫生资源配置失衡,地区、城乡间差距明显,直接导致人们的健康状况呈现分层。2000 年,世界卫生组织对 191 个会员国的卫生系统进行了绩效评估,在卫生负担公平性方面,中国排列仅为第 188 位,使社会风险加剧。为此,有学者根据中国各类省份的卫生设施和健康指标得出这样一个判断:中国国内存在着“四个世界”:北京、上海可以与发达国家媲美;东北三省和东南沿海省份与东欧转型国家不相上下;中西部省份略比一般发展中国家好一些;有些西部省份比发展中国家还差一点,但比最不发达国家强。“四个世界”的论断恰好说明了中国的健康不和谐,存在区域性的差异。

当前我国各种关系基本协调,政局基本稳定,社会基本和谐,但在基本协调、稳定、和谐的前提下,各种不和谐因素也进入了新的活跃期和多发期,面临着各种类型的社会风险。各种存在的社会风险因素对和谐社会构建的主要障碍表现在:①贫富差距增大。近年来,我国贫富分化的趋势不但没有减缓,反而还在加剧。2004 年我国的基尼系数已达 0.465,最富与最穷人群的收入比是 9.5∶1,城乡差距继续拉大。②各种突发性事件频发,严重地影响经济社会的发展。如恐怖事件、大地震、非典等事件。我国“5.12”汶川大地震造成经济损失达 7500 亿元,相当于当年 GDP 的 3%;非典使我国经济损失达 1278.6 亿元,占 GDP 的 1.3%。突发性事件敏感性、连带性较强的特点对经济社会发展的影响不可低估,有时甚至会产生连锁性、全局性的影响。③社会流动加大。改革开放 30 年来,中国流动人口迅速增加,2008 年已达到 2.01 亿。这样大的流动人口规模在人类历史上是史无前例的,在发达国家的发展史上也从未遇到过,对中国未来社会的长期稳定发展形成巨大挑战(表 5-12)。人口流动已成为中国经济社会发展在人口领域的显著现象,对城市经济建设和发展的作用是巨大的。它有助于减轻农业剩余劳动力给土地带来的沉重压力,同时又为急需劳动力的地区和行业提供了充裕的劳动力。但是,流动人口也带来了一系列的社会问题。主要表现为:①就业压力增加。流动人口的盲目流入加大了劳动力的供给量,造成劳动力过剩,加上企业改制导致大批职工下岗、失业,致使就业形势严峻。

②对社会治安提出了新的课题。流动人口大量涌入城市,对城市治安的威胁越来越大,人口流动严重冲击了原有的社会秩序,影响了一些区域的社会稳定,致使治安恶化和严重刑事犯罪剧增。据有关部门统计,从刑事案件发案情况看,流动人口作案占整个刑事案件的57.3%,社会危害极大。③给城市造成了不稳定因素。由于城市流动人口主要来自农村,文化素质相对较低,法治意识淡薄,缺乏通过有效途径来保护自身合法权益的能力,在其个人权益得不到保障或受到侵犯时,一些进城农民便采取以不合法对付不合法、以对抗方式讨回公道的非正常方式,由此诱发了一些造成较大危害和社会影响的恶性事件,导致许多社会矛盾趋于激化,形成社会不稳定因素。④加大了城市管理的难度。流动人口的持续增长,对城市管理机制无疑是个大的冲击。对城市中的流动人口,目前我国还比较缺乏相关配套的、系统的、完整的管理办法。由于城市流动人口迅猛增加,造成城市住宅、供水、供电、通讯、环境卫生、饮食服务等城市基础设施不足的矛盾日益突显,给城市规划和市政建设带来巨大压力,也给交通运输带来沉重压力。建设和谐社会的核心是人的和谐发展,因此,解决好这些问题体现着社会的公正、平等,标志着社会的进步与发展,是创建和谐社会的重要组成部分。

表5-12 我国流动人口发展情况、数量及其比例

年份	流动人口数(万)	只占全国总人口的(%)
982	657	0.66
1990	2135	1.89
1995	7073	5.86
2000	10229	7.9
2005	14735	11.27

视窗5-3

我国流动人口的发展趋势

国家人口计生委于2009年7月启动了重点地区流动人口监测试点调查。我国流动人口变动呈九大发展趋势:即流动人口的普遍化、流动原因的经济化、流动时间的长期化、流入地分布的沿海集中化、年龄结构的成年化、性别构成的均衡化、女性人口流动的自主化、流动方式的家庭化和学业构成的"知识化"。

四、构建和谐社会的措施

构建社会主义和谐社会的过程,就是在妥善处理我国改革发展中各种矛盾不断前进的过程,就是不断消除不和谐因素、增加和谐因素的过程。面对不断增多的社会矛盾和无序状态,人们抱怨经济发展带来的负面效果,把社会矛盾的增多归因于经济的发展,以此抹杀经济建设和改革开放取得的丰硕成果。诚然,社会经济的发展使矛盾有所增多,但经济的发展又为社会矛盾的最终解决、社会和谐的实现创造了更好的条件。所以,应理性地认识当前社会存在的各种矛盾,并在解决矛盾过程中实现制度的完善与社会的相对和谐。

(一)建立有效的社会控制系统

社会控制是一个体系,构成体系的基本要素有政权、法律和纪律,还有道德、风尚、信仰和信念,这些要素的形成对社会的经济控制、政治控制、思想道德控制和文化舆论控制具有重要作用。其中,经济控制是整个社会控制系统的前提条件。和谐社会应是一个社会控制系统完善的社会。

(二)构建完善的社会风险管理体系

要建立健全分类管理、分级负责、条块结合、属地管理为主的应急管理体制和完善的社会信息反馈网络,形成统一指挥、功能齐全、反应灵敏、运转高效的应急机制。增强及时获取、准确分析、按需监控和适时发布信息的能力,健全监测、预报、预警和快速反应系统,不断完善各级各类应急预案,提高应对社会风险和处置突发事件的能力。

(三)完善弱势群体的保护机制

应尽快建立社会风险应急基金,构建社会风险管理决策-控制-反馈系统,防范和化解社会风险,切实重视构建社会救助体系,建立弱势群体的社会保护机制,强化社会救助基金的功能。

(四)缩小社会阶层间的差距

构建一个和谐社会,协调社会成员的利益关系,让社会阶层之间建立和谐关系,必须缩小收入差距,形成良性的、公正合理的互动结构。要按照"效率优先,兼顾公平"的原则,逐步构筑稳定、合理的社会结构。

在我国社会主义现代化建设新的发展阶段,必须保持和实现人与自然的协调关系,实现经济社会协调发展,以及对自然资源的可持续利用,保持人口、资源和环境的最佳状态。经济发展不能以牺牲生态环境和消耗资源为代价。因此,要把节约资源和保护环境放到重要的战略地位,实施经济开发时要切实估量资源和环境的承载能力,使经济发展和资源利用以及环境保护相协调。

五、和谐社会卫生观

所谓和谐社会卫生观是指在卫生事业的发展中人与自然、人与社会、卫生事业与社会、卫生事业内部子系统、卫生政策主体与客体,处于一种互动共生的观念。其基本内涵是有序、平衡、协调、良性运行与发展。

（一）和谐社会卫生观的功能——有序性

卫生事业的发展必须向有序的方向发展。首先,卫生系统是一个开放系统,政策的调控在卫生事业发展过程中起到重要的作用,但卫生政策在调整无序状态时,也有可能带来新的无序。其次,卫生事业的有序性是分层次的。从卫生事业整体的有序性看,卫生事业的发展必须与我国社会的经济、政治发展相适应,必须与人民群众的利益相一致。从卫生事业的运行看,处于一种低层次的运行有序,如表现为解决了群众看病难,满足了多层次的求医需求,医院取得了较好的经济利益,但在高层次的有序方面却存在一定的问题。我国的卫生事业发展与社会经济的发展不相适应,弱势群体还存在着有病看不起,部分农民也存在支付能力低,居民医疗保险的覆盖面还较低等问题。尚处于旧有的秩序已被打破,而新秩序还未建立或不完善的过程中。卫生事业的发展应努力实现由无序到有序,由低层次有序到高层次有序的方向发展。

（二）和谐社会卫生观的目的——平衡性

平衡性体现为人与自然、人与社会的平衡,自然、社会生态系统的生态平衡,卫生系统内各子系统的平衡,卫生发展与社会经济发展的平衡。首先,人与自然的平衡表现为如何处理人与自然的关系。20世纪70年代以来,全世界新发现的传染病达数十种之多,其中大多数都曾有过大规模的暴发流行,尤以艾滋病和埃博拉出血热最为严重。人类破坏了自身赖以生存的自然环境,使人与自然的平衡状态被打破,导致病毒侵害人类。其次,在医学技术的发展上,也应尊重自然规律。再次,人类的不良行为和生活方式是传染病传播的重要途径。社会越发展,越应当与大自然和谐相处。卫生事业平衡发展才能使卫生服务更加公平,才能促进卫生事业的良性运行与发展。卫生事业的发展与社会经济的发展应达到一个平衡点,使对卫生事业的投入与社会经济的发展相同步。

（三）和谐社会卫生观的手段——协调性

从宏观协调层面看,卫生事业的协调发展应当从大卫生观出发,政府加强对卫生事业的领导,各部门进行配合、协调,动员群众人人参与卫生工作。政府对卫生工作的领导主要通过制定和调整卫生政策来实现其过程,靠建立健全制度和法规来协调卫生事业。

（四）和谐社会卫生观的过程——卫生事业良性运行与发展

卫生事业的良性运行与发展是指与社会的政治、经济和思想文化等方面的协调发展。我国的卫生事业尚处于有障碍,发展不甚平衡的时期,包含较多的不协调因素,主要有:所有制结构不合理,规范、有效的国有资产管理体制尚未建立,政府行为约束软化和政府干预过当,以经济为目标的卫生管理体制,诱发一些卫生部门出现利益集团化和公共卫生职能弱化倾向,医患矛盾时常激化,分配矛盾日益突出,医疗保障制度滞后,农村卫生工作较为薄弱,三级卫生网受到了不同程度的冲击,但它们还未破坏卫生事业的常态运行。

作为和谐社会卫生观,就是要建立更加公平、合理的卫生资源分配制度,既要提高效率,又要注意提高公平性,促进卫生事业向着良性运行与协调发展的方向发展。

Summary

1. Socio-economic factors include economic development, nutritional condition, population, science and technology based on productivity development, and the political system, ideology and cultural and social relationship based on production relations. with the social development, socio-economic factors' influence on health will become increasingly evident.

2. Socio-economic factors and health are reciprocal and interactional. On the one hand, economic development is an important guarantee and premise to improve the level of population health, but it also brings some new health problems, such as environmental pollution, lifestyle changes, mental health problems, mental illness, social negative events and the growing of floating population etc. On the other hand, improvements in health level will promote social and economic development.

3. Social institutions play a decisive role in health policy. Among the Social institutions, the political institution has the most extensive and far-reaching impact on health policy and population health, it is the fundamental guarantee of the development and the implementation of economic, legal and health policies etc.

4. With the economic development people's concept of health and their behavior and life style are undergoing profound changes. In the well-off society there urgently needs to be reasonably guide and intervention with the people's bad behavior, so as to establish a healthy lifestyle.

5. It is a major national policy to build a harmonious society in the period of socioeconomy transition，because it is helpful to soothing various social conflicts. However，it is the embodiment of social justice and equality，and is the important content of creating a harmonious society how to build a harmonious society health view and to solve health problems for 11.27% of the floating population.

思 考 题

1. 怎样理解社会经济因素与健康之间的相互作用和影响？

2. 为什么说社会制度是影响健康的重要社会因素？

3. 如何评价家庭功能？家庭功能的失调对健康将带来哪些影响？

4. 什么是应激？如何评价生活应激对健康的影响？

（初 炜）

第六章 行为、生活方式与健康

学习目标

　　通过本章的学习，重点掌握健康相关行为、危害健康行为的内容，不良生活方式影响健康的特点，良好行为生活方式的建立；熟悉行为生活方式的定义；了解不良行为生活方式产生的原因。

案例 6-1

　　这是一个真实的故事。主人公张某，男性，1949 年和共和国同龄生人，16 岁便参加了工作，就职东北野外勘探队。野外作业条件十分艰苦，常常一块馒头就白水咽着过一天，基本吃不着什么蔬菜，更不用说新鲜的水果，一般都是靠随身带点咸菜调味，慢慢地每位队员都喜欢上口重嗜咸。20 世纪 50～60 年代的东北，特别是冬天，天寒地冻，气温达到零下 40 度，人们裹得严严的才能出门。为了做好充足的御寒，当时野外作业的人员，最常用的方法就是饮用白酒，抵御寒冷。傍晚，围坐在火炕上，斟着小酒，也其乐融融。自从进入野外勘探队，张某便也在勘探队员熏陶下学会了饮酒驱寒。而勘探队枯燥的工作环境里，队员们人人靠吸烟消遣业余生活，16 岁的张某也很快就学会了吸烟。

　　在勘探队工作数年后，20 世纪 70 年代 30 来岁的张某调动工作回到了城市，在一家运输队，当起了长途货车司机，每日开车奔波各地，不分白昼，运动量开始骤减。由于工作出色，没过多久又转为领导开车，虽然 20 世纪 70 年代末 80 年代初人民生活水平普遍不高，但是由于张某给领导开车，因此常常有吃喝的机会，大鱼大肉的也比别人吃的多一些，慢慢的体重也增加了。那时张某已然结婚，结婚后继续保持着自己的口味，且烟酒不忌。

　　90 年代初，40 多岁的张某开始时常感觉自己有头晕症状，只是偶尔发作，因此并未注意，几年后，单位为职工进行了一次体检，才发现血压已达 200/100mmHg，被医生确诊为高血压病，开始吃药控制血压，医生建议其健康饮食，多运动，且戒烟酒。张某每日遵医嘱按时吃药，但是对于烟酒及饮食则基本还是照常，血压也始终保持 200/100mmHg 左右，居高不下。

　　58 岁的张某偶然一次体检中发现肺叶有阴影，经过确诊为中期肺癌，并很快安排手术切除，术后张某终于意识到正是自己多年积习才导致自己肺癌的发病，并于术后戒烟戒酒，并开始尽量锻炼身体。

　　张某于肺癌手术后两年，癌症复发，病逝。

讨论：

　　通过以上案例，分析不良行为和生活方式对健康的影响。

　　随着人类社会经济的发展和生活水平的提高，人们对行为和生活方式的选择范围越来越宽，而健康危害因素也不断增加。改革开放使我国经济得到迅猛发展，人民生活水平有了显著提高，或者说社会物质文明得到了很大发展，但疾病谱和死因谱也发生了显著变化，心脏病、脑血管病、恶性肿瘤和意外伤亡已取代了传染病等而成为前四位死因。在这类多个致病因素的疾病中，行为与生活方式起着重要作用。因此行为生活方式不仅是社会学研究的领域，也进入了社会医学的视野。研究行为生活方式对健康和疾病的影响已成为社会医学研究的重要内容。

第一节　概　　述

一、行　　为

（一）行为概念

　　行为（behavior）是完整有机体在外界环境刺激作用下所产生的反应。人的行为是指具有认知、思维能力并有情感、意志等心理活动的人对内外环境因素刺激所做出的能动的反应。美国心理学家 Woodworth 提出了著名的 S 模式来体现行为的基本含义：

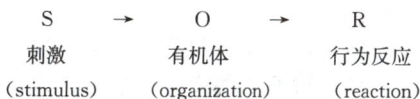

$$S \rightarrow O \rightarrow R$$

刺激	有机体	行为反应
(stimulus)	(organization)	(reaction)

　　其中：S 代表内外环境中的刺激源；O 代表有机体，即行为的主体——人；R 代表人的行为反应。

　　人的行为可以是外显行为，也可以是内隐行为。外显行为，即他人可以直接观察到的行为，如言谈举止、学生听课的反应；内隐行为，即不能被他人直接观察到的行为，如一个人的心理活动。外显行为以人的运动系统的结构和功能为直接的发生前提,内隐行为以人脑的结构和功能为直接的发生前提。内隐行为虽然不能被他人直接观察到,但可通过观察人的外显行为来了解其内隐行为,如可通过观察学生的表情了解学生是否听懂老师的授课内容。一般来讲,行为是指可观测的外显行为。

（二）行为分类

人类的生物性和社会性双重属性决定了人类行为的生物性和社会性,即人的行为可分为本能行为(instinctive behavior)和习得行为(learned behavior)两大类。

人的本能行为是人的最基本行为,由人的生物性所决定。目前,得到公认的本能行为有以下几种:

1. 摄食行为和睡眠行为　与基本生存有关的本能行为。

2. 性行为　与种族延续有关的本能行为。

3. 躲避行为或防御行为　人在面对可能导致损伤的威胁会本能地躲避,在遭遇威胁而情况不明时会本能地恐惧和焦虑等。

4. 好奇和追求刺激行为　人类天生具有好奇性和追求刺激的本能。

人类的社会性决定了人类行为的社会性。生活在人类社会中,受到所处环境的影响,每个人都自觉或不自觉的模仿着周围人群的情感反应方式、行为方式,尤其是通过社会的教育活动学习语言、风俗、知识、思想、道德、法规等,逐渐从一个"自然人"成长为一个"社会人",该过程称为"社会化"(socialization)。人在社会化过程中形成的行为称为习得行为,如合理营养、锻炼、吸烟和酗酒等。

需要强调的是,很多行为既有本能的成分也有社会因素的作用,如满足解除饥饿的摄食行为是本能行为,社交情境下的过食则是社会行为。本能行为也要受个人主体意识的支配,一旦超越正常控制范围,就会带来危害,如药物滥用,性乱等就是实例。

二、生　活　方　式

在社会科学中,生活方式(lifestyle)有广义和狭义两种解释。广义的生活方式是指人们在物质生活和精神生活领域所从事的一切活动方式,包括物质生活和精神生活资料的生产和消费方式。狭义的生活方式则指物质和精神生活资料的消费方式。社会医学研究的是狭义的生活方式,即由社会、经济、文化的因素决定的日常行为模式。

物质生活资料的主要意义在于满足人类生存的基本需要,如对食物、水、保暖、安全的需要等。精神生活方式的主要内容包括:①通过报纸、电视、杂志书籍、广播、聊天等途径获取信息,了解自己所处的社会;参与或观看文艺、体育、旅游活动等。②家庭成员之间的交往,以满足人们对爱的需要,对归属的需要,并获得理解、支持和关爱。③建立和保持社会交往网络。④参与宗教活动,获得心理慰藉。⑤从事业余爱好和创作。此外,闲暇时间如何度过,也是生活方式的组成部分,其内容主要涉及精神生活。

韦伯认为生活方式实际上是一个结果,一个人采取什么样的生活方式,受到两个因素的影响和制约,一是个人采取某种生活方式的意愿,二是个人获得特定生活方式的可能性,即生活机会。生活机会受到资金、地位、权力、社会关系等各种社会因素的影响,如一个疲于应酬的公司经理打算戒酒的时候,就面临失去地位、职位和商业伙伴的风险。

三、行为发展的阶段和特点

人的整个生命周期,行为发展可分为4个阶段。

（一）被动发展阶段(0～3岁)

通过遗传和本能力量的驱使,以及无意识的模仿来发展行为,初步形成了多种动作、简单语言、基本情绪以及部分社会行为。

（二）主动发展阶段(3～12岁)

这一阶段开始模仿他人的行为,有了探究的心理,行为发展呈现出主动性,被动发展阶段形成的行为进一步发展,对本能冲动的克制能力迅速提高。

（三）自主发展阶段(12岁至成人)

人们开始对自己、他人、所处环境以及社会有了综合认识,不断调整自己的行为。

（四）巩固发展阶段(成年以后)

人的行为定势已经形成,行为发展处于巩固、完善、适当进行调整几个方面。

行为的发展具有连续性和不平衡性。连续性是指每一个人的一生中,其行为是不断发展变化的。现在的行为是过去行为的延续,将来的行为又必然是现在行为的延续。不平衡性意味着人的行为发展存在个体差异和发展的不均衡。不同个体间即使处于同一发展阶段,行为发展的程度因人而异。同一个体在不同阶段行为发展速度不同,一些阶段行为发展速度过快,某个阶段对某些行为的发展特别重要。

第二节　行为生活方式对健康的影响

一、行为生活方式与健康的关系

健康是人全面发展的基础,是经济社会发展的必要保障和重要目标,也是人民群众生活质量改善的重要标志。WHO明确指出:"健康不仅仅是没有疾病或不虚弱,而是身体的、精神的健康和社会适应的完美状态"。人的行为既是健康状态的反映,同时又对人的健康产生巨大的影响。WHO曾向世界宣布:"个人的健康和寿命60%取决于自己,……生活方式是疾病发生的主要原因。"20世纪70年代,美国医学家爱伦·戴维(Alan Dever)通过对美国人死亡的调查分类,发现50%左右的死亡由于不良的行为或生活方式引起。

视窗 6-1
卫生部推出全民健康生活方式行动总体方案

卫生部疾病预防控制局、全国爱卫会办公室和中国疾病预防控制中心日前推出《全民健康生活方式行动总体方案(2007~2015年)》,该项行动以"和谐我生活,健康中国人"为主题,并在中国疾病预防控制中心设立国家行动办公室。卫生部部长陈竺任全民健康生活方式行动领导小组组长。到2007年年底国家行动办公室拟支持6个省、自治区、直辖市作为第一批启动地区开展示范行动,到2008年年底支持全国50%的省、自治区、直辖市组织开展示范行动。

开展全民健康生活方式日,不断强化健康意识,长期保持健康的生活方式。

据了解,《全民健康生活方式行动总体方案(2007~2015年)》提出,第一阶段行动为"健康一二一"行动,突出"日行一万步,吃动两平衡,健康一辈子",以合理膳食和适量运动为切入点,倡导和传播健康生活方式理念,推广技术措施和支持工具,开展各种全民参与的活动。

《方案》要求,到2015年年底,与行动开展前相比,开展"健康一二一"行动地区的居民对合理膳食和身体活动知识的知晓率在原有基础上上升80%;到2015年年底,采用合理膳食指导工具、主动参加锻炼的人数比例分别上升50%和70%;到2015年年底,与行动开展前相比,开展"健康一二一"行动地区居民慢性病控制相关膳食关键指标合格率和身体活动达到推荐水平人数的比例分别上升60%;到2015年年底,全国所有的省、自治区、直辖市均以不同形式组织开展"健康一二一"行动等。

2004年5月,第五十七届世界卫生大会(WHA)通过的《世界卫生组织(WHO)饮食、身体活动与健康全球战略》中指出:许多发达国家在死亡和疾病主要原因方面已发生了深刻的转变,许多发展中国家也正在出现这种转变。就全球而言,非传染病负担已迅速增加。在2001年,非传染病约占每年5600万例死亡的60%和全球疾病负担的47%。鉴于这些数字及在疾病负担方面预测的增加,非传染性疾病的预防对全球公共卫生提出了一项重大的挑战。《2002年世界卫生报告:减少风险,延长健康寿命》详细描述少数主要危险因素如何在大多数国家引起大量发病和死亡。就非传染病而言,最重要的危险包括高血压、血液中胆固醇浓度高、水果和蔬菜摄入量不足、体重过重或肥胖、缺乏身体活动和使用烟草。这些危险因素中有5个与饮食和身体活动密切有关。因此,不健康饮食和缺乏身体活动属于主要非传染病包括心血管疾病、2型糖尿病和某些种类癌症的最主要原因,并且在很大程度上造成全球疾病负担、死亡和残疾。与饮食和缺乏身体活动有关的其他疾病,如龋齿和骨骼疏松,是普遍的发病原因。

表 6-1　常见疾病的主要行为危险因素

常见病	危险行为生活方式
心血管病	不健康的饮食,缺乏身体活动,使用烟草
糖尿病	使用烟草,水果和蔬菜摄入量低,缺乏锻炼
艾滋病	不洁性行为,共用针具
癌症	使用烟草,体重超重或肥胖,水果和蔬菜摄入量低,缺乏身体活动,酒精使用

行为与生活方式不仅与退行性疾病有关,而且也是其他类型疾病的重要危险因素。

(一)传染性疾病

喝生水、吃不洁食物与肠道传染病有关,性生活紊乱可致性病、艾滋病蔓延。

(二)意外伤害

驾车不系安全带,酒后驾车均可增加意外伤害。

(三)职业损伤

不遵守安全生产操作规程,经常不正确使用劳防用品,可引起职业损伤,甚至职业病。

二、健康相关行为

健康相关行为(health-related behavior)指的是人类个体和群体与健康和疾病有关的行为。按行为对行为者自身和他人健康状况的影响,健康相关行为可分为促进健康的行为(简称健康行为)和危害健康的行为(简称危险行为)两种。

(一)健康行为

健康行为(health behavior)指个体或团体的客观上有益于自身和他人的健康的行为。健康行为可分为5大类。

1. 基本健康行为　指日常生活中一系列有益于健康的基本行为,如合理营养、平衡膳食、积极锻炼、积极休息与适量睡眠等。

2. 预警行为　指对可能发生的危害健康的事件

的预防性行为和事故发生以后正确处置的行为,如气象预警机制,使用安全带,溺水、车祸、火灾等意外事故发生后的自救和他救即属此类健康行为。

3. 合理利用卫生服务　指正确、合理地利用卫生保健服务,以维护自身身心健康的行为,如定期体格检查、预防接种,发现患病后及时就诊、咨询、遵从医嘱、配合治疗、积极康复等。

4. 避开环境危害　这里的环境危害是广义的,包括人们生活和工作的自然环境与心理社会环境中对健康有害的各种因素。主动地以积极的方式避开环境危害也属于健康行为,如离开污染的环境、采取措施减轻环境污染、积极应对那些引起人们心理应激的紧张生活事件等都属于此类行为。

5. 戒除不良嗜好　不良嗜好指的是日常生活中对健康有危害的个人偏好,如吸烟、酗酒与滥用药品等。

> **视窗 6-2**
>
> **7 项与健康显著相关简单而基本的行为**
>
> 　　1967 年美国加州大学公共卫生学院院长布瑞斯洛(Breslow)和加州公共卫生局人口实验室的毕洛克(Belloc)对 6828 名成年人进行了为期 5 年半的随访观察,发现了 7 项与人们的期望寿命和良好健康显著相关的简单而基本的行为。
>
> 　　(1) 每日正常而规律的 3 餐,避免零食;
>
> 　　(2) 每日吃早餐;
>
> 　　(3) 每周 2~3 次的适量运动;
>
> 　　(4) 适当的睡眠(每晚 7~8h);
>
> 　　(5) 不吸烟;
>
> 　　(6) 保持适当的体重;
>
> 　　(7) 不饮酒或少饮酒。

(二) 危险行为

危险行为(risky behavior)指不利于自身和他人健康的一组行为。危险行为可分为 4 类。

1. 不良生活方式与习惯　生活方式多形成于人的生命早期并影响人的一生。儿童和青少年时代养成的体育锻炼模式很可能会终生保持,因此也就为积极健康的生活奠定了基础。相反,年轻时养成不健康的生活方式,包括不爱运动、偏食和药物滥用等也会伴随他们的一生。生活方式一旦形成就有其动力定型,即行为者不必花费很多的心智体力,就会自然而然地去做的日常生活。不良生活方式则是一组习以为常的、对健康有害的行为习惯,包括能导致各种成年期慢性退行性病变的生活方式,如吸烟、酗酒、缺乏运动锻炼、高盐、高脂饮食、不良进食习惯等。不良的生活方式与肥胖、心血管系统疾病、早衰、癌症等关系密切。有报道指出,现代流行病学研究表明,从世界范围来看,恶性肿瘤发病率和死亡率逐年(除宫颈癌

和食管癌外)呈上升趋势。根据世界卫生组织专家预测,2020 年全球人口 80 亿,癌症新发病例将达 2000 万,死亡 1200 万,癌症将是新世纪人类的第一杀手,并成为全球最大的公共卫生问题。

(1) 吸烟:烟草烟雾含有 4000 余种化学物质,包括几十种致癌物以及一氧化碳等有害物质。吸烟损害体内几乎所有器官,可引发癌症、冠心病、慢性阻塞性肺病、白内障、性功能勃起障碍、骨质疏松等多种疾病。与非吸烟者相比,吸烟者死于肺癌的风险提高 6~13 倍,死于冠心病的风险提高 2 倍,死于慢性阻塞性肺病的风险提高 12~13 倍。烟草烟雾不仅损害吸烟者的健康,也威胁着暴露于二手烟环境的非吸烟者;被动吸烟导致患肺癌的风险升高约 20%,患冠心病的风险升高约 30%。根据世界卫生组织统计,20 世纪有多达 1 亿人死于与吸烟有关的疾病,如不立即采取措施,21 世纪的死亡人数将高达 10 亿人。据统计,我国每年死于吸烟相关疾病的人数超过 100 万,占死亡总人数的 12%。在香港特别行政区,吸烟是导致死亡和早逝的主要因素,致死人数排在前五位的疾病全都与吸烟有关。香港特别行政区政府统计处的"主题性住户统计调查 2007/08"结果显示,香港有约 680 000 名每日吸烟的人士,每年导致超过 6900 宗死亡个案,当中因为二手烟造成的死亡个案 1324 宗。吸烟导致的多种慢性疾病给整个社会带来了沉重的负担,香港因吸烟或二手烟所导致的医疗保健开支和生产总值上的损失每年高达 53 亿港元。

(2) 不健康饮食行为:包括高盐、高脂饮食,不良进食习惯(饮食过度、偏食、挑食、好吃零食、嗜好长时间高温加热或烟熏火烤食品、进食过快、过热、过硬、过酸)等。几乎一切非传染性疾病,如肥胖、高血压、高血脂、心脏病、中风、糖尿病、癌症等,都可以从食物的营养学上找到原因。以高脂、高蛋白饮食为主的人群,其胆石症的发病率几乎是以蔬菜、碳水化合物类饮食为主的人群的 5 倍。过度进食,导致多余的热能转化为脂肪堆积,成为现代高脂血症、冠心病、高血压病、糖尿病发病的重要原因。过度节食,最大的危害是导致营养不良,并因此导致与之相关的健康问题,如慢性疲劳、内分泌紊乱、低血糖等。进食不规律,或暴饮暴食,或不间断地吃零食,或不按生理规律进食,导致各种各样的胃肠道疾病,也是肥胖症产生的重要原因,暴饮暴食加上酗酒还是急性胰腺炎常见的饮食因素。为减少进食时间而过多地依赖于快餐食品,容易导致营养不良或营养不平衡。摄入动物脂肪较多、盐过多,经常吃甜食、过度饱食常是冠心病、糖尿病形成的诱发因素。

英国政府公布的最新分析报告指出,英国每年因饮食问题引发的过早死亡人数达 7 万人,三分之一心脏病和四分之一癌症病人患病原因与饮食有关。报告估算,如果人们每日蔬菜和水果的摄入量增加到 136

克,过早死亡人数可减少 4.2 万人;如果人们能将每日摄入盐的量由 9 克减少至 6 克,则能减少约 2 万个过早死亡的人数;如果人们把每日摄入总能量中饱和脂肪的比例降低 2.5%,可以再减少 3500 例过早死亡。

超重和肥胖被世界卫生组织列为导致疾病负担的十大危险因素之一。按照美国第三次全国营养与健康调查(NHANES Ⅲ,1988～1994),估计美国成人(20～74 岁)超重和肥胖人数达到 9700 万。根据 2002 年全国营养调查结果显示,我国体重超重者已达 22.4%,肥胖者为 3.0%。美国疾病预防控制中心 2010 年把西雅吉尼亚的亨廷顿市评为全美最胖城市,警示该地已经胖到了很危险的程度。该市 4.9 万人口半数有肥胖症,甚至 8 岁的孩子也因肥胖而出现糖尿病。最根本的原因在于不良的饮食习惯,汉堡、比萨等垃圾食品成为主食,很多人忘了蔬菜为何物。

饮食习惯的不合理也与恶性肿瘤的发生密切相关,油炸、熏制或腌制食品往往含较多亚硝胺、杂环胺类、多环碳氢化合物和糖醛呋喃类致癌物质,经常食用这类食品者患肿瘤的相对危险度明显高于正常人。

(3) 问题性饮酒:白酒基本上是纯能量食物,不含其他营养素。适量饮酒不是一个健康问题。少量饮酒对大多数人来说可以缓解焦虑情绪,最近还有研究表明适量饮酒能够延缓动脉硬化。大多数的饮酒行为都控制在健康、经济、社交和法律的范围内,这属于正常饮酒行为,或者被称为"社交性饮酒"。问题性饮酒包括两个方面,一是对自己的饮酒行为失去控制,一次性摄入大量酒精,导致急性酒精中毒,称为"酗酒",另一种情况是由于经常饮酒,逐步发展成为对酒精的依赖,成为慢性酒精成瘾。经常过量饮酒,会使食欲下降,食物摄入量减少,从而导致多种营养素缺乏、急慢性酒精中毒、酒精性脂肪肝等,严重时还会造成酒精性肝硬化。过量饮酒还会增加患高血压、脑卒中(中风)等疾病的风险,并可导致交通事故及暴力事件的增加,对个人健康和社会安定都是有害的。据研究,每百毫升血液含酒精 0.08ml 比含 0.05ml 的人车祸危险性高 4 倍,如果含量达到 0.15ml 时,则危险度高达 20～25 倍。应该严禁酗酒。慢性酒精成瘾,患者对自己的饮酒行为失去控制,导致对酒的不择手段,不分场合、不计后果,会带来一系列的健康、社会、法律和经济问题。

(4) 缺乏运动锻炼:现代生活中,由于电气化、机械化、自动化已进入了人们的工作环境和家庭,减少了人们的体力消耗,加之休闲时光和娱乐方式已经被电子游戏机、电脑、电视、VCD、网上生活所占据,人们就更缺乏应有的运动了。生活方式和工作方式的改变,使人们的健康受到很大威胁。缺乏运动可使人体新陈代谢功能下降,此类人患肥胖症、糖尿病、高血压、脑中风、心脏病的可能性要比坚持合理运动的人高出五至八倍;心脏功能要早衰十年以上;动脉硬化、

肾病、胆石症、骨质疏松症、癌症、精神抑郁症的发病率也明显升高。一项医学研究表明,常年采用静坐体位生活和工作的人,其死亡率明显高于保持运动的人;身体总是保持相对静止状态对健康的危害,相当于每天吸一包烟。

2000 年全国学生体质健康调研结果显示,我国学生中慢性病的危险因素在增加,如体能素质、肺活量水平下降,肥胖学生明显增加,究其原因均与缺乏运动有关。同时,全世界各国青少年的体育锻炼水平都在下降,估计只有不到三分之一的青少年进行了保证现在和将来身体健康的足够体育锻炼。造成体力活动减少的主要原因是静坐不动的生活方式,现在有很多孩子把大量时间花费在看电视、玩电脑游戏和使用电脑上。

2. 致病行为模式　致病行为模式是导致特异性疾病发生的行为模式,国内外研究较多的是 A 型行为模式和 C 型行为模式。

(1) A 型行为模式:是一种与冠心病密切相关的行为模式,其特征往往表现为雄心勃勃,争强好胜,富有竞争性和进取心,一般对工作十分投入,工作节奏快,有时间紧迫感。这种人警戒性和敌对意识较强,具有攻击性,对挑战往往是主动出击,而一旦受挫就容易恼怒。有研究表明,具有 A 型行为者冠心病的发生率、复发率和死亡率均显著地高于非 A 型行为者。针对 A 型行为而言,B 型性格行为通常表现为从容不迫,悠闲自得,生活节奏较慢;稳重,现实,安宁,松弛,顺从,随遇而安;对人较随和,较少侵犯性。从健康的角度来说,B 型性格行为者出现各类疾病的几率较低。

(2) C 型行为模式:是一种与肿瘤发生有关的行为模式,其核心行为表现是情绪过分压抑和自我克制,爱生闷气。研究表明,C 型行为者宫颈癌、胃癌、结肠癌、肝癌、恶性黑色素瘤的发生率高出其他人 3 倍左右。

3. 不良疾病行为　指个体从感知到自身患有疾病到疾病康复全过程所表现出来的一系列不利健康的行为。常见的行为表现形式有疑病、恐惧、讳疾忌医、不及时就诊,不遵从医嘱、迷信,乃至自暴自弃等。

4. 违规行为　指违反社会法律法规、道德规范并危害健康的行为。如吸毒、性乱等危害健康的行为属于此类行为,这些行为既直接危害行为者个人健康,又严重影响社会健康与正常的社会秩序。如吸毒可直接产生成瘾的行为,导致吸毒者身体的极度衰竭,静脉注射毒品还可能感染乙型肝炎和艾滋病;而混乱的性行为可能导致意外怀孕、性传播疾病和艾滋病。

三、不良生活方式影响健康的特点

由于不良生活方式发生在人们的日常生活中,有这些生活方式的人又较多,往往不会引起人们的重视。另一方面,动力型的作用又使不良生活方式改变

比较难。正因为如此,不良生活方式比其他危险行为对人群整体的健康危害更大。不良生活方式对人们健康的影响具有以下特点。

(一) 潜伏期长

不良生活方式形成以后,一般要经过相当长的时间才会显现对健康的影响,出现明显的致病作用。这一特点使得人们不易发现并理解不良生活方式与疾病的关系。

(二) 协同性强

非传染病危险因素通常共存和相互影响。当多种不良生活方式同时存在时,各因素之间能起协同作用、互相加强,这种协同作用最终产生的危害将大于每一因素单独作用之和。长期吸烟,使小动脉管壁变厚并逐渐硬化,增加血管阻力,使血压增高。大量饮酒者的血压明显高于不饮酒者。长期大量饮酒,尤其是一边吸烟一边饮酒,不仅加重动脉硬化,更直接导致猝死及急性脑出血。因此,饮食控制和身体活动相结合,将构成遏制非传染病增长威胁的有效战略。

(三) 特异性弱

不良生活方式与疾病之间没有明确的对应关系,表现为一种不良生活方式与多种疾病和健康问题有关,而一种疾病或健康问题又与不良生活方式中的多种因素有关。例如,吸烟与肺癌、冠心病、高血压等多种疾病有关;而高血压又与吸烟、高盐饮食、缺乏运动锻炼、饮酒、油腻饮食和心理因素等多种不良生活方式有关。

(四) 变异性大

不良生活方式对健康的危害大小、发生时间的早晚存在着明显的个体差异。例如,有的人吸烟会发生肺癌,而有的人也同样有此不良行为却没有得肺癌。此外,即使是同时开始不良生活方式,以同样的量作用同样长的时间,其结果也不尽相同。

(五) 广泛存在

不良生活方式广泛存在于人们的日常生活中,且具有这样或那样不良生活方式的人为数较多,其对健康的危害是广泛的。饮食习惯以及身体活动模式通常植根于地方和区域传统,如北方大部分人有高盐饮食习惯,城乡居民平均每日盐摄入量为 12 克,其中农村 12.4 克,城市 10.9 克。

第三节　不良行为生活方式产生的原因

行为是人类为了维持个体的生存和种族的延续,在适应不断变化的复杂环境中做出的反应。人的行为既受外部自然环境和社会环境因素的影响,也受每个人个性心理特征的影响,因此人的行为千差万别,不同的人在同一条件下有各种行为表现,同一个人在不同条件下也有不同的行为表现。影响人们产生不良行为生活方式的原因概括起来主要有以下几个方面:

一、认知因素

认知是人们的认识活动或认识过程,包括信念、思维和想象等。人的一切生命活动受主体意识的支配,无论是健康还是疾病现象都离不开人们的认知。个体对健康的看法往往决定其健康状态。由于人们的经历、具有的资源及所处的环境的差异,对健康往往有不同的理解和认知。北京市的一项调查发现,居民对生活方式疾病的知识相对匮乏,知道吸烟如何危害健康的居民不足 20%,知道酗酒有害的为 5.6%,知道肥胖有害健康的为 35.6%,高血压相关因素知晓率仅为 14.3%,能够说出盐与疾病关系的居民不足 20%。世界卫生组织前任总干事钟道恒博士说:"多数人不是死于疾病,而是死于无知。"因此,要倡导大家积极主动掌握健康知识,并时刻注意将所掌握的健康知识应用于自己的日常生活和工作中,形成一种长期的良好的习惯,这对我们保持健康的身体极为重要。显然,很多人失去健康的根本原因是缺乏正确的知识和坚持错误的观念。在生活中有很多人,宁可终日与各种慢性病共存,也不愿意通过改变自己的错误观念和错误习惯而改善健康状况。病人,尤其是慢性病人,几乎都是犯了生活方式错误的人。很多人一味地追求美味和美食,错误地以为,好吃就是对自己身体的最大奖赏,好吃对身体就有好处。根本不明白美味和美食的饮食标准,与身体健康的营养需要相差甚远甚至完全相反。

因此,让人们远离药物和医生的最好办法,就是给他们正确的知识和正确的观念。营养盲是当今中国老百姓中普遍存在的问题,因此,中国居民迫切需要营养知识和合理膳食方面的普及教育(图 6-1)。同时也希望政府部门切实从减轻社会保障压力的角度,增加宣传力度、广度、深度。

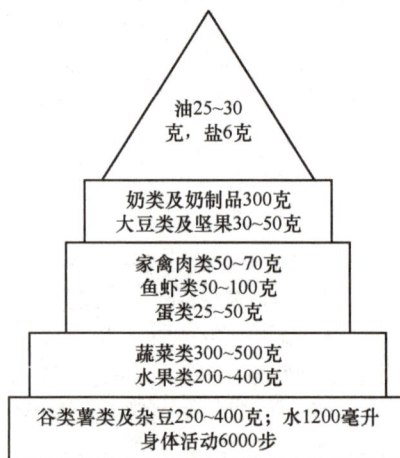

图 6-1　中国居民膳食指南及平衡膳食宝塔

二、需要和动机的冲突

需要和需求相关。需求和需要是人的能动性源泉，是人类行为的根本动因。需求是客观的，不以人的意志为转移。需求既包括生理需求，也包括社会需求。被意识到的需求即需要，需要是客观需求的主观反映。马克思和恩格斯将人的需要分为低级需要和高级需要，即生理性需要和社会性需要。心理学家Maslow进一步提出需要层次理论，将人的需要分为生理需要、安全需要、归属与爱的需要、尊重需要和自我实现的需要。

动机是推动人进行活动的内部原因，是促使人行动的原动力。动机和需要关系密切，需要是动机产生的基础和根源，动机是推动人们活动的直接原因。当人们的需要有了某种特定目标时，需要就转化为动机，推动人去从事某种活动。行为的启动和维持都存在一定的心理动机。例如，我国人群吸烟和饮酒的主要心理动机与社会有关；青少年吸烟还与自我表达、追求时髦、享乐、显示风度等动机有关；冒险性驾驶与追求刺激的心理动机有关。

人在同一时间常常是多种需要并存，由此产生的不同动机可能相互矛盾竞争，形成动机冲突。冲突的结果是产生出动机优势，决定着发生相应的行为。动机冲突中何种动机成为优势动机，受各种主客观因素的影响。例如男性外科医生吸烟者甚多，而他们绝大多数都认为吸烟是有害的。产生这种现象的原因在于同一时间存在不同需要及相应的动机冲突，冲突的结果是人们选择了自认较安全或较急迫需应付者，如外科医生因疲劳或紧张而选择了吸烟。

三、从众心理

从众源于人类的本性。自从人类在发展道路上形成"社会"以来，从众心理也应运而生。早在原始社会，每一个原始人都是赖以群体而生存的，他们只有在一起，才能抵御或躲避洪水猛兽的侵袭。他们共同劳动，共同生活，从众成了生存的必由之路。

思维上的从众定式使得个人有一种归属感和安全感，能够消除孤单和恐惧等心理。从众心理产生的原因有很多。首先，别人的行为可以为我们的行动提供指南。个人生活中所需的很大一部分信息，都是从别人那里得到的。比如，酒的味道并不好喝，辛、辣、苦、涩等味道的感觉并非很好，很多刚刚学喝酒的人并不是因为其味真的多么甘甜爽口，而是一种从众心理在作怪。其次，人们总是害怕偏离群体。群体信息在很多方面对人们的行为具有指导性作用，甚至会影响到我们的人生观、价值观。人们总是希望群体喜欢他、接受他，这样他就可以和群体融为一体并在群体

中谋求利益。害怕自己与群体意见不一致，群体便会讨厌他、驱逐他。为了避免这些后果，人们总是趋于遵从，而不愿意成为"不合群的人"。

另外，发生从众心理也和个人信心有关。自信心很强的人往往会坚持自己的看法，而更多的人则愿意相信专家或权威的建议，因为他们在内心认为专家的意见比自己的更正确。

四、生活压力大和节奏快

生物学家Claude将压力定义为，机体对外界刺激所做出的适应性反应。适当的压力对于健康是必要的。人只有在适当的压力下保持一定张力才会使生命存在意义，人生充满乐趣。而且，通过锻炼可以使个体对压力的能力和心理素质得到不断的提高。但是，如果长期承受过重的压力则会导致不良的健康后果。在工业发达国家，有65%～81%的人承受着较大的压力，60%～80%的医学问题与压力有关。研究表明，过度的压力可引起各种各样的疾病，如高血压、心血管疾病、偏头痛、癌症、关节炎、呼吸道疾病、溃疡、大肠炎和肌肉紧张性疾病等。过度的压力还可引起心理情绪疾患和行为问题。出现心理问题的年轻人越来越多，而这些压力主要来自于工作学习、感情、人际交往等方面，导致消极甚至抑郁的情绪经常出现在年轻人当中，发生心理障碍、吸烟、酗酒、自杀和反社会行为等。

五、社会经济发展

社会经济的发展提高了人们的健康水平，但也导致了一些不利因素的发生。生活水平的提高，人们对行为和生活方式的选择范围越来越宽，健康危害因素也不断增加。人们进食过多精致食品，高热量、高脂肪、高胆固醇，天然食品摄入减少，营养素失去平衡，肥胖者所占比重增加，高血压、冠心病、脑卒中、糖尿病等慢性病的患病人数和发病率也显著增加，社会疾病经济负担加重。经济条件的改善，也使一部分人追求刺激性消费，吸烟、酗酒等成瘾行为增加。

第四节　良好行为生活方式的建立

一、改变不良生活方式的原则

（一）内因与外因结合的原则

唯物辩证法认为，事物的变化发展是内因和外因共同作用的结果，内因是事物变化发展的根据，外因是事物变化发展的条件，外因通过内因起作用。人的变化发展尤其如此。改变不良生活方式，首先要重视

内因。生活方式的主体是人群，人群是形成某种生活方式的内因，人们是否认识到健康的重要性，是否认识到自己不良生活方式对健康的损害，是否认识到建立健康生活方式的意义和建立什么样的生活方式，这些都是内因。只有内心的驱动，才能实现某一变化，否则就是外力如何强大也将毫无结果。

其次，重视外因。健康教育是预防生活方式病最有力的干预措施。通过健康教育，可以向人们传播、交流健康信息，转变人们的观念；通过健康教育，可以促使人们纠正不良生活方式，建立良好的健康行为技术和技能；激励人们保持良好的行为方式。通过健康教育，使群众明白哪些生活方式有利于健康，哪些生活方式有害健康，把促进健康的武器交给群众。通过内因与外因的相结合，二者相得益彰，起到更佳的效果。

视窗 6-3

历年全国高血压日主题

每年的 10 月 8 日定为"全国高血压日"，且 2009 年的全国高血压主题和世界高血压日主题相同，均为盐与高血压。

1998 年第一个高血压日主题——了解您的血压

1999 年第二个高血压日主题——控制高血压，保护心脑肾

2000 年第三个高血压日主题——普及高血压知识，减少高血压危害

2001 年第四个高血压日主题——控制高血压，享受健康生活

2002 年第五个高血压日主题——战胜高血压从社区做起

2003 年第六个高血压日主题——保持健康生活方式，控制高血压

2004 年第七个高血压日主题——高血压与代谢综合征

2005 年第八个高血压日主题——血压与卒中

2006 年第九个高血压日主题——控制高血压，降压要达标

2007 年第十个高血压日主题——健康膳食、健康血压

2008 年第十一个高血压日主题——家庭自测血压

2009 年第十二个高血压日主题——盐与高血压

（二）全社会参与的原则

随着全球医学进一步社会化，各项卫生工作都必须依靠政府组织，卫生部门协调，全社会参与，资源的合理配置，生态环境的保护以及采用适宜技术等，如 2003 年防治"非典"、2009 年防治"甲流"工作，都是靠全社会的共同参与。家庭、学校、社区、公共卫生学家、临床医学家、心理学家、社会学家、教育工作者、卫生管理工作者密切的协作，齐抓共管，把健康教育与初级卫生保健、健康教育与社区卫生服务相结合，制定长远规划，实施改变不良生活方式的项目，如结合 WHO 提出的各种专门的卫生活动日，如爱牙日、爱眼日、高血压日、无烟日等。

（三）充分利用行为技术的原则

充分利用行为矫正方法，以解释、鼓励、宣泄、支持、移情为特点，鼓励加强患者向上的动机，宣泄、疏导人们的情感，减轻其情绪困扰的压力，加强人们自我认识、自省能力。对于个体，运用行为矫正包括系统脱敏、厌恶疗法、示范疗法、强化疗法等，是行为的再学习，以训练、模仿、学习、强化、对抗、厌恶、适应为特点，通过改变环境条件，教授新的学习方法及新的生活方式。运用现代的生物反馈技术以及中国医学的气功、太极拳等健身方法等，控制不良生活方式。对于社区、学校、工厂、医院等，还可以以行政单位为基础，运用团体干预法进行群体行为干预，而且一旦获得成功，效果将更显著、更持久。

（四）防患于未然的原则

20 世纪 80 年代中期，苏联学者 N·布赫曼教授通过研究发现，除了健康状态和疾病状态之外，人体还存在一种介于健康和疾病之间的中间状态，即第三状态，我国学者将其译为"亚健康"。我国还是重病人的治疗，轻健康人群的保健，不管是医疗卫生机构还是企事业单位，都是重视病人，而忽视了健康人。我国对健康人，对亚健康人群很少有关心。生病的人一年花上几万、十几万医药费都是应该的，但为亚健康人群的健康投资往往是没有预算的。这反映了我国现行的健康观念还是重医疗，轻预防。只有改变这种观念，才能重视良好生活方式的形成和重建。

二、建立良好生活方式的途径

不良生活方式引起的疾病已经占据了人类疾病的主要位置，原来以老年患者为主的高血压、冠心病、肥胖、糖尿病、恶性肿瘤等慢性疾病，现在已经有年轻化的趋势，它正在以快速蔓延的方式侵袭着每一个人。在许多由于不良生活方式引起的疾病面前现代医学已经显得束手无策，像艾滋病，目前还没有研究出有效的治疗方法。对不良生活方式控制的意义已经变得越来越迫切了。实践证明，改变个人生活方式虽然也是成功的，但是影响面小。近些年来，世界各国都在转向培养群体健康生活方式、改善社会环境与自然环境、消除危险因素，从预防的视角为"人人健

康"创造条件,均已收到事半功倍之效。建立良好的生活方式需要对人群进行健康教育、制定相应的法规、制度、采取行政干预和专业干预等多种手段协同进行。

(一) 依靠健康教育与健康促进

按照传统的行为改变理论,要改变人们的不良生活方式,首先要进行健康教育,知道什么是健康生活方式。用健康教育理论做指导,如知、信、行模式,健康信念模式,健康促进模式等,指导人群改变不良生活方式,促进健康生活方式的形成与发展。

让群众懂得知识,从无知到有知,从不信到相信,从认同到行动,这样,就会促使他们自觉地养成健康行为和良好生活方式。如对高血压患者进行上门调查,了解其高血压药物是否正确,用药是否合理,是否规律用药以及药物剂量、用法、疗程是否妥当,及时进行指导,调整用药。

进行健康教育,还要注意知识的全面和深度。有学者调查指出,与 2002 年全国数据相比(15 岁以上人群总吸烟率为 24.0%),云南省吸烟率高于全国平均水平,但云南省的烟草危害知晓率却非常低,无论男女均存在片面的情况,即对吸烟与肺癌的关系认识稍高,而对于非呼吸系统疾病的认识严重不足,这就提示我们,在进行吸烟危害知识宣传的同时要注意知识的全面和深度。

(二) 依靠相关制度和法规

健康生活方式的养成需要道德、法规制度、法律控制,最后才能转化为习惯。法规具有强制性,例如不准随地吐痰、公众场所不得吸烟等,用规章制度来规范人们的行为。世界卫生组织《烟草控制框架公约》指出,接触二手烟雾(被动吸烟)会造成疾病、功能丧失或死亡。被动吸烟不存在所谓的"安全暴露"水平。在同一建筑物内,划分吸烟区和非吸烟区将吸烟者和非吸烟者分开、净化空气或装置通风设备等,都不能够消除二手烟雾对非吸烟者的危害。如吸烟区设立在同一建筑物内,二手烟雾会通过暖气、通风、空调系统传送到整个建筑物中的每个角落。即使吸烟人数再少,房间面积再大,也不能依靠通风技术来消除二手烟雾的危害。只有完全无烟环境才能真正有效地保护不吸烟者的健康。

室内公共场所和工作场所完全禁止吸烟是保护人们免受被动吸烟危害的最有效措施,也是对不吸烟者权利的尊重。2009 年,沈阳市健康教育所针对 1200 余名沈阳市民样本的调查中,31.7% 的市民为烟民。从全国范围上看,我国吸烟人数达 3.5 亿,居世界之首。二手烟民高达 5.4 亿人,其中 15 岁以下儿童有 1.8 亿;2000 年由吸烟导致的死亡人数近 100万,超过了艾滋病、结核、交通事故以及自杀死亡人数的总和。有研究表明,烟龄超过 10 年者患恶性肿瘤的概率明显高于烟龄低于 10 年者和不吸烟者。近期调查,年轻女烟民范围正不断扩大,有很多女烟民存在于大学校园。吸烟对女性危害性大,女性容易患乳腺癌等疾病,对下一代的影响也相当大。超过一半的女性每日生活在二手烟雾的环境中,女性成为被动吸烟的主要受害人群。胎儿期母亲的主动或被动吸烟,都能引发儿童疾病,如婴儿猝死综合征、急慢性呼吸系统疾病、急慢性中耳疾病等,诱发或加重哮喘,影响肺功能的发育。

正式实施的《杭州市公共场所控制吸烟条例》规定,杭州市医院、学校、博物馆等 10 类公共场所禁止吸烟,商场、超市、单位办公室等 9 类公共场所控制吸烟。一些经营性服务场所以及机关、事业单位等 9 类公共场所要设立专门的吸烟区或吸烟室。违反条例的个人和单位将受到 50 元至 2000 元的处罚。沈阳将完善与控烟有关的方案,在法律条款上力争有所突破,拟在 2011 年,争取制定与控烟有关的立法,预计在 2011 年,包括医疗卫生机构、学校、机场、出租车、公交车等公共交通工具、办公大楼室内等地点将实现全面戒烟。

(三) 采取行政手段

采取行政手段干预是改变不良生活方式的重要途径,是当今世界各国推动健康教育和健康促进的良策,这一成功的经验已被历史所证实。美国政府设有"总统健康教育委员会",在联邦卫生福利部建立健康教育局,1974 年制定的《全国健康规划和资源发展法案》明确规定健康教育是国家优先发展的项目之一。我国开展的全国亿万农民健康促进行动和全国亿万学生阳光体育运动等,都取得了较好的成效。

(四) 采取专业干预措施

完善社区卫生服务体系。社区卫生服务是集医疗、预防、保健、康复、健康教育于一体的新型卫生服务体系,以预防保健为主,为群众提供各种健康咨询,制定适宜的健康计划和康复方案。如针对高血压病,可通过健康咨询、专期讲座、张贴宣传单、宣传画、发放小册子、健康教育处方等多种形式开展社区健康教育,并利用每年的 10 月 8 日全国高血压义诊等方式进行宣传教育,也可定期组织社区居民及高血压病人进行抗病交流,相互促进健康生活。

三、良好生活方式的建立

良好行为生活方式的建立,是指有益于健康的习惯化的行为方式。主要表现为生活有规律,没有不良嗜好,讲究个人卫生,平时注意保健,积极参加健康有益的文体活动和社会活动等。《世界卫生组织(WHO):饮食、身体活动与健康全球战略》中指出,当其他健康危害得到处理时,人们通过包括健康饮食、经常和充分的身体活动和避免使用烟草等一系列促进健康的行为,可在达到70岁、80岁和90岁之后继续保持健康。目前比较公认的健康生活方式,主要包括:合理膳食、适量运动、戒烟限酒、心理平衡四个方面,即所谓的健康四大基石。

(一) 合理膳食

合理膳食指多种食物构成的膳食,这种膳食不但要提供给用餐者足够数量的热量和所需的各种营养素,以满足人体正常的生理需要,还要保持各种营养素之间的比例平衡和多样化的食物来源,以提高各种营养素的吸收和利用,达到平衡营养的目的。一般每日膳食应包括五大类食物:①谷类、薯类和干豆类,主要供给碳水化合物,其次蛋白质、B族维生素和膳食纤维,它们是膳食中主要提供热能的食物。②动物性食物,包括肉类、鱼类、蛋、奶类等,主要供给蛋白质、脂肪、矿物质、维生素A和B族维生素。③大豆及其制品,主要供给蛋白质、脂肪、矿物质、B族维生素和膳食纤维。④蔬菜、水果,主要供给维生素C、胡萝卜素、矿物质和膳食纤维。⑤纯热能食物,如烹调油、食糖、酒类等,主要供给热能。三餐膳食数量安排要合理,分配比例一般早餐占全天总热能的25%～30%,午餐40%,晚餐30%～35%。

视窗 6-4

一般人群适用的10条"膳食经典"

《中国居民膳食指南(2007)》为一般人群的膳食提供了10条"经典",适合于6岁以上的正常人群:

1. 食物多样,谷类为主,粗细搭配;
2. 多吃蔬菜水果和薯类;
3. 每天吃奶类、大豆或其制品;
4. 常吃适量的鱼、禽、蛋和瘦肉;
5. 减少烹调油用量,吃清淡少盐膳食;
6. 食不过量,天天运动,保持健康体重;
7. 三餐分配要合理,零食要适当;
8. 每天足量饮水,合理选择饮料;
9. 如饮酒应限量;
10. 吃新鲜卫生的食物。

(二) 适量运动

即运动方式和运动量适合个人的身体状况,动则有益,贵在坚持。运动应适度、量力,选择适合自己的运动方式。健康人的运动量可以根据运动时的心率来控制,一般以达到每分钟170减去年龄后的次数为宜,每周至少运动3次。目前大众体育面临的最主要的问题就是要提高居民对体育的认识,要彻底让居民明白自己参加体育活动的目的,要充分调动其参加体育活动的动机。

早在20世纪20年代,美国著名的心脏病学专家怀特博士就第一个提出:从进化论和生物力学的角度看,步行是人类最好的运动,对健康有特殊益处。他创造性地将步行锻炼作为心脏病人和心肌梗死后康复治疗的方法,并取得良好效果。他建议健康成人应每日步行锻炼,并作为一种规律性的终生运动方式。美国学者在人群研究中发现:中年人每周步行锻炼3次、4次、5次者与不锻炼者相比,其糖尿病发病率分别下降25%、33%、42%。在我国大庆、北京等地进行的研究也表明:人群中运动组糖尿病的发病率比不运动组减少30%～50%,与国外研究结果基本一致。

《中国居民膳食指南》建议,健康成年人每天身体活动应达到相当于步行6000步的活动量,每周约相当于4万步。如果身体条件允许,每天最好进行30分钟中等强度的运动。

(三) 戒烟限酒

吸烟酗酒是健康的大敌。吸烟的人不论吸烟多久,都应该戒烟。戒烟越早越好,任何时候戒烟对身体都有好处。35岁以前戒烟,因吸烟引起心脏病的机会可降低90%,59岁以前戒烟,在15年内死亡的可能性仅为继续吸烟者的一半,即使年过60岁戒烟,其肺癌死亡率仍大大低于继续吸烟者。

尽可能饮用低度酒,建议成年男性一天饮用酒的乙醇量不超过25克,成年女性不超过15克。孕妇和儿童、青少年不应饮酒。

(四) 心理平衡

心理平衡,是指一种良好的心理状态,即能够恰当地评价自己、应对日常生活中的压力、有效率地工作和学习、对家庭和社会有所贡献的良好状态。乐观、开朗、豁达的生活态度,将目标定在自己能力所及的范围内,建立良好的人际关系,积极参加社会活动等均有助于个体保持自身的心理平衡状态(图6-2)。

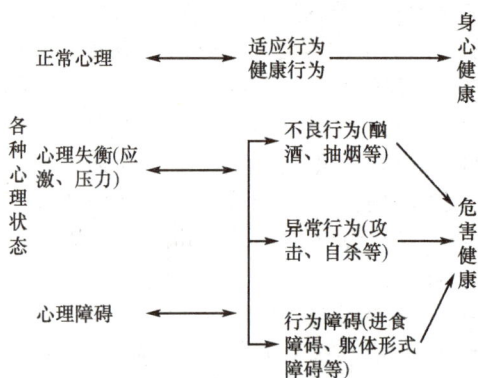

图6-2 心理状态与健康的关系

心理专家介绍,当遇到自己无法承受的心理压力时,首先应选择与自己信任的人交流,在沟通中寻求解决问题的方法。与亲人、朋友交流,可以给我们带来心理上的安慰,让我们在心理上感到有很多人与自己站在一起面对困难。这个时候,人自身往往也会感到更有力量。同时,与别人交流,也可以防止自己在心理压力大时,盲目地钻牛角尖,导致问题越来越严重。其次,如果觉得遇到了自己实在是无法解决的问题,则应该向心理专家寻求帮助,正确而专业的治疗,可以起到事半功倍的效果。

Summary

1. Human behavior means that the person, who has ability of cognition, thinking and mental activities like emotions or will, gives an active response to internal and external environmental stimulus. Human behavior is not only a reflection of health, but also places an enormous impact on human health.

2. Health-related behavior refers to some behaviors with relationship to health and disease done by the individual and population of human people. According to the influence on the health status of themselves and others, health-related behaviors can be divided into two types, one is health-promoting behaviors (referred to as healthy behaviors), and the other is health risk behaviors (referred to as risky behavior).

3. Lifestyle has two ways, the general lifestyle and the narrow lifestyle. The general lifestyle refers to all activities done by people in the field of material and spiritual life, and to production and consumption ways of the material and spiritual lives. The narrow lifestyle means the consumption of material and spiritual life. What Community medicine studies is the narrow lifestyle, namely the daily behaviors determined by the social, economic, and cultural factors.

4. It was showed that many diseases such as cancer and cardiovascular could be caused correlative to lifestyle. The World Health Organization reported that bad behavior and lifestyle were the main factor to jeopardize human health among the global factors in 1992, it can be reached to more than 60%.

5. There are many factors caused to people with bad lifestyle, usually they contain cognitive factors, the conflict between the needs and motivations, group psychology, life stresses, socioeconomic development and other factors.

6. It is the most effective measure to prevent diseases from lifestyles that building up a health awareness, developing active health education, and promoting a good lifestyle. At present, well-accepted four kinds of healthy lifestyles are reasonable diets, regular exercises, smoke abatement and alcohol withdrawal, healthy psychological balances.

思　考　题

1. 试述行为生活方式与疾病和健康的关系。
2. 试述健康相关行为和危害健康行为所包含的具体内容。
3. 试述不良行为生活方式产生的原因。
4. 试述建立良好行为生活方式的途径。

（李荣梅）

第七章 社会医学研究方法

学习目标

通过本章的学习,学生应掌握社会医学调查研究的基本程序,定量研究与定性研究方法的类型、优缺点及其联系;熟悉问卷调查的类型、一般结构、设计原则、问题排列顺序以及注意事项;了解社会医学相关的研究方法,量表的信度与效度及其应用。

案例 7-1

河南林州市食管癌队列研究

一般情况

林州市是一个农业县,位于河南省西北部太行山东麓,豫、晋、冀三省的交界处,三分之二为山地、丘陵,总面积为 2046 平方公里。全市属暖温带半湿润大陆性季风气候,具有豫北平原向山西高原过渡的地方性气候特征。历来缺水,干旱严重,农作物以小麦、玉米、谷子、红薯为主,油料作物及蔬菜较少。全市(县级市)共 14 个镇,3 个乡,546 个行政村,4 个街道办事处,25 个居民委员会,总人口 100 万。

肿瘤流行病学资料

全国死亡回顾调查结果显示:食管癌调整死亡率河南省最高,林州市是河南省内最高点,其食管癌调整死亡率男性 161.3/10 万、女性为 102.9/10 万,分别为河南省平均水平的 3.7 倍、4.6 倍和全国平均水平的 8 倍、10 倍以上。

1970～1971 年,中国医学科学院肿瘤研究所等在林州 78 个大队,11 万人口范围内开展的 30 岁以上人群 1941～1970 年食管癌死亡调查中发现:林州食管癌死亡始终保持较高水平,平均死亡率 130.3/10 万,县北(152.1/10 万)高于县南(130.3/10 万)。据林州市 1977～1986 年恶性肿瘤及其他死亡原因分析资料表明:恶性肿瘤死亡占全死因的 24%,男、女性分别为 26.3%、21.5%。

1993～1997 年,林州市男、女性恶性肿瘤年均发病率分别为 201.9/10 万、138.1/10 万,男、女之比为 1.46,世界调整发病率男、女性分别为

306.4/10 万、180.3/10 万。男、女性恶性肿瘤年均死亡率分别为 168.8/10 万、119.8/10 万,男、女之比为 1.41,世界调整死亡率男、女性分别为 260.3/10 万、154.8/10 万。

据林州市 1988～1998 年食管贲门癌及主要恶性肿瘤死亡统计分析表明:其食管、贲门、胃、肝、肠消化道肿瘤死亡占全部肿瘤死亡的 87.7%。其中,食管贲门癌死亡占全部肿瘤死亡的 64.0%,远高于全国水平。同时,还发现 11 年间食管贲门癌死亡率平均每年下降 2.62/10 万。

以上资料显示:50 年代末至 80 年代中期,林州市食管癌发病、死亡维持在较高水平,无明显上升或下降趋势。从 80 年代后期,低年龄组人群食管癌发病有显著下降趋势,这无疑是社会经济发展、人民生活逐步改善和林州市开展肿瘤防治工作的结果。

现场历史及从事的主要肿瘤防治

从 1959 年起,建立食管癌和贲门癌的发病、死亡登记报告制度。在 1974～1976 年死亡回顾调查的基础上,1977 年开始实行人口全死因登记报告。1987 年开展全市(县)肿瘤登记报告。

60 年代初开始,中国医学科学院阜外医院、肿瘤医院就派医务人员协助当地市(县)人民医院建立胸外科病房、手术室、放射治疗科,安装钴-60 治疗机,开展食管癌的有效治疗,调查食管癌发病、死亡情况,调研食管癌高发区的生活习惯和自然环境,并培养了当地的医务人员。但年底因故中断,到 1969 年中又恢复在姚村驻队。

1970 年,中国医学科学院派出肿瘤医院(肿瘤研究所)、实验医学研究所、病毒研究所、药物研究所、抗生素研究所等医务科研工作者 40 余人的医疗队,正式命名为中国医学科学院赴林县食管癌防治研究小分队,开展食管癌现场的防治研究工作。70 年代后期,中国医学科学院其他研究所人员陆续撤回,但肿瘤医院(肿瘤研究所)始终坚持在林县开展工作。几十年来,先后有医护、科研、行政管理等 300 多人参加林州市食管癌防治研究小分队的工作。1997 年,该院所把林州市农村定为精神文明教育社会实践基地。

1998年10月至2001年7月，多次向林州派出医疗队，支援当地医院的肿瘤临床诊治工作。

讨论：

如果你是一位社会医学工作者，你认为应该如何开展林州市食管癌高发的原因以及有效防治的调查？

研究方法是从事科学研究的思维方式、行为方式以及程序和准则的集合。巴甫洛夫认为："科学是随着研究方法所获得的成就而前进的。研究方法每前进一步，我们就更提高一步，随之在我们面前，就开拓了一个充满种种新鲜事物的更辽阔的远景，因此，我们头等重要的任务乃是制定研究方法。"尽管研究和认识客观世界的科学研究方法是多种多样的，但其共同点是：方法与任务、目标相关联；方法与理论相联系；方法与实践活动相联系。社会医学是一门新兴的交叉性学科，研究方法的综合性、跨学科性特点较为突出。它借鉴了社会学、心理学、管理学等学科的研究手段，并结合生物医学的研究方法，从多维的角度研究人群健康状况及其影响因素。

第一节　概　　述

一、社会医学相关的研究方法

社会医学研究涉及社会卫生状况、人群健康状况、影响人群健康的各种因素尤其是社会因素，以及评价各种社会卫生措施的效果等多个方面。由于社会医学研究内容广泛、研究对象和研究因素复杂，因而，其研究方法具有综合性、跨学科性、多样性的特点。根据研究对象、研究性质以及研究场所的不同，社会医学相关的研究方法主要有以下几种：

（一）调查研究

调查研究是社会医学最主要的研究方法。它是指在某一特定现场的人群中，采用一定的工具和手段收集研究所需资料的过程。其特点是：所要研究的问题及因素是客观存在的。调查研究可以在不同层次、按不同标准作多种多样的分类，比较常见的分类方法有：①按调查对象的范围，可以分为全面调查和非全面调查。全面调查是对调查对象的全部单位所进行的调查，普查就是一种全面调查。非全面调查是对调查对象总体中一部分单位所进行的调查，如抽样调查、典型调查、个案调查等；②按调查资料的结果分析，可分为定性调查和定量调查；③按调查的目的，可分为现况调查和病因学研究；④按调查事件的时间顺序，可分为回顾性调查和前瞻性调查；⑤按调查的组织形式，可分为常规调查和专题调查。

（二）试验研究

根据研究对象以及场所的不同，试验研究又可分为动物试验、实验室试验、临床试验和现场试验。社会医学的试验研究主要是指现场试验研究，又称为干预试验研究。它是以一个完整的社区或行政区域为基本单位，以社区人群为对象，试行某种卫生措施，并与对照人群进行比较，最终观察该措施对人们的行为和健康状况的影响。其特点是：①有人为的施加因素；②设立对照组；③随机分组。试验研究是检验因果假设最有说服力的一种研究设计，通过设立对照组最大限度地控制了对人为施加处理因素的干扰，比较准确地解释了处理因素与结果之间的关系，但是需严格控制外变量。因而，在某些领域的研究中受到一定的限制。

（三）评价研究

评价研究是评估社会医学问题及其影响因素或干预效果的一种应用性研究。社会医学不但需要对人群中客观存在的问题及其影响因素进行调查，而且还需要对这些问题及其因素的影响程度进行综合评价。社会医学的综合评价方法主要有：

1. 健康危险因素评价　健康危险因素评价是通过研究危险因素与慢性病发病率及死亡率之间的数量依存关系及其规律性，研究人们生活在有危险因素的环境中发生死亡的概率，以及当改变不良行为、消除或降低危险因素时，危险因素降低的程度，以促使人们改变有害健康的行为，提高健康水平。它是一种定量评价影响人群健康的危险因素的方法。

2. 生命质量评价　整体健康观认为，健康状况是一个多维的复杂现象。个体的健康状况不仅仅是医生的生物学评价，还包括个体的主观感受。生命质量评价恰恰是能综合评价人群健康状况的方法之一。其评价内容包括：生理功能、心理功能、社会适应能力和一般性感觉四个方面，主要采用主观指标进行自我评价。

3. 卫生服务评价　卫生服务对健康的影响与其他因素相比具有一定的特殊性，因而发展了对其特有的评价方法。卫生服务评价主要从卫生服务需要、卫生服务利用、卫生服务资源三个方面进行评价，并且通过比较三者之间的关系和平衡进行综合评价。

（四）文献研究

文献研究又称历史研究，是利用已有的文献资料，通过整理、综合、分析等手段，最终达到研究目的的一种研究方法。如国内外官方的人口普查、生命统计、疾病统计、国民经济统计等资料，以及有关团体、组织、研究机构的各种统计年报、调查报告，有关期刊、杂志、报纸、专著等资料，都是文献研究获得资料的重要途径。文献研究应用很广，在研究者确定课题以及设计调查方案时,都需要收集国内外的有关文献,以了解所研究领域的历史和现状。所以,广义上讲,任何研究都离不开文献,只是使用文献的程度和范围不同而已。但是,文献常常带有浓厚的主观色彩,由于社会经济、文化的差异,以及各种不同的文献编撰目的,使得文献良莠不齐,有些可能有偏误,甚至完全错误。

二、社会医学研究的基本程序

社会医学研究遵循所有科学研究应遵循的过程,一般要经过课题选择、制定研究方案、收集资料、分析资料和解释结果五个基本程序(图7-1)。

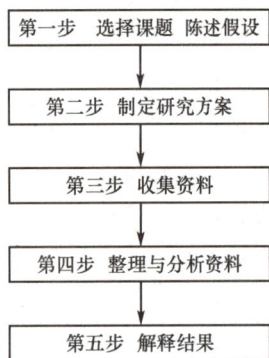

第一步 选择课题 陈述假设

↓

第二步 制定研究方案

↓

第三步 收集资料

↓

第四步 整理与分析资料

↓

第五步 解释结果

图 7-1　社会医学研究的基本程序

(一) 选题

研究课题的选择直接决定了研究的方向。如果所选的课题具有创造性,并很好地进行了计划,结果就可能具有学术价值。因此,恰当地选择课题是调查研究工作的重要环节。研究课题的选择一般要经过提出问题、文献查阅、形成假说和陈述问题四个过程。其主要问题在于提出问题、建立假说和选择验证手段,并对其进行全面系统的说明,使研究者更清楚地判定选题的可行性、科学性和创新性,但也并不是说所有发现的问题都能够研究或是值得研究。所以,选题时应该注意以下原则:

1. 需要性原则 它体现了科学研究的目的性。在实际工作中发现的对人群健康状况影响最大的问题,即社会实践的需要,或是出现一些事实与现有理论之间有矛盾的问题,即科学发展的需要。研究课题必须针对目前社会医学研究领域亟须解决的理论和应用问题,如新医改背景下促进医疗卫生事业发展的对策研究、公立医院的改革模式研究等。这些都为科学研究提供了新的研究方向。

2. 科学性原则 它体现了科学研究的根据,课题必须以客观事实和理论作依据。科学性原则是保证科研方向正确无误的前提。

3. 创造性原则 它体现了科学研究的价值,也

就是说,题目应是新颖的、首创的、国内外尚无人研究的。实现创造性应注意两点:一是要详尽占有资料,充分了解前人的研究状况,从中寻找空白点及薄弱环节,发现新的问题。对于别人已经研究过并有结论的问题,也可以进行研究,但必须重新确定研究角度,规定研究任务,在已有成果的基础上有所创新。二是要有科学思维,敢于冲破传统观念的束缚。

4. 可行性原则 最后还要对课题的可行性进行论证,也就是论证一个课题是否具备进行研究的主客观条件。客观条件主要指科学发展的程度、各方面资料的积累、调查能否执行等。在一定的时间及一定条件下,客观条件可起决定性的作用。主观条件是指研究人员的数量、专业知识及各种技能,有关人力、物力的配备状况等。如研究经费、人力、物质条件是否有保证;是否能够取得社会有关部门及调查单位的支持;研究人员是否具备了必要的专业知识和实践经验等。

总之,要选择那些既有现实意义又有学术价值,并且可行的课题进行研究。

(二) 制定研究方案

确定题目之后,就要根据调查目的进行专题研究方案设计,包括确定技术路线、实施计划、资料整理与分析计划等三个方面。①技术路线是对研究方案做出的统筹安排,使研究按计划、分步骤、有条不紊地进行,以保证课题的科学、可行;②实施计划包括明确研究目的、研究对象与范围、选择研究方法、抽样方法及样本大小、选择研究工具与材料、资料收集方法、质量控制措施等;③资料整理与分析计划包括设计分组、确定统计分析方法等。

研究对象的确定有普查和抽样调查两种方式。普查是调查总体的全部观察单位,一般用于了解总体在某一特定时点上的情况,如人口普查。抽样的方法可以分为概率抽样和非概率抽样两类。在概率抽样中,调查总体中的每一个观察单位被抽中的概率是已知的,而在非概率抽样中则是未知的。常用的概率抽样方法有单纯随机抽样、系统抽样、分层抽样和整群抽样四种。①单纯随机抽样是先对调查总体的全部观察对象统一编号,然后按随机数字表随机抽取一部分观察单位作为研究对象。从总体中抽取的每个可能样本均有同等被抽中的概率。其优点是操作简单,统计计算简便,误差分析较容易;缺点是当总体数量庞大时,逐一编号较为繁杂,有时难以做到,且抽到的编号往往分布不均匀。所以,比较适用于个体之间差异较小的情况。②系统抽样又称机械抽样或等距离抽样,是事先将总体内全部观察单位按某一顺序等距分成几个部分,每个部分内含有一定例数的观察单位,然后从第一部分开始,从中随机抽出第i号观察单位,依此在第二部分、第三部分直到最后一个部分

内用相等间隔各抽出一个观察单位组成研究样本。其优点是方法简便，被抽到的样本分布均匀，易估计总体参数，抽样误差一般较单纯随机抽样要小；缺点是在某些特殊情形下，系统会出现偏性或周期性变化。③分层抽样是先按对观察指标影响大的某项特征，将总体分成若干层次，然后从每一层内抽取一定数量的观察单位组成样本群组。该指标的测定值应在层内差异较小，层间差异较大。此法适用于总体复杂、个体之间差异较大、数量较多的情况。其优点是抽样误差小，各层次可以独立进行分析，能够提高样本的代表性、总体参数的精度和抽样方案的效率。缺点是操作麻烦，事先对总体进行分层，并要了解各层的人数及一些变异度，如果无参考资料可查阅，则必须通过作预调查来了解。④整群抽样是将总体划分为若干个群组，从中随机抽取某个群组，被抽到的群组内全部观察单位均为调查对象。其优点是组织简单，抽取的样本比较集中，可以降低调查费用。缺点是样本代表性差，抽样误差大。实际工作中，社会医学研究最常用的抽样方法是将上述几种抽样方法结合起来使用。非概率抽样不遵循随机抽样的原则，是研究者在调查时以自己的方便和主观愿望，任意选择调查对象作为样本。常用的非概率抽样方法有方便抽样、立意抽样、雪球抽样三种。①方便抽样即偶遇抽样，是研究者只选择那些生活上最接近的人或住得最近的人作为调查对象。该方法虽然在抽样的准确性上有缺陷，但却节省了时间和费用，常用于预试验或预调查中。目的只是在于检查调查表设计是否得当，并不用于数据分析。②立意抽样又称目的抽样，其样本是按研究目的需要并根据研究者的主观判断选定的。本法是对所要选择的被调查者作出判断，只选最适于该项目者作为研究对象。③雪球抽样要分阶段进行。首先，选定并调查几个具有所需要的特征的人，这些人被作为提供情况者，并依靠他们去选定其他合格的人。其次，调查这些合格的人。再由这些人去选定下一步中可以被调查的更多的人。如此类推下去，样本就像滚"雪球"那样越滚越大。非概率抽样方法简便、易行，花费小，能及时得到有用的资料，但一般不能用样本来推论总体，也不能估计抽样误差的大小。

视窗 7-1

中国的历次人口普查

　　新中国成立后，我国相继进行过五次全国人口普查。第一次人口普查以 1953 年 7 月 1 日零时为人口调查的标准时间，调查项目包括本户地址、姓名、性别、年龄、民族、与户主关系等 6 项，当时我国人口为 5.67 亿。在新中国历史上第一次查清了全国人口底数。

　　第二次人口普查以 1964 年 7 月 1 日零时为人口调查标准时间，增加了本人成分、文化程度、职业 3 个调查项目。全国人口总数为 6.95 亿。

　　第三次人口普查以 1982 年 7 月 1 日零时为调查的标准时间，调查项目增加到 19 项，还第一次使用电子计算机进行数据处理，也是我国真正进行的与国际接轨的第一次人口普查。全国人口总数为 10.04 亿。

　　第四次人口普查以 1990 年 7 月 1 日零时为标准时间，登记的项目共 21 项。自 1982 年普查之后国务院下发了一个文件，明确规定以后每十年进行一次人口普查，从 1990 年开始，每逢"0"的年份进行人口普查。全国人口总数为 11.34 亿。

　　第五次全国人口普查以 2000 年 11 月 1 日零时为标准时间进行，普查项目增加到 49 项，并首次采用光电录入技术。全国人口总数为 12.95 亿。

　　2010 年 11 月 1 日，我国进行了第六次全国人口普查。此次普查对象增加了对流动人口、在华外籍人员和港澳台胞的调查，调查的项目和内容也进一步扩大。

　　我国的人口普查是世界上规划最大的社会调查，具有广泛的国际影响。第三、四次、五次人口普查的成功进行，赢得了国际上的广泛赞誉，其中普查的质量控制和保证数据处理时效性的办法等，已被联合国秘书处制订的《人口与住房普查的原则和建议》所采纳。

（三）收集资料

　　研究方案确定后，就要严格按照调查设计进行调查，收集资料。在收集资料时，要注意及时复核、复查及补漏，以确保原始资料的完整与准确。在大规模调查之前要先进行小规模的预试验，以了解问卷的设计是否合理、可行，从而进一步修改完善问卷。

（四）分析资料

　　统计分析时，应按照研究课题设计要求，根据资料的性质和分析目的，选择恰当的统计方法对资料进行整理分析，使原始资料系统化、条理化，进而用样本信息推论总体的各种特征。

（五）解释结果

　　通过对资料进行分析，最终对所研究的问题得出正确的结论并做出解释，说明本次调查达到了什么目的，提供了哪些线索或科学依据。最后，根据调查研究的结果，提出解决问题的建议，供有关人员参考。由于人体健康和疾病之间关系复杂，可表现为多因多果、一因多果的关系。所以,对研究结果下结论时要慎重,以保证对研究假设做出科学的判断。

第二节 定量调查研究方法

社会医学研究按调查的结果可以分为定性研究和定量研究。定量研究是运用定量方法收集资料进行深入的量化分析,如计算统计量、进行统计检验等,通过现场调查收集人群中发生某种事件的数量指标,或者探讨各种因素与疾病和健康间的数量依存关系。定量研究主要采用问卷作为收集资料的工具,故又称为问卷调查法。定量研究的标准化和精确化程度较高,可检验性强,因而更客观、更科学。

一、定量研究的常用方法

(一)根据收集资料方式划分

1. 访谈法 通过有目的的谈话来收集资料的过程,即由调查员根据事先设计的调查表或问卷对被调查者进行面对面交流的一种收集资料的方法,又称为结构式访谈。其优点是:①具有一定的灵活性。当回答者对问题有误解时,可以得到访谈员的直接解释;②可以控制答卷的环境,具有较高的应答率;③可以使用较复杂的问卷。缺点是:①需要较多研究经费和时间;②容易出现访谈偏误,这是访谈法较突出的缺点之一;③难于保证回答人的隐匿性,对敏感的问题不愿配合;④有一定的局限性,难于在回答者居住很分散的情况下使用。所以,通常在一些样本多且调查对象较为集中的调查中应用较为广泛。

2. 信访法 通过邮寄问卷给被访者,由被访者根据要求自己填写问卷后寄回的方法。其优点是:①节省经费和时间;②具有较好的匿名保证;③调查范围较广;④可避免访谈偏误。缺点是:①缺乏灵活性。当被调查者遇到疑惑时无法得到准确的解释,只能依靠填表说明来作答;②回收率低。无法控制答卷的环境,被调查者是否合作取决于研究者的身份、调查对象的文化素质和对调查的兴趣度。如果回收率过低,则难以保证样本的代表性。

(二)根据调查目的划分

1. 描述性调查研究 指在某一特定时点或时期内,收集和描述一定范围内人群的特征、疾病或健康状况、卫生服务状况等,其目的是描述各种变量的分布特征。

2. 分析性调查研究 在描述性调查的基础上,进一步探索病因,调查目的主要用于评价暴露某危险因素对健康的影响程度。根据调查的时间顺序,可以分为下列两种方法:①病例对照研究。是以患所研究疾病的病例(病例组)和未患该病的合适对象(对照组)为研究对象,调查两组既往是否暴露于某种危险因素的情况及其程度,以分析危险因素与所研究疾病间有无关联及其关联程度的一种研究方法,是由果及因的调查方法。②队列研究。又称前瞻性研究,是选定暴露于某危险因素(暴露组)和未暴露于某危险因素(未暴露组)的两组人群,追踪其各自的发病结局,并比较两组人群的发病差异,分析判断暴露因素与发病有无因果关联及其关联程度的一种研究方法,是由因及果的调查方法。

视窗 7-2

中国慢性病前瞻性研究项目

中国慢性病前瞻性研究项目(Kadoorie Study of Chronic Disease in China,KSCDC)是一项由中国疾病控制预防中心与英国牛津大学合作开展的目前全球最大的慢性病病因学前瞻性研究项目。它于 2002 年下半年立项,根据中国疾病的分布情况和不同地区的经济发展水平以及交通等方面因素,2004 年逐步选定 10 个地区开展现场调查。调查地区从北到南,从东到西,最北到哈尔滨,最南到海口,最东到青岛,最西到甘肃,其中 5 个在城市,5 个在农村,共涉及 51.5 万人群,将前瞻性随访 15~20 年。

随着随访工作的进行,项目组将逐步开展疾病危险因素的研究工作。从某种程度上讲,这个研究队列好比一个金矿,能逐步发现和开采出很多重要且有价值的结果,包括不同慢性病有哪些危险因素,其危害程度有多大,以及与其他因素的相互关系等。其研究成果将为制定全国及地方的疾病控制策略等提供重要的科学依据。截止 2008 年末,项目组已完成全部对象的现场调查数据收集及生物样品库的创建工作。

二、定量调查的测量手段

测量的本质是根据某一法则将事物数量化,即在一个定有单位和参照点的连续体上把事物的属性表现出来,这个连续体称为量表(scale)。例如,为探讨社会心理因素对宫颈癌患者生活质量的影响所采用的家庭环境量表、社会支持量表、医学应对量表及中文版宫颈癌患者生存质量评估量表等。

(一)测量的要素

测量是根据一定的法则,将某种事物和现象所具有的属性或特征用数字或符号表示出来的过程。任何一种测量都包含测量客体、数字或符号以及法则三要素。

1. 客体 客体的属性与特征是测量的主要内容。测量首先要有测量客体，即人、事物或事件、现象等，是解决"测量什么"的问题。

2. 数字或符号 测量是用数字或符号这些形式语言从理论上把握客体的过程，通常把测量中一个数字当做一种物体或事件特征的代表符号，主要解决测量对象的属性与特征在测量过程以及测量后"如何表示"的问题。如用智商为 110 来表示一个人的智力状况。

3. 法则 测量规则是用特定的数字或符号表示事物和现象的属性与特征的操作方法。在这一过程中法则的确定至关重要。法则有好有坏，只有确定了恰当的测量法则，才会有准确、客观的测量。

(二) 社会测量的特点

1. 社会测量的主、客体易受外界因素及其自身因素的影响或干扰 社会科学的研究对象是人，测量的内容是人或者是与人有关的社会现象的属性与特征。由于社会测量的对象是有思想、有感情、有自由意识的人，测量的内容又是社会中人的行为，以及由人的行为构成的各种社会现象，因此，在测量过程中，测量对象极有可能会受到外界因素以及研究者的影响或干扰。同样，社会测量的主体也是有思想、有倾向性的人。因而难以保证在研究中做到绝对的"价值中立"，从而出现研究者的倾向性问题，干扰了测量的公正性与准确性。

2. 社会测量的可重复性较低 自然科学的测量对象相对单一和稳定，已经或正在建立一套完整而精确的测量方法和技术。例如，对长度的测量已经可以精确到纳米；对重量的测量可以精确到微克；对时间的测量可以精确到微秒。而社会测量的对象过于复杂，加之社会测量要受到测量主客体的双重影响，所以，测量的量化程度较低，可重复性较差。

(三) 测量层次

在定量研究中，信息都是用某种数字来表示的。在对这些数字进行处理、分析时，首先要明确这些信息资料是依据何种尺度进行测定的。根据量表的精确度，史蒂文斯(S. S. Stevens)将尺度分为下述四种类型：

1. 定类测量(nominal measurement) 定类测量又称名义尺度，只是用数字来代表事物或者把事物进行归类。在此量表中，数字只用来做标记和分类，而不能做数量化分析，即不能说 A＞B＞C，也不能做加、减、乘、除的运算。因此，它是测量尺度中层次最低的一种。在本质上是一种分类体系，即将变量依自身的属性或特征进行分类，并标记为不同的名称或数字符号，其分类的变量之间是相互排斥和包罗无遗的。所谓相互排斥是指每样东西都仅仅符合一个种类，而包罗无遗是指所测量的每样东西都必须有一个适当的

种类。以性别为例，经验上只会出现女性或男性，这个变量的两个类别或种类显然是相互排斥和包罗无遗的，因为每个人都符合于且仅仅符合于其中的一个种类。

2. 定序测量(ordinal measurement) 定序测量又称顺序尺度，其中的数字不仅指明类别，同时指明大小或含有某种属性的程度，主要用以反映事物属性或特征在高低、大小、程度、强弱、等级序列方面的差异。在顺序量表中，既无相等单位，又无绝对零点，数字仅表示等级，并不表示某种属性的真正量或绝对值。研究者为了统计分析的需要，通常情况下会将定序变量转换成大小不等的数字，以这些数字表示事物属性在高低、大小、程度、强弱、等级方面的差异。比如用"1"来表示"很不满意"，"2"表示"不满意"，"3"表示"满意"，"4"表示"很满意"等。这些数字并非实际意义上的数字，类似于定类测量的性别变量中用"0"表示男性，"1"表示女性。其差别在于，性别变量中的数在数学特征上只表现为类别不同，即等于或者不等于，而用以表示定序满意程度的变量，还可以表示出满意度之间的等级差异。这些数字同样不能进行数学运算，只是一种单纯表示强弱、大小的数字符号。

3. 定距测量(interval measurement) 定距测量又称间距尺度，不但有大小关系，而且具有相等单位，其数值可以做加、减运算，但没有绝对的零点。因此，不能做乘、除运算。以温度为例，郑州当天的最低气温是 6℃，而昆明的最低气温是 28℃，通过"28－6＝22"这个算术运算，知道了郑州当天的最低气温比昆明的最低气温低 22℃。需要注意的是，定距测量的值虽然可以为零，但零不具备数学中零的含义，此时的零并非"完全没有"。比如，尽管今天郑州的最低气温为 0℃，却不能认为低到了完全没有温度的程度，因为，气温还可以到零下十几甚至几十摄氏度。

4. 定比测量(ratio measurement) 定比测量又称比例尺度，既有相等单位又有绝对零点，所得的数值可以做加减乘除运算。这个零点有实际意义，且是绝对的、固定的、非任意设定的。例如年龄，通常认为刚刚出生婴儿的年龄为零岁，因为负的年龄没有意义。体重、身高等也属于这种情况。在实际应用中，通常把定比测量和定距测量等同看待。

上述四种测量层次由低到高逐渐上升。在社会医学资料的统计分析中，应根据不同的测量层次所具有的数学特性采用不同的统计方法。对社会医学现象测量的原则是：尽可能对它们进行高层次的测量处理。因为高层次的测量较低层次测量包含的信息更多，且高层次的测量结果很容易转换为低层次的测量结果；反之则不然。四种测量尺度的比较参见表 7-1。

表 7-1   四种测量尺度的数学特征

测量尺度	数学特征			
	分类(=、≠)	次序(>、<)	距离(+、-)	比例(×、÷)
定类	√	-	-	-
定序	√	√	-	-
定距	√	√	√	-
定比	√	√	√	√

三、调查问卷设计

问卷(questionnaire)是为了搜集人们对某个特定问题的态度、行为、观点和信念等信息而设计的表格,由一组问题和相应答案所构成,因而,也称为调查表。它是问卷调查中用于收集资料的一种测量工具。问卷设计是研究者根据调查研究目的和内容的需要,编写问题并形成问卷的过程。具体内容如下:

(一)问卷的一般结构

在实际调查中使用的问卷各不相同,但问卷的基本结构一般包括封面信、指导语、问题和答案、编码四个部分。

1. 封面信   封面信是一封致被调查者的短信,一般印在问卷的封面。其作用是向被调查者介绍或说明调查的目的及意义、调查的主办单位或调查者的身份、调查的大概内容、对结果保密的措施等,说明回答人填答问卷的重要性,目的在于消除调查者的顾虑,赢得被调查方的信任与合作。封面信要语言简明、中肯,篇幅宜短,一般为 200～300 字。封面信中需要说明的内容是:我是谁? 要调查什么? 为什么要调查? 致谢等。

2. 指导语   指导语是用来指导研究对象填写问卷的一则解释和说明。告诉被调查者如何正确填答问卷,或提示被访问者如何正确完成问卷调查的语句。通常放在问卷之首,并标有"填表说明"字样。

3. 问题和答案   这是问卷的主体。按问题测量的内容,可以将问题分为特征问题、行为问题和态度问题,但一个问卷中不一定必须同时具备三种类型的问题。研究者应根据具体的研究内容设计调查问题的形式。

4. 编码   编码是将问卷中的信息数字化,转换成统计软件和统计程序能够识别的数字的信息代换的过程。只有对问题和答案进行转换,才能用计算机进行统计处理和分析,提高统计效率。编码工作既可以在调查进行前设计问卷时进行,也可以在调查之后收回问卷时进行。

(二)问卷设计的原则

1. 目的性   调查目的决定着问卷的内容和形式。因此,问卷设计的过程就是将调查的目的充分体现到问卷的过程。问卷中的每一个问题都应与研究目的相关,通常不应该包括那些无关的问题。

2. 反向性   问卷的设计与研究步骤恰好相反,问卷中的问题是在考虑了最终想要得到的结果的基础上反推出来的。反向原则能够保证问卷中的每一个问题都不偏离研究的目的,并且在问题提出时已充分考虑了问题的统计分析方法,避免出现无法分析或使处理过程复杂化的问题和答案。

3. 实用性   问卷设计要简明扼要,且问卷的提问用词必须得当,容易被理解。要求所用词句必须简单、清楚,具体而不抽象,尽量避免使用专业术语。要考虑应答人的背景、兴趣、知识与能力等因素,鼓励应答者尽最大的能力来回答问卷。

(三)问卷设计的步骤

1. 明确研究目的   即设计问卷前,必须明确调查研究的目的,并且将研究目的分解为一系列可测量的指标,以便用相应的问题条目加以表达。例如,生命质量是一个不易测量的概念,在调查某种疾病患者的生命质量时,可以将生命质量分解为生理状态、心理状态、社会生活状态等系列可以测量的指标,用相应的问题条目来具体表达。

2. 建立问题库   可以由与调查有关的人员组成研究小组,建立描述调查指标的系列问题。问题的来源主要有两个途径:一是头脑风暴法,二是可以借鉴其他问卷的条目。头脑风暴法主要使用于首次涉及的测量领域,或者是对已有的问卷进行修改完善,以适用于测量目的的改变。研究小组成员可以围绕着研究目的和基本内容,自由发表意见,提出各种可能相关的问题。然后,再将提出的问题进行归类、合并、删除等处理,以消除无关的或重复的问题。而借用其他问卷的条目是指从已有的问卷中筛选出符合研究目的的条目,是一种常用的问题来源。借用的条目通常具有较好的信度和效度。尽管如此,新设计组合的问卷仍然需要进行检验信度和效度,即使把一个外文问卷完整翻译成本国文字也同样需要做检验。

3. 设计问卷初稿   根据研究目的和调查对象的特点,从问题库中筛选出合适的条目,并将问题的描述标准化、规范化,进行初步的量化处理,然后按一定的逻辑结构合理排列问题的顺序,最终组合成结构完整的初始问卷。

4. 试用和修改   试用与修改问卷有两种方法:①客观检查法,是选择部分人对问卷初稿进行填答,以发现问卷中的问题并进行修改;②主观评价法,通常将问卷初稿分别送给该研究领域的专家、学者和有关人员,请他们从不同角度,对问卷进行评论。在有条件的情况下,最好这两种方法都采用。先用主观评价法,找出一些问题,进行一次修改,然后再用客观检查法找出一些问题,再进行一次修改。

5. 检验信度和效度 调查问卷的最终质量需要通过信度和效度检验来评价,经过信度和效度检验后,才能确定问卷的正式版本。

(四)问卷的主要类型

根据收集资料方法的不同,问卷可以分为自填问卷和访谈问卷两种。自填问卷是由被调查者自己填答的问卷。一般采取邮寄或发送的方式,由被调查者自行填写。访问问卷是由调查员将问卷中的题目逐一向被调查者询问,再由调查者根据被调查者的问答进行填写问卷。是一种以口头语言为中介,由调查者和被调查者面对面进行交往和互动的过程。由于两种问卷直接面向的对象不同,二者在设计要求、形式等方面都有所不同。

较高的有效问卷回收率是获得真实可靠资料的保证。一般来说,回收率在30%左右时只能作为参考,>50%可以采纳建议,回收率>70%时方可作为研究结论的依据。因此,问卷的回收率一般不应少于70%。

(五)问题的设计

研究者在设计问题时,有时为被调查者提供答案,供其选择;有时则不提供任何答案,而由被调查者自行填写。根据问题是否预设答案,可将问题分为开放式、封闭式和混合式三种。

1. 开放式问题 开放式问题即只向被调查人提问,而不提供预先给出的答案,在每一问题的下面留有足够的空白,由问答者自由填答。其优点是:①可用于事先不知道问题答案有几种的情况;②可让回答者自由发挥,有时会得到生动的资料或意外的发现;③没有固定答案,能使回答者充分发表自己的看法;④若问题和答案太长时用开放式提问为好。缺点是:①回答率较低;②需花费较多的时间和精力;③要求回答者有较高的知识水平和语言表达能力;④可能会搜集到一些无价值或难于进行统计分析的资料,统计处理比较困难。开放式比较适用于深入了解被调查者的态度、意愿、建议等方面的情况。

2. 封闭式问题 封闭式问题是在提出问题的同时,还给出若干个答案,要求被调查者从中选择适合自己的作为回答。其优点是:①容易回答,节省时间;②回收率较高;③更能获得相对真实的回答;④便于分析和比较。缺点是:①某些问题的答案不易列全,会产生回答偏倚;②提供了猜答和随便选答的机会,因而,资料有时不能反映真实情况;③不易觉察到回答者对问题的误解,有时容易发生笔误。

3. 混合式问题 又称半封闭式、半开放式问题。是在封闭式问题和答案的最后加上一项"其他",由被调查者在预留的空白处自由表达与该问题相关的未尽内容。混合式问题克服了封闭式问题的缺点,同时吸收了开放式问题的优点。

(六)问卷项目的排列

进行问卷设计时必须注意问题的逻辑顺序排列。总的原则是:

1. 先排列一般性问题,后敏感性问题 如性别、年龄、职业等一般问题放在前面,而敏感性问题宜放在问卷的后面部分。因为,敏感性问题容易引起回答者的反感,若放在前面,易导致拒绝回答,影响回答率。

2. 先封闭性问题,后开放性问题 封闭性问题容易回答,被调查者易于配合完成。而开放性问题一般需要较多的考虑,占较长的时间,回答者若发现一开始的问题就难于回答,很可能断定此表将花费较多的精力,以至于拒绝回答。所以,封闭性问题排在前面,开放性问题排在后面。

3. 问题排列要有一定的逻辑顺序 应注意按下列三个方面排序:一是按时间顺序,二是按具体内容分门别类地列出,三是由浅入深地按逻辑顺序,以提高答卷的效率。

4. 用于检验可靠性的配对问题必须分隔开来 这类问题通常一个用肯定的形式提出,一个用否定的形式提出,并将它们分放在问卷的不同位置,否则回答者会很容易察觉并使回答无矛盾,从而影响检验的目的。

(七)答案设计

问卷答案格式的设计较为复杂。基本格式主要有以下几种:①填空式。是在问题的后面留有长短不一的空白,让回答者填写;②二项选择式。是指问题的答案只有是与否两种,回答者根据自己的情况只需选择其一作答,适用于互相排斥的定性问题;③多项选择式。是给出至少两个以上的答案,回答者根据自己的情况选择其一;④排序式。有些提问是为了了解回答者对某些事物重要性的看法,其答案是列出要考虑的有关事物,让回答者排序。比较适用于表示一定先后次序、重要性或强弱程度的等级排列问题;⑤图表式。有的问题答案可以用图表的方式列出,回答者在图表上表示自己的意见,常采用线性尺度。即绘制一条10cm长的刻度线,线的两个端点分别表示某项特征的两个极端情况,回答者根据自己的实际情况、看法或意见在线上的适当地方做标记;⑥矩阵式。是将同一类型的若干问题集中在一起,构成一个问题的表达方式,并在每一行适当的方格内划"√"。

(八)敏感性问题调查方法

社会医学调查中,常常会涉及一些人们的禁忌和隐私,这类问题称之为敏感性问题。如在调查出生缺陷或婴儿死亡时,被调查者对于像"你生过有先天缺陷的孩子吗?"和"你的孩子死亡原因是什么?"等这类问题,往往感到窘迫而不愿做真实的回答或干脆拒绝回答。对于这类问题用常规的问卷调查偏差较大,而采用"随机化回答"调查技术,效果较好。它是采用一种随机化装置,不用被调查者向调查者泄露回答问题的结果,就可以估计所有被调查者中属于某种情况的比例。自 60 年代中叶这种方法诞生以来,在美国等国家受到广泛的重视,用来调查私生子数、人工流产数、吸毒、同性恋者所占比例等社会问题。

如调查一个含量为 n 的样本,样本中属于 A 类情况个体所占比例为 R_A,向被调查者提出两个相对立的陈述,即"我属于 A 类"和"我不属于 A 类",每个陈述要求回答"是"或"不是",通过一个随机化装置确定回答方式。

如果随机化装置中出现 X 的概率为 P,则出现 Y 的概率为 $1-P$,各被调查者从中任取一个,非 X 即 Y。若规定取得 X 者回答第一个陈述,则取得 Y 者回答第二个陈述。调查者并不知道任何一个被调查者回答的是哪一个陈述,只知道回答"是"的比例(r)。如果所有被调查者都做真实回答,则 r 与被调查者中 R_A 之间的关系是:

$$R_A = \frac{r-(1-P)}{2P-1} \qquad (0.50 < P < 1)$$

例如,人群中随机抽取 500 人,欲调查他们中吸毒的比例,先向被调查者提出两个对立的陈述:①我不吸毒;②我吸毒。

随机化回答的方法是:使用一个内装许多黑、白小球的匣子,黑、白小球的比例分别是 60%(P)和 40%($1-P$)。混合均匀后,被调查者随机从匣子里摸取一球,摸取的是黑球还是白球只有被调查者自己知道。若摸取的是黑球,则回答第一个陈述,"是"或"不是";若摸取的是白球,则回答第二个陈述,"是"或"不是"。被调查者回答后,将小球放回匣子,混匀后,进行下一个被调查者。

黑白两球各占的比例 P 和($1-P$)分别代表了两个陈述被取出的概率。若全部回答中,回答"是"为 275 例时,则可计算出被调查者中不吸毒的比例为:

$$R_A = \frac{r-(1-P)}{2P-1} = \frac{275/500-(1-0.60)}{2 \times 0.60-1} = 0.75$$

已经证明,随机化方法的理论模型具有无偏性和方差最小的特点,对调查敏感性的问题,效果较好。

(九)信度和效度

1. 信度(reliability) 是指所得结果的可靠程度,通过测量结果的稳定性及一致性来判断结果的信度。通常用信度系数来评价,信度系数一般是用两种或两次测量结果的相关系数来表达,它可以解释为在所测对象实得分数的差异中有多大比例是由测量对象本身的差别决定的。

(1)复测信度(test-retest reliability):是采用同一调查问卷在不同的时间对同一调查对象进行重复调查,两次测量结果之间的一致性程度。这是应用最多的一种方法。重复测量的时间以 2～4 周为宜。复测信度系数越高,表明测量的一致性程度越高,测量误差越少。一般来说,$r \geq 0.70$,即可认为该测量是达到了足够的信度。

(2)复本信度(alternate form reliability):设计另一种与研究问卷在难度、内容、回答形式、题数等方面高度类似的问卷,同时测量同一调查对象,评价两个问卷测量结果的相关性。其相关系数越大,说明两份问卷的信度越高。

(3)折半信度(split-half reliability):亦称内在一致性系数,是将调查的项目按前后分成两等份或按奇偶题号分成两部分,通过计算这两半问卷的相关系数来测量信度。如果折半信度很高,则说明这份问卷的各题之间难度相当,调查结果信度较高。

2. 效度(validity) 效度是指测量结果与试图要达到的目标之间的接近程度。对效度的评价一般从下列几个方面进行:

(1)表面效度(face validity):是指从表面上看,调查问卷所采用的条目是否与研究者想要了解的问题有关。这是由专家对测量工具做出的一种主观判断。

(2)结构效度(construct validity):是用两个相关的可以相互取代的测量尺度对同一概念交互测量,如能取得同样结果,则可以认为具有结构效度。可以采用因子分析、相关分析等方法进行评价。

(3)准则效度(criterion validity):就是在测量中应用已有的对同一概念测量的工具来检验新测量工具的有效度。如果新工具测量的结果与作为标准的旧测量工具的测量结果相同或类似,则新测量工具就可以说有准则效度。

3. 效度和信度的关系 信度和效度是有效的测验工具所必备的两项主要条件。信度是效度的必要条件而非充分条件,即一个工具要有效度就必须有信度,不可信就不可能正确,但有了信度不一定有效。所以,信度检验是效度检验的必要条件,但不是充分条件。因此,两者的关系是:①不可信的测量一定是无效的;②可信的测量即可能是有效的,也可能是无效的;③有效的测量一定是可信的测量;④无效的测量可能是可信的,也可能是不可信的。

第三节 定性调查研究方法

定性调查是对事物质的方面的分析和研究,主要是想通过解决所研究事物"是什么"以及现象"为什么会发生"等本质性的问题,继而对所研究的事物做出语言文字的描述,从而达到反映研究对象的特征和本质。因此,它是一种探索性研究,也是一个发现问题的过程。

一、定性调查研究的特点

1. 定性研究注重事物的过程,而不是事物的结果 定量研究的重点是了解事物的结果,是何种因素导致何种结果,而定性研究注重的是由原因导致结果的中间过程,要了解事件发生过程中的许多细节。所以,二者的主要区别是研究的广度和深度上的差异。

2. 定性研究是对少数特殊人群的研究,其结果不能外推 定性研究是在少数人群中进行的,样本量很小,一般用非概率抽样的方法选择研究对象,分析的是研究人群的特殊情况,其结果只适用于研究人群,不能外推。

3. 定性研究需要与研究对象保持较长时间的密切接触,比较灵活 定性研究要求研究者与被研究者有深入的接触,建立相互信任的关系,在一种轻松自然的环境中收集资料。收集资料的方式比较灵活,没有固定的模式,因而对调查员的要求更高。

4. 定性研究的结果很少用概率统计分析 由于定性研究一般是对某一事件进行具体的描述,或者用分类的方法对收集的资料进行总结,因而很少应用概率统计的方法。

二、定性调查的常用方法

常用的定性研究方法有观察法、深入访谈法和专题小组讨论等。

1. 观察法 观察法是指通过对事件或研究对象的行为进行直接观察来收集数据的方法,是收集非言语行为资料的主要技术。按调查者扮演的角色可将观察法分为下列两种:①参与性观察法。是观察者要深入到观察对象群体中并成为其中的一员,通过仔细的观察与体验,获得第一手资料的调查方法;②非参与性观察法。是指观察者不参与观察对象的组群活动,仅仅是一个旁观者,通过观察对象的行为进行分析研究。其结果较少受到观察者个人主观的影响,比较客观。

观察法常常可以获得其他方法不易获得的资料。其优点是:①可观察到自然状态下的行为表现,结果比较真实;②可实地观察到行为的发生发展,能够把握当时的全面情况和情境。缺点是:①研究者处于被动地位,搜集资料比较费时;②观察所获得的结果只能说明"是什么",不能解释"为什么"。

2. 深入访谈法 深入访谈法是研究者根据访谈提纲,通过与研究对象的深入交谈,了解其对某些问题的想法和行为。深入访谈是一种非结构式访谈,具有较大的灵活性和开放性。研究者如果掌握了一定的访谈技巧,就可以获得较为真实和深入的资料,但统计分析处理资料较为困难。因而,也限制了这种方法的使用。深入访谈法的步骤如下:

(1) 做好准备工作:包括研究设计、准备现场、确定访谈对象、收集资料的方式、分析资料的方法等。

(2) 调查对象的选择:由于深入访谈是对知情人进行深入细致的交谈,因此,一般只能在小样本人群中进行。样本的选择可采用非概率抽样的方法。

(3) 设计访谈提纲:设计访谈提纲包括一系列调查者和知情者交谈的话题,问题应是开放式的,语言上要使用一般性或非直接性的词语来代替直接性的问题。要求问答简单、语言清晰、容易理解,不超出研究目的的范围。

(4) 选择访谈员与培训:深入访谈的成功很大程度上取决于访谈者本身的素质,因此,要选择合适的访谈员并进行必要的培训。培训时间一般为 2～3 天,以集中培训为好。培训内容包括:研究目的、访谈技巧、记录方式、访谈时可能遇到的问题、注意事项等。

(5) 现场访谈:首先开场介绍,营造轻松的气氛,强调被调查者意见的重要性和保证访谈的保密性。然后进入按照提纲进行实质性访谈,注意使用非语言信息,掌握好时间。最后检查记录,补充完善并致以谢意。

(6) 访谈结果的分析与撰写报告:深入访谈资料一般都可采用手工分析,主要是按访谈提纲进行归类整理,最终写出报告。

3. 专题小组讨论 专题小组讨论是指一个经过训练的主持人通过召集一个小组的被调查者的形式,面对某一研究的议题进行讨论,然后得出深层次结论的方法。其主要特点是:所需时间短,可以最大限度地节约人力、物力和财力,同时可以进行深层次的探讨,并得到一些意想不到的发现。专题小组讨论的步骤如下:

(1) 制定专题小组讨论计划。

(2) 决定小组的数量和类型:根据研究目的确定专题小组的数量,一般为 2～3 组。每个专题小组的参与者应该具有共同的特征或兴趣,目的是使每个参与讨论者都能自由、开放地参与讨论。

(3) 制定调查提纲与记录形式:应根据研究目的和访谈小组的类型确定提纲,通常包括三类问题:①普通问题,是指那些开始调查或让参与者表达一般观点和态度的问题;②特殊问题,是指那些发现关键信息和表达参加者感情和态度的问题;③深度问题,是指那些揭示较深层信息的问题。专题小组的议题不宜太多。

(4) 培训调查人员,进行预试验:正式访谈前需要对记录员和协调员进行培训,说明专题小组的作用,如何组织协调专题小组,并通过角色扮演进行预试验。

(5) 专题小组讨论准备工作:包括人员准备和场地准备等。

(6) 进行专题小组讨论。

(7) 对专题小组讨论结果进行分析和解释。

三、定性研究方法的实际应用

1. 辅助问卷设计,估计问卷调查的非抽样误差
研究者在设计问卷时,有些内容不一定适合于研究对象,有些提法可能是回答者不感兴趣的,定性研究则可以发现这些问题。有些问题也可以通过定性研究寻找到适当的通俗语言加以描述。由于诸多原因,如人群文化程度低者不能正确理解问题,而文化程度高者则不愿吐露真情、缺乏积极的动机等,都可能造成言语信息与事实不符。定性研究方法可以估计这些调查的非抽样误差。

2. 分析定量研究出现矛盾结果的原因　定量研究有时会发现人的知识和态度与其行为不一致,到底是由于报告行为与实际行为不一致所致,还是人们未按照所具有的知识和态度发生行为,对于这类问题可以用定性研究方法来识别。

3. 了解危险因素的变化情况　一些危险因素可能随时间而发生变化,这对于那些非纵向追踪性的定量研究有较大影响。例如,在病例对照研究中,当发现病例组和对照组间某行为有差异时,这种行为是否为疾病的危险因素,以及危险因素的强度有多大,这时应对发病前后一段时间的行为进行动态了解后才能下结论。而定性研究则可以了解危险因素的动态变化情况,对正确理解和解释定量研究的结果是有帮助的。

4. 为其他研究提供信息　当时间和财力不足时,小范围内的定性研究可以在短时间内为进一步的研究提供大量深入的信息,此时一般采用多种定性研究方法收集资料。

视窗 7-3

网络调查法

　　网络调查是指在互联网上针对特定的问题进行的调查。基于互联网的开放性、自由性、平等性、广泛性和直接性的特点,网络调查具有传统调查所不能比拟的成本低、速度快、隐匿性好、互动性好等优势。网络调查法同样可以分为定量和定性研究。网上定量研究方法主要有:网站/页问卷调查、电子邮件调查、弹出式调查、网上固定样本等几种。其中,网上固定样本是指通过随机的抽样调查(如电话或入户访问),征募目标总体的一个有代表性的固定样本的方法。网上定性研究方法主要有:一对一网

　　上深层访谈、小组座谈、小组座谈、观察和文献资料分析等几种。

　　上述调查研究的目的与一般的市场调查和民意调查原则上基本相同,所不同的只是利用计算机网络为传播手段代替传统的面对面的访问等手段,以研究人类的一般行为或研究特定群体的行为。

四、定性调查与定量调查的比较

　　总之,定性调查与定量调查是相辅相成的。这不仅表现在调查内容侧重的方面有所不同,也表现在二者功能上的互补关系:①定量调查其结果依赖于统计,希望通过对较大样本的个体测量推测总体的情况;而定性调查则不然,更多侧重的是问题的选项而非变量的分布。②定性调查与定量调查通常前后相继。如问卷是定量调查的主要工具,但在问卷设计的过程中,为了完善问卷的内容乃至结构,普遍做法是进行数次试访。显然,试访的结论是不能用来推断总体的,属于定性研究。在实际工作中,需要根据研究资料的特点,恰当的选择调查研究方法,才能够较好地解释所要研究问题的本质。定量调查与定性调查的比较见表 7-2。

表 7-2　定量调查与定性调查的比较

比较项目	定量研究	定性研究
理论假设	在研究之前产生	在研究之后产生
研究目的	证实普遍情况,预测,寻求共识	寻求复杂性,提出新问题
研究内容	事实,原因,影响,凝固的事物,变量	事件,过程,意义,整体探究
研究者	客观、权威	互动的个体
研究设计	结构性的,比较具体	随研究的进行不断发展、调整和修改
研究手段	数字,计算,统计分析	语言,图像,描述分析
抽样方法	随机抽样,样本较大	目的性抽样,样本较小
资料特点	量化的资料,可操作的变量,统计数据	描述性资料,实地记录,当事人引言
分析方式	演绎法,量化分析,收集资料之后	归纳法,寻找概念和主题,贯穿全过程
研究结论	演绎性、概括性、普适性,可推论到总体	归纳性、独特性、地域性,不能推论总体
效度	固定的检测方法,证实	相关关系,证伪
信度	可以重复	不能重复

Summary

1. Research methods refer to the collection of scientifically thinking manners, behaviors, procedures and standards of scientific research. Research methods relevant to social medicine include: investigation, experimental study, evaluation research, literature study, which have the characteristic of comprehensiveness and interdisciplinarity.

2. Basic procedures of social medicine are to select the subject, make research programme, collect data, analyze data and explain the result. It is advisable to follow the principles of desirability, scientificalness, creativeness and feasibility when selecting the subject.

3. There are two ways to determine research objects, general investigation and sample investigation. The methods for sampling include probability sampling and non-probability sampling. The common methods of probability sampling include: simple stochastic sampling, systematic sampling, stratified sampling and cluster sampling. The methods of non-probability sampling include: convenience sampling, purposive sampling and snowball sampling.

4. Three forms of Question designing are open type, closed type and mixing type. Questionnaire designing should cover the procedures: settling the precise research purpose, building up the question item pool, designing the draft of questionnaire, trying out and modifying, checking out reliability and validity, etc.

5. Social medicine research can be divided into qualitative research and quantitative research by the result of investigation. The common methods of qualitative research include observational method, in-depth interviewing method and focus group discussion. The usual methods of quantitative research are divided by the forms of collecting data into interviewing method and lettering method. Qualitative research and quantitative research supplement each other. During practical work, it is necessary to choose proper methods based on the characteristic of research data, so that the essence of research can be explained more accurately.

思 考 题

1. 简述社会医学研究应遵循的基本程序。
2. 调查问卷中调查项目的排列顺序是什么？
3. 定性研究的特点是什么？
4. 简述定量研究和定性研究的主要区别。

（申 杰 初 炜）

第八章 健康管理与健康危险因素评价

学习目标

通过本章学习，掌握健康管理的概念、内容，健康危险因素评价的概念和基本思想；WHO健康危险因素评价的基本步骤；熟悉健康管理的步骤和策略，健康危险因素的分类及特点，健康危险因素评价的基本步骤，实际年龄、评价年龄和增长年龄的含义及三者之间关系，评价类型；了解慢性病自然史；健康危险因素评价主要参数的计算方法，健康危险因素评价表的查法；WHO健康危险因素评价的方法和注意问题。

案例 8-1

过劳死，离你还有多远？

2008年刚刚开始二十天，一位年仅四十岁医生的心脏突然停止了跳动……

虽然他办公室隔壁就有心肌显像仪，虽然他每天都在为病人诊断疾病，但本应守护生命的医生，却越来越留不住自己的健康。四十岁，他的事业正在起步，他的梦想正在实现，然而随着生命戛然而止，一切可能全都变成了假设。这位医生的死亡，还有去年各行各业精英的辞世，无疑为正处于事业爬坡期的中青年人再一次敲响了警钟，当死亡似乎还那么陌生时，健康真的被我们放在人生排序的第一位了吗？过劳死真的离我们很遥远吗？

骤然凋谢的"向阳花"

1月24日，记者起了一个大早，赶到北京医院，参加一位医生的葬礼……

他叫郑建国，刚满四十岁，华西医科大学临床医学院博士毕业后，才到北京医院核医学科工作四年，由于他和他的妻子一直都在学习，他们的女儿才三岁。对于他的死，很多人都长叹一声：他是累死的，实在想不到……

回顾郑大夫逝世前的情形，他的妻子郭丽宏止不住地落泪。作为医学博士后，去年年底她才从美国学习归来，在这半年时间里，他们的女儿被送回老家，郑大夫除了周末回家浇花，其他时间都住在科里，一家人才团聚了一个多月。据郭

丽宏回忆：1月18日周五，郑大夫晚上八点半才到家，晚饭后，就坐在电脑前，妻子催他休息，但他岳母凌晨三点时发现，他仍坐在电脑前写东西，几点睡的没有人知道。次日，郑大夫九点起床，十二点时，终于把完成的稿件发了出去，一家人就出门采购年货，晚上回家时，他已经感到很不舒服。1月20日，九点起床后，他又坐在电脑前赶稿子，妻子不禁问，不是赶完了吗，郑大夫回答，另一位主任也在催稿，于是连中午饭都是在电脑桌边吃完的。下午，他实在感到很疲乏，休息了一会儿后，突然身体蜷缩成一团，在送往医院的急救车上就永远地走了：心源性猝死。

在郑大夫爱人去美国学习期间，他通过电子邮件给她写了很多信，除了女儿荣荣，他谈的几乎都是工作……

2007.7.16

我住在科里，昨天晚上加班到1点钟。我一般不回家。每天都特别忙，PET/CT学习班讲义还没有写，都愁死了。一定要在这个月完成……

2007.7.22

昨天晚上加班快到12点了，回家时已经是零点40分，看了会儿电视就睡觉了，睡到早上8点。然后开始做饭，打扫卫生，中午面条，晚上方便面；或者中午方便面，晚上面条。……我的事情还特别多，昨天刚把住院医师的讲课准备好。下周得把PET/CT学习班的讲义准备好，还要准备首发基金和新疆会议。

2007.9.10

PET/CT学习班的课我星期三上午讲，星期四新教师试讲，讲完了就算完成两件比较艰巨的任务，以后就好多了。我今天晚上大约又要干到12点，讲课的幻灯还没有完全做好……

2007.11.10

我最近也特别忙。这周星期一教育处的老师让我给住院医讲一次课，星期二开始做幻灯片，星期二到星期四，白天除正常的日常工作外，都在做幻灯片，晚上每天加班到12点多……

不甘放弃的"双面人"

"其实，他感到胸闷已经有一段时间了，就是

太大意了。对自己要求高是一把双刃剑，医术进步确实快，但对身体也造成了不能挽回的伤害。"他的同事于治国大夫说，"听到他去世的消息，首先是震惊，然后就是不是一般地可惜。知识分子尤其是医务人员，这些年的压力越来越大：首先，医学新知识本身就要求医生不断地学习。医患关系又这么紧张，达不到病人的要求，病人态度就会180度大转弯，医生的心理压力很大。再加上，到了这个年龄段，上有老下有小，郑大夫曾经对我说，家里住得太远，也想到城里找个近一点的地方，但即使是二手房价位也太高，根本买不起。"

郑大夫追悼会当天，一位不住掩面痛哭的人引起了记者的注意，他是郑大夫的师弟，北医三院核医学科的唐恭顺大夫。像郑大夫一样，唐大夫博士毕业后，也来到了北京。"他的死，对我们这批人的打击太大了。"唐恭顺说，"我的工作模式和他几乎完全一样：白天做临床医生，在科里忙忙碌碌就是一天，基本不能做临床以外的事情；正常下班以后，我们就变成了双面人，因为我们追求科研之心不死，白天没有时间，就只能晚上加周末，我们上网不是聊天、打游戏，而是去搜集文献、查阅资料，研究别人做了什么，我们还应该怎么去做。我们还要写SCI论文，要中标国家自然科学基金，干到两三点是平常，单身汉干通宵那是再正常不过的事，要建立研究型的医科大学和医院就是靠我们这批人去冲锋陷阵。"

威胁生命的"床垫文化"

因工作劳累而过早离去的医生其实并不只一个郑建国，去年11月，广东省人民医院神经外科副主任医师郭予大在准备一台手术时突发休克死亡，年仅44岁。猝死事件频发的行业亦不止于医生，中国医师协会曾评出"健康透支十大行业"，依次为IT精英、企业高管、媒体记者、证券、保险、出租车司机、交警、销售、律师、教师。近几年，知名人士的猝死更是引来一片唏嘘：王均瑶、陈逸飞、侯跃文、陈晓旭……一个个名字背后，都是一连串的惋惜：他们实在太年轻。

近年，最引人关注的则是背负着"床垫文化"的IT精英现象。作为国内著名的人才饕餮企业，据说，华为公司在创业时就有一个传统，几乎每个开发人员的桌子下面都有一张床垫。午休时，席地而卧；加班晚了，与垫同眠；半夜醒了，起来再干。正是这种用生命去加班的工作方式，接连导致几位年仅二十多岁的员工猝死在工作岗位上。

事实上，对于中青年过度劳累的社会讨论早

在20世纪70年代就已经开始，随着与著名数学家陈景润齐名的张广厚在大有作为的40岁就撒手人寰，人们就开始置疑：三十五到四十多岁的中青年人到底怎么了？"过劳死"这一源自日本白领健康危机的概念引入中国后，随着经济的发展，这一并不新鲜的社会问题不仅没有减缓反而越演越烈。

作为国内最忙碌的医生之一，当记者采访著名心血管专家胡大一时，他刚从美国回国，又要马上赶去香港参会。胡大一说，"2000年，我54岁，因为要调动工作，必须参加一次体检，正是这份当时八年里唯一的体检报告，震惊了我：血糖在临界水平、餐后偏高，甘油三酯高，脂肪肝，体重超标，原来整天给别人治病的我，有这么多健康隐患，我必须改变。"想做就一定要做到的胡大一立即从改变生活方式做起，首先多运动，爬山爬楼梯、每天一万步，为此他特意买了一个记步器。但单纯的运动，体重只减下了4公斤，于是，他开始试吃减肥药，一个月很快就减到了69公斤，但他开始感到疲劳乏力，一停药体重就反弹。他说，"减肥药给了我两个启示：第一，再也不吃了，第二，控制饮食，少吃肉、八分饱。"经过七年坚持，现在胡大一的体重保持在75公斤左右，每年一次的体检所有指标全部正常。胡大一说，现代人都有一定的紧张度，但还是要把事业和健康统一起来，没有健康也不可能有事业。国家和父母培养一个人才不容易，这个人一旦英年早逝，无论对社会还是对家庭都是巨大的损失。发达国家心肌梗死的病人一般都在60岁以后，而我国往往是35岁到45岁之间的男性，丧失的都是社会的中坚力量。"关键是树立起健康意识，"胡大一说，"我是一个意识得比较晚的人，所以更要规劝中青年人，注意工作效率，不要打消耗战。"

分析上述案例可知，导致过劳死的直接因素是长时间过度劳累所致的心源性猝死，但郭大夫等精英们，睡眠严重不足，生活不规律，每天长时间静坐，缺乏体力活动，超负荷脑力劳动，饮食营养不均衡，工作和生活压力大，自我健康意识不强等间接因素对健康的影响有多大，如何运用社会医学的技术和方法，对他们存在的健康危险量化评估，让他们能直观地认识到不良的行为生活方式产生的危害，促进他们主动保护健康，值得我们研究思考。

讨论：

如何预防过劳死？个体或人群该怎样维护健康？

第一节 健康管理

现代医学模式下,医学的目的走向成熟,优先战略是:确立预防疾病和促进健康;解除疼痛和疾苦;治疗疾病和对不治之症的照料;预防早死和提倡安详地死亡。而且生物-心理-社会医学模式对医学科学的发展也产生了深远的影响:医学服务模式从以医疗为导向转变为以预防为导向,在疾病预防和控制上要克服重治轻防的思想,医院提供不仅是以疾病为中心的医疗服务,而是以人的健康为中心的健康服务。但是,医学的主要精力仍然集中在疾病病因、发病机制、诊疗方案,以及高科技诊疗手段的探索方面。医学科学发展的速度与人群健康水平的提高并不相一致。因此,在当前的经济发展水平和卫生资源的基础上,采用合理策略、措施和方法,促进、维护人群健康,最大限度地满足人们追求健康长寿的愿望,符合社会医学的研究内容和目标。

一、概 述

(一) 健康管理的概念

健康管理(health management)的思路和实践最早起源于 20 世纪 60 年代末的美国。因为随着人们生活水平不断提高,饮食结构和生活方式发生了变化,主要表现为饮食结构不合理或饮食过量和运动量不足。20 世纪 60、70 年代美国及一些发达国家由于不良生活方式所导致的高血压、糖尿病、血脂异常、肥胖病,以及与之相关的心脑血管疾病、肿瘤等疾病的发病率迅速增高,以疾病为中心,以药物和手术为主要诊治手段的模式致使医疗费用剧增,人们开始发现,医疗卫生领域的高科技投资如新药、新手术和其他新技术的投入成本越来越大,对人群总体疾病的诊断和治疗,对人类总体健康长寿的贡献却越来越小,对人群总体健康的回报率已经开始下降。70 年代中期以来,美国开始重视行为和环境对人类健康的影响,开展以"合理膳食、适量运动、戒烟限酒、心理平衡"为基石的健康教育和健康管理,使高血压、脑卒中、糖尿病以及肿瘤的发病率得到大幅度地下降。美国人均预期寿命延长了 10 年,而用于这方面的费用仅为同一时间医疗费用的 1/10。在同一时期,美国保健业提出了健康管理的新理念,即由医生采用健康管理和评价的手段来指导病人自我保健,大大降低了医疗费用,为保险公司控制了风险,也为健康管理事业的发展奠定了基础。20 世纪 90 年代,企业决策层意识到员工的健康直接关系到企业的效益及发展,这种觉悟使健康管理第一次被当成一项真正的医疗保健消费战略,企业决策层开始改变为员工健康的投资导向。与此同时,德国、英国、苏兰、日本等国家逐步建立了不同形式的健康管理组织。

尽管健康管理的实践和应用研究已开展了近三十年,而且作为一门行业也正受到越来越多的政府、医疗机构、保险公司以及企业的关注,但是作为一门新兴的学科,还没有全面系统的理论研究和权威的专著,迄今还没有一个十分确切的定义,不同的专家学者和不同的行业界理解的角度不同。医学界较广泛认同的健康管理的概念为:

健康管理(health management)是通过对个体和群体的健康状况进行全面监测、分析、评估及预测,向人们提供有针对性的健康咨询和指导,并制定相应的健康管理计划,协调个人、组织和社会的行动,针对各种健康危险因素进行系统干预和管理的过程。简言之,健康管理是一种对个人和人群的健康危险因素进行全面管理的过程,目的是控制可变的健康危险因素,遏止慢性非传染性疾病的患病率和致残率,不断提高人们的生命质量。健康管理的宗旨是为了更好地调动个人、群体和社会的积极性,通过对有限健康资源的有效计划、组织、协调和控制等管理活动来获取最大的健康效果。因此,健康管理目标的实现需要医务界、保险业、企业组织和社会多部门的参与和共同努力。健康管理不同于一般健康教育,它是以健康需求为依据,对健康资源进行计划、组织、指挥、协调和控制的过程,也就是根据个体和群体的健康状况进行全面监测、分析、评估、提供健康咨询和指导并对健康危险因素进行评估的过程。在这里,健康需求可以是一种健康危险因素,如高血压、肥胖;也可以是一种健康状态,如糖尿病、慢性胃炎等。

健康管理以个体和群体的健康需要为导向,对个体和群体的健康问题和健康危险因素进行管理。健康管理的手段可以是对健康危险因素进行分析,对健康风险进行量化评估,或对干预过程进行监督指导。健康管理一般不涉及疾病的诊断和治疗过程。目前,健康管理主要用于慢性非传染性疾病的预防,如高血压、高血脂、冠心病、脑卒中、糖尿病、肥胖、骨质疏松及肿瘤等。

> **视窗 8-1**
> ### 美国实施健康管理的成效
> 在美国,通过 20 余年的健康管理研究,得出了这样一个结论:对于任何企业及个人都有这样一个秘密,即 90% 和 10%。90% 的个人和企业通过健康管理后,医疗费用降到原来的 10%。10% 的个人和企业未参加健康管理,医疗费用比原来上升 90%。
> 美国太平洋联合铁路公司为其员工提供健康管理服务,除了人群的健康指标有了很大改善外,其效益费用比是 3.24:1。其中高血压为 4.29:1;高血脂为 5.25:1;戒烟为 2.24:1;体重为 1.69:1。

（二）健康管理的内容

健康管理以服务为载体，以管理为手段，通过有计划有组织的系统活动来对个体和群体中的健康问题和健康危险因素进行监测、评价、干预、再评价，达到改善健康状况，防治慢性非传染性疾病的发生和发展，提高生命质量，降低医疗费用的目的。

健康管理的核心内容包括三个方面：①收集服务对象的健康信息，即收集个人或群体的健康生活方式相关的信息，如个人一般情况、目前健康状况和疾病家族史、生活方式、医学体检和实验室检查（乙肝五项指标、血脂、血糖等），发现健康问题，为评价和干预管理提供基础数据；②健康危险因素评价，即对个人或群体的健康现状及发展趋势做出预测，主要是根据所收集的健康信息预测一定时间内发生某种疾病或健康危险的可能性，以达到健康警示的作用，并为干预管理和干预效果的评价提供依据；③健康促进干预管理，即通过个人或群体健康改善的行动计划，对不同危险因素实施个性化的健康指导，这是最实质性的、最重要的一个环节，也是整个健康管理过程的核心。健康管理是一个长期的过程，在实施健康改善措施一定时间后，需要评价其效果，重新调整计划和改善措施，最后达到健康管理的目的。

（三）健康管理的特点和分类

1. 健康管理的特点　健康管理能够使健康检查监测（发现健康问题）、健康危险评价（认识健康问题）、健康促进干预（解决健康问题）三个环节不断循环运行，减少或降低个体或群体的健康危险因素的个数和级别，提高临床疾病治愈率，降低疾病的发生率和死亡率。所以，与健康教育和疾病的临床治疗相比较，健康管理具有如下特点：始终以控制健康危险因素为核心；一、二、三级预防并举；预防医学与临床医学相结合，群体教育与个体化指导相结合。

2. 健康管理的分类　健康管理是通过服务这一载体来实现的，它强调以个体健康意识、生活方式和个人行为等健康危险因素为干预重点，通过有目的、有计划、有组织的系统活动来改善人们生命质量和健康状况。广义的健康管理包括疾病预防、临床诊疗、康复保健等应用医学的各个方面，根据管理对象不同可分为对个人健康管理、组织健康管理、社区健康管理和社会的健康管理。

二、健康管理的基本步骤和常用服务流程

（一）健康管理的基本步骤

1. 收集健康管理对象的个人健康信息，建立健康档案　通过采集个人健康信息了解其健康需要，发现个体存在的健康问题，查找健康危险因素，并对健康危险因素进行监测和分析。常规信息采集的途径有日常生活调查、健康体检和因病检查等方式。采集的信息包括个体的年龄、性别、身高、体重等基本情况，体检后身体各系统的功能状况、实验室检查后的一些重要指标（血脂、血糖、肝功能指标等），家族史、饮食习惯、生活方式（如吸烟、睡眠、体力活动、锻炼、精神及社会因素等）等多方面资料。健康管理机构将收集到的个人健康状况信息，按照统一的规范格式录入，建立健康档案。

2. 进行健康和疾病风险评估　在收集个人健康信息的基础上，基于循证医学的原则，综合运用多种方法对健康问题和健康风险进行分析和评估，预测个人在以后一段时间内发生某种疾病或存在健康危险的可能性，制订健康管理和健康风险干预计划。个性化的健康管理计划以可以改变的指标为重点，提出健康改善的目标，同时为管理对象提供了行动指南。

3. 实施健康干预　健康干预就是针对各种状态的个体提出健康改善措施，制订个性化的健康促进计划，并充分调动个人、家庭和社会积极性，督促、帮助使被管理者把健康理念和健康计划转化为健康行为。个性化干预措施包括生活方式干预、膳食营养指导、心理健康干预、运动干预、中医养生、健康教育和指导等，在干预措施的实施过程中被管理者逐步形成了良好的行为和生活方式，从而减少发病危险。此阶段是健康管理程序的实质，在此过程中，要通过各种途径，与被管理者保持联系，对其给予及时的咨询和科学指导，并对其健康状况的改变及时了解，定期进行重复评估，给个人提供最新的健康维护方案。

4. 干预效果评价　对健康干预的实施效果进行动态追踪，了解存在的问题，评价计划和措施的实施效果，并对干预方案做进一步的完善。

健康管理的各环节是一个长期的、连续不断的循环过程，只要被管理者与健康管理机构密切配合，长期坚持，定能达到减少发病危险预期效果。健康管理在具体实施过程中，一般有相对固定的服务流程。

（二）健康管理的常用流程

一般来说，健康管理的常用服务流程包括5个组成部分。

1. 健康管理体检　健康管理体检是以人群的健康需求为基础，按照早发现、早干预的原则，并根据个人的年龄、性别和工作特点确定体检的项目。体检的结果对以后的健康干预计划具有重要的指导意义。

2. 健康评估　通过分析个人的家族史、饮食习惯、生活方式、心理状态及体检结果，为服务对象提供总体健康评估报告、心理状况评估报告、健康体检报告。

3. 个人健康管理咨询　在全面评估的基础上，

服务对象可得到不同层次的咨询服务:管理机构或健康管理师向其个人解释健康信息和健康评估结果及其对健康的影响,制定个人健康管理计划和随访计划,指导督促服务对象自觉地采纳有益于健康的行为和生活方式,消除或减少危险因素。咨询服务的方式可以在健康管理服务中心面对面接受咨询,也可以通过电话及其他信息方式沟通。

4. 个人健康管理后续服务 个人健康管理的后续服务内容主要取决于服务对象的情况以及资源的多少,可以根据个人及人群的需求提供不同的服务。健康教育和督促随访是后续服务的重要措施和常用手段。随访的目的是检查健康指导和健康教育的效果以及健康管理计划执行情况。后续服务也可以通过互联网查询个人健康信息和接受健康指导,定期寄送健康管理通讯和健康提示;为服务对象提供个性化的健康改善行动计划等方式实现。

5. 专项的健康及疾病管理服务 健康管理就是以健康需要为导向,向人们提供各类健康服务。因此健康管理服务常规服务流程中,还包括专项的健康及疾病管理服务。主要是根据服务对象的健康状态,对患有慢性病的个体和健康人提供有针对性的服务。对慢性病患者提供针对特定疾病或疾病危险因素的服务,对于糖尿病病人,应增加眼、足部检查;对于超重、肥胖病人,应定期进行血糖检查。对无慢性疾患的个体,可提供健康生活方式指导、疾病高危人群的教育、健康维护项目等。

三、健康管理的基本策略

健康管理的基本策略是通过评估和控制健康风险,达到维护健康的目的。

(一) 生活方式管理

生活方式管理是通过健康促进技术指导人们改掉损害健康的不良习惯,培养和建立健康的行为和生活方式,最大限度地降低其健康风险暴露水平。目前我国居民生活方式管理的重点在于膳食、体力活动、吸烟、适度饮酒、精神压力等方面。

由于不良的行为生活方式是人们经常性的、固定为习惯的一种生存方式,是长期积累的结果,健康管理人员不可能全天候实时监控,所以服务对象对自身健康的关心程度和自我约束能力显得特别重要。因此,在实施健康管理措施的过程中,需要让服务对象了解各种不良行为和生活方式可能带来的健康风险,并充分认识到这些行为和风险对他们的生命和健康造成的不良影响,帮助其制定相关的健康管理计划来共同实施对这些危险因素的控制。同时强化个体健康自我管理意识,强调个体对自身的健康实行自我管理的重要性。

生活方式干预技术能够激励个体和群体的健康行为,从而影响生活方式管理的效果。常用的促进人们改变生活方式的技术有:教育、激励、训练和营销。

生活方式管理通过采取降低健康风险行动和促进健康行为来预防疾病和伤害。因此,生活方式管理的策略可以融入到不同的健康管理策略中,是各种健康管理的基本组成成分。

(二) 需求管理

需求管理是通过向人们提供决策支持和自我管理支持来鼓励其合理利用医疗服务。它实质是通过帮助健康消费者维护健康和寻求恰当的卫生服务来控制健康消费支出,促进和改善卫生服务利用。需求管理的目标是减少昂贵的且临床上并非必需的医疗服务,帮助人们维护自身的健康和更合理的利用医疗卫生服务。

需求管理主要通过为人们提供各种可能的信息和决策支持、行为支持以及其他方面的支持,帮助其在正确的时间、正确的地点,寻求恰当的卫生服务。常用的需求管理方式有两种,即对需方的管理和对供方的管理。健康管理服务对象的个人偏好、对健康与疾病的认知、观念、行为、态度等影响其对卫生服务的利用,需方管理应强调对疾病教育的重要性,鼓励其在医疗服务利用决策中发挥积极作用,通过对人们的卫生保健需求实施影响和指导,帮助其做出理性的消费选择,减少卫生服务利用过度现象。供方管理主要是通过管理性保健来实现,如通过对全科医生守门人、将服务引导到费用相对低廉的社区卫生服务机构、利用率评估等手段来对需求实施管理。美国需求管理实践表明,通过供方实施的需求管理确实起到了降低医疗费用的作用,但消费者的满意度会受到了一些影响,同时人们对其可能导致的服务质量问题表示了担心。

需方管理通常通过一系列的服务手段和工具,来影响和指导人们的卫生保健需求,常用的手段和方法包括:寻找手术的替代疗法,帮助病人减少特定的危险因素并采纳健康的生活方式,鼓励自我保健干预等;24小时电话就诊分流服务、转诊服务、基于互联网的卫生信息数据库、健康课堂、预约服务等。

(三) 疾病管理

美国疾病管理协会定义:疾病管理是一个协调医疗保健干预和与病人沟通的系统,它强调病人自我保健的重要性。疾病管理对医患关系和保健服务计划提供支撑,强调运用循证医学和增强个人能力的策略来预防疾病的恶化,从临床、人文和经济等方面对整体健康状况的改善进行动态评价。疾病管理须包括:目标人群筛选,循环医学指导,协调医疗服务与其他辅助服务,病人自我管理教育,关注对疾病管理过程和结果的测量、评价和管理、定期报告与反馈等。与传统的单纯疾病治疗相比,疾病管理的目标人群是患有特定疾病的个体,不以单个病例或单次就诊事件为中心,而是关注个体或群体连续性的健康状况与生活质量,病人主动参与疾病管理的过程,而不是一个被动的受治者。疾病管理关注健康状态的持续改善过程,综合协调医疗卫生服务与干预措施至关重要。

疾病管理常用的方法和手段包括:重视对病人进行教育,让其了解自身疾病的相关知识,鼓励病人合理用药,了解和监测服药症状;依据循证医学的原理和方法,对病人的临床症状和治疗计划进行监测;协调医务人员和医疗卫生机构提供的服务的一致性和有效性。

(四)灾难性病伤管理

灾难性病伤管理是疾病管理的一个特殊类型,它关注的是"灾难性"的疾病或伤害。"灾难性"通常指对健康危害十分严重或会导致巨大治疗费用的疾病,如癌症、肾衰等,也就是我们常说的大病。由于灾难性病伤通常发生率低、病程迁延,需要长期复杂的医疗卫生服务,服务的可及性受到家庭、经济、保险等多方面因素的影响,这就注定了灾难性病伤管理的复杂性和艰巨性。

灾难性病伤的管理主要致力于对患者和家属的健康教育、综合疾病管理计划的制定、病人自我管理目标的实现以及通过协调多学科及部门疾病管理行动实现灾难性疾病患者在临床、经济和心理上都能获得最优化结果,最大程度地满足患者的多重服务需要。

(五)残疾管理

残疾管理的目的是减少工作地点残疾事故的发生率,以及由此给人们带来的健康和经济损失。残疾管理的首要任务是找出工作场所存在的、潜在的、可能导致伤残发生的各种隐患,并通过教育和早期干预行动来预防或最大限度减低工作场所残疾的发生,确保工作环境的安全;对于已经发生的伤残来说,确保其在伤害发生时能够得到及时的治疗。此外,要对因伤残导致的工作缺席做出妥善安排,帮助伤残人员采取有效措施来应对残疾给其工作和生活带来的各种限制和障碍,提供及时的医疗和康复及其他必要的帮助和支持,并为其返回工作场所提供相应的帮助。残疾管理就是通过对不同伤残程度人口的分别管理,使残疾造成的劳动和生活能力下降的损失降到最小。

在残疾管理具体实施过程中,较为细化的管理内容包括:预防伤残发生,防止残疾恶化;注重残疾人功能性能力恢复而不仅是患者疼痛的缓解;制订衡量实际康复和返工的标准,详细说明残疾人今后行动的限制事项和可行事项;评估医学和社会心理学因素对残疾人的影响;帮助残疾人和雇主进行有效的沟通;在有需要的情况下,帮助伤残者复职;实行循环管理等。

(六)综合群体健康管理

在健康管理实践中,许多健康管理项目是通过协调采用多种健康管理策略对个体提供更为全面的健康和福利管理。一般来说,雇主需要对员工进行需求管理、伤残管理和灾难性病伤管理;医疗保险机构和医疗服务机构除了需要开展疾病管理外,同样也需要其他多种管理策略的综合运用,人寿保险公司主要提供灾难性病伤管理。

四、健康管理的意义与应用

(一)实施健康管理的意义

1. 验证了现代医学模式对医学实践的指导作用
现代医学模式对临床医学、预防医学、卫生服务都产生了深远的影响,主要表现为:医学服务形式从医疗型向医疗、预防、保健型转变;医学服务从以疾病为中心向以人和人的健康为中心转变;医学服务从针对个体向个体-家庭-社区转变;服务模式从以医疗为导向向以预防为导向转变。预防医学在新的医学模式指导下建立了高危人群、高危因素、高危环境的"高危"概念和三级预防策略;卫生服务从治疗服务扩大到预防保健服务,从生理服务扩大到心理服务,从院内服务扩大到院外服务,从技术服务扩大到社会服务。健康管理就是以健康人群、亚健康人群、亚临床状态人群以及处于疾病期和康复期的病人的服务需求为导向,在对个体或群体的健康状况以及各种健康危险因素进行全面监测、分析、评估及预测的基础上,采用生活方式管理、需求管理、疾病管理、残疾管理及灾难性病伤管理等多种管理策略,以满足不同健康状态个体的个性化健康需求。因此,无论是从健康管理服务的对象来说,还是从服务范围以及服务形式和手段来说,健康管理服务都是现代医学模式对医学实践的指导的具体体现。

2. 促进卫生资源合理利用,控制医疗费用过度增长　随着现代化的进程,老龄化,急性传染病和慢性病的双重负担及环境恶化等开始导致医疗卫生需求不断增长,致使医疗费用剧增。特别是医疗高科技化带来的高科技设备的广泛应用,更加速了医疗费用的迅猛上涨。巨额医疗费用给个人、家庭、社会和政府都造成了沉重的经济负担。另一方面,由于卫生资源配置的不均衡性,导致人们卫生利用不足和卫生服务利用过度并存。健康管理能够向人们提供自我保健服务和人群就诊分流服务,帮助人们更好地使用医疗服务和管理自己的小病,并通过生活方式管理和需求管理降低个人健康风险和疾病的发生率,早期发现疾病,提高临床疾病治愈率和降低死亡率,从而达到合理配置卫生资源,降低医疗费用的目的。

（二）健康管理的应用

健康管理最早起源于美国，在保险业和企业得到较为广泛的实践和应用。其他一些国家参照美国模式成立健康管理组织，开展健康管理服务，主要应用于以下几个方面。

1. 在健康保险和医疗保险行业中的应用　健康管理理念早期主要是借助于保险业的大力推动而发展起来的。健康保险或医疗保险业主要是通过健康管理服务来减少投保人的患病风险，从而达到减少保险赔付的目的。美国夏威夷医疗保险服务公司于1990年启动了"健康通行证"健康管理计划，该计划资金由保险计划资金支付，目标是：降低健康风险，改善长期健康状况，减低医疗支出，鼓励健康行为转变。"健康通行证"计划实施10年的效益显著：降低了总的医药花费，每年总计节约440万美元，减少了住院天数，参加者每年医药费平均节省75美元，参加者自身健康危险因素减少，危险因素个数多的参加者比例下降。

2. 在企业、医疗机构和健康管理公司中的应用　企业组织作为福利为员工提供健康管理服务，不仅可以保护员工的健康并减少医疗费用，而且能够显著提高员工的工作效率。医疗机构和健康管理公司帮助服务对象控制疾病危险因素，改善健康状况，从而减少疾病发生概率和和减少医疗费用负担。

3. 健康管理在政府中的运用　人群健康状况与国家经济发展和社会稳定密切相关，国家政府制定相关政策推进健康管理，对卫生事业改革发展和提高人群健康生活质量，延长健康寿命起着巨大的促进作用。我国目前需要进行健康管理的人群数量庞大，80％的死亡与70％的伤残调整寿命年是由慢性病造成的，心血管疾病与癌症是最主要的死因与疾病负担，有3亿多吸烟者，1亿6千万成年人处于高血压状态，超重和肥胖率明显上升，大城市7～17岁的儿童中有20％超重或肥胖。将健康管理与社区卫生服务相结合，有效开展社区健康管理，以慢性病预防为基础，充分调动个人和集体的积极性，协调社区的企业、医院机构组织，有效地利用有限的资源对社区个人和人群的健康危险因素进行全面管理，从而达到最大的健康效果。2008年我国提出了实施"健康中国2020"战略。"健康中国2020"战略是以提高人民群众健康为目标，坚持预防为主，防治结合的方向，采用适宜技术，坚持中西医并重，以危害城乡居民健康的主要问题和健康危险因素为重点，通过健康促进和健康教育，坚持政府主导，动员全社会参与，努力促进人人享有基本医疗卫生服务。"健康中国2020"战略行动计划特别关注影响健康的各种社会、政治、经济、环境和人口因素，从营造有利的健康环境入手，制定公共政策，落实相应卫生服务和干预措施。

第二节　健康危险因素评价

一、健康危险因素

（一）健康危险因素的概念与分类

健康危险因素（health rise factors）是指能使疾病或死亡发生的可能性增加的因素，或者是能使健康不良后果发生概率增加的因素。如不良的行为、疾病家族史、既往病史、暴露于有害生产和生活环境、血压、血清胆固醇浓度过高、超重、心电图异常等。健康危险因素能使疾病或死亡发生的概率增加，但与疾病的发生不一定存在直接的因果关系。健康危险因素种类很多，可以概括为生物遗传危险因素、环境危险因素、行为危险因素、医疗卫生服务危险因素四大类。

1. 生物遗传危险因素　随着医学的发展和人们对疾病认识的不断深入，人类的许多生物学特性尤其是遗传因素的作用对机体健康的影响愈来愈多地被重视。人们已发现无论传染病还是慢性非传染性疾病的发生都与遗传因素存在或强或弱的关联。随着分子生物学和遗传基因研究的发展，遗传特征、家庭发病倾向、成熟与老化、复合内因学说等都已在分子生物学的最新成果中找到客观的依据。

2. 环境危险因素　环境是人类赖以生存的基础，人类生存的外在环境包括自然环境和社会环境，同时人类自身的内在心理环境也对健康产生非常重要的影响。

自然环境可分为原生环境和次生环境，原生环境是指没有被人类影响的环境，其多种因素与人体健康密切相关，如高原的气压、北极的寒冷气温、非洲的强烈自然射线等。次生环境是指被人类影响的环境，由于人类对自然环境的过度开发、改造，生态系统被严重破坏，人类生产、生活活动所致物理化学危险因素以及生物性危险因素进入生存环境中，如噪声、振动、电离辐射、电磁辐射、生产性毒物、粉尘、农药、汽车废气、新型的细菌、病毒等，所以次生环境对人类健康产生更为严重的影响。

社会环境危险因素：随着现代科学技术的飞速发展，社会环境因素对健康的影响越来越大。国家间、地区间、群体间的健康差距呈现加大的趋势。社会经济发展与人群健康之间呈现密切的正相关联系。由于贫困导致的接受教育机会减少，从而在一定程度上又造成对其发展能力的剥夺，进一步导致社会地位低下，引起精神上的压抑、就业困难、生存压力、社会隔离。这些因素不可避免地对健康产生负性影响。贫困影响健康，不健康又导致贫困的恶性循环成为的社会发展中备受关注并着力解决的问题。

心理环境危险因素：人的心理环境包括心理过程和个性心理特征，也包括人在自然和社会环境中遭受的各种心理刺激。很多社会因素对健康的作用是通过对心理过程的影响所致。

3. 行为危险因素 人们在工作及日常活动中所表现的各种行为，有些对健康起保护作用，有些则对健康产生危害。对健康产生危害的行为危险因素是由于人类自身不良的行为生活方式导致的，故又称自创性危险因素。研究表明许多慢性非传染性疾病的发生、发展，传染性疾病的传播都与不良的行为生活方式密切相关。在慢性病形成原因中，生物遗传因素 15%，社会因素占 10%，气候因素占 7%，医疗条件占 8%，而个人生活方式占 60%，不良行为生活方式已成为危害人类健康的首要因素。如吸烟、酗酒、不良饮食习惯、不洁性行为、缺乏体力活动等都是诱发各种疾病的行为危险因素。2002 年 WHO 报告中提出了十大健康危险因素：营养不良、不安全的性行为、高血压、吸烟、酗酒、不安全饮用水、铁缺乏、室内烟尘污染、高胆固醇、肥胖等。在世界最贫穷地区，营养不良是危害健康最严重的因素，其次为不安全性交；在发展中国家，饮酒是危害健康最严重的因素，其次是高血压和吸烟。

4. 医疗卫生服务危险因素 医疗卫生服务危险因素是指医疗卫生服务系统中存在的各种不利于保护并增进健康的因素，如医疗质量低、误诊、漏诊；医疗事故和医院内感染、滥用抗生素和激素、疫苗生产和保藏及使用不当；医疗行为中的开大处方、诱导过度和不必要的医疗消费等都是直接的危害健康的因素。在广义上，医疗保健制度的不完善、初级卫生保健网络的不健全、医疗资源的布局不合理、城乡卫生人力资源的配置悬殊、重治疗与轻预防的倾向等都是危害人群健康的因素。

> **视窗 8-3**
> **癌症的主要危险因素**
> 　　哈佛公共卫生学院的一项综合性研究显示，在世界范围中低收入国家，癌症最主要的危险因

素是吸烟，饮酒及维生素摄入不足；在高收入国家最主要的危险因素是吸烟、饮酒、超重及肥胖。并且显示世界上 21% 的癌症是由吸烟引起的，5% 是由饮酒和维生素摄入不足引起的。

（二）健康危险因素的特点

归纳各种健康危险因素的性质及其对健康的作用，它们有共性特征。研究和了解健康危险因素的共性，对分析和评价健康危险因素，以及预防慢性病有着非常重要的意义。

1. 潜伏期长 在危险因素暴露与疾病发生之间存在着较长的时间间隔，人们一般要经过多次、反复、长期的接触后才会发生疾病，潜伏期因人、因地而异，并且受到危险因素水平、个体差异、环境等许多因素的影响，是不易确定的。例如，肺癌患者的吸烟史往往达 10 多年；高盐、高脂、高热量的饮食是经长年累月的作用才能引起心脑血管系统的疾病。潜伏期长，使危险因素与疾病之间的因果联系不易确定，不利于判断病因和疾病的预防。但潜伏期长又为采取有效的防治措施，阻断其危害、实施干预提供了时机。

2. 特异性弱 由于危险因素分布广泛且相互之间的作用存在混杂，致使危险因素的特异性减弱。特异性弱表现为一种危险因素与多种疾病相联系，如长期紧张和心理压力是心脏病、胃溃疡、恶性肿瘤等多种慢性疾病的危险因素；特异性弱也可表现为多种危险因素引起一种慢性病，如高脂、高盐、高热量饮食、吸烟、紧张、缺乏一定的体力活动、长期大量饮酒、静坐作业方式和肥胖、生活不规律等都对冠心病的发生起重要作用。由于危险因素与疾病之间的特异性弱，加之存在个体差异，人们容易忽视其危险性。因此面向各类人群尤其是高危险性人群开展针对危险因素的健康促进非常必要。

3. 联合作用强 当多种危险因素同时存在时，可明显地增强致病的危险性。人类生产生活环境中存在着大量的危险因素，这些危险因素会同时影响个体的健康，产生各种联合作用，尤其是协同作用，健康危险因素的多重叠加可以使其致病概率增加。如高脂血症、高血压、吸烟和紧张刺激等危险因素的联合作用，可以使冠心病的发生概率增加几十倍，长期体力活动不足、喜食油炸食品、肥胖都会对动脉硬化起联合作用。

4. 广泛存在 危险因素广泛存在于人们的日常生活和工作环境之中，各种因素紧密伴随、相互交织，没有引起人们的足够重视。社会心理因素、行为生活方式、环境危险因素往往是潜在的、不明显的、渐进的、长期的，这增加了人们发现、识别、分析和评价危险因素的难度，尤其是当不利于健康的思想观念已经固化为人们的文化习俗，或者当不利于健康的行为已

经成为人们的生存方式和习惯时,对这些危险因素的干预将会非常困难,需要建立可持续的、有效的健康危险因素干预策略。

二、慢性病自然史

慢性非传染性疾病通常是多种致病因素长时间作用的结果,而一旦出现症状,机体的形态、功能损害一般不易恢复到原来的健康状态。因此,了解慢性病的发展过程,有助于认识危险因素对人体健康的影响进程及程度,以便有效地开展三级预防。目前对慢性非传染性疾病病程的演变过程有了规律性认识,根据 L. Robbins 和 J. H. Hall 的建议,将慢性病的自然史分为六个阶段:

1. 无危险阶段 此阶段人们的生活工作环境和行为生活方式中不存在危险因素,预防措施是保持良好的生产生活环境和健康的生活方式。通过健康教育使人们认识危险因素的有害影响,防止可能出现的危险因素。

2. 出现危险因素 随着年龄增加或环境改变,人们的生产生活环境中出现了危险因素,由于作用时间短暂且程度轻微,危险因素并没有产生明显的危害,或者对人体的危害作用不易被检出。如果进行环境因素检测或行为生活方式的调查能够发现危险因素的存在。

3. 致病因素出现 随着危险因素数量增加和作用时间延长,危险因素逐渐转化为致病因素,对机体的危害作用逐渐显现。这一时期,由于机体防御机制的作用或致病因素仍然较弱,并未形成疾病,无临床症状和体征出现。若能采取干扰阻断措施,消除危险因素,能够阻止和推迟疾病的发生。

4. 症状出现阶段 此阶段疾病已经形成,症状开始出现,组织器官发生可逆的形态功能的损害,用生理生化的诊断手段可以发现异常的变化。经常用筛检的方法在"正常人群"中发现无症状患者是有效的预防策略。通过早期发现病人、早期治疗,及时阻止危险因素的作用,有可能使病程逆转,恢复健康。

5. 体征出现阶段 体征出现阶段是各种症状和体征并行或先后出现,患者自己能够明显地感觉机体出现形态或功能障碍,并因症状和体征明显而主动就医。此时即使是减轻或阻断危险因素的作用,一般也不易改变病程。治疗的措施能改善症状和体征,推迟伤残、减少劳动和生活能力的丧失。

6. 劳动力丧失阶段 劳动力丧失阶段是疾病自然发展进程的最后阶段。由于症状加剧,病程继续发展,导致生活和劳动能力的丧失。此阶段的主要措施是康复治疗,减少残疾。

根据慢性病发生的自然进程,在危险因素出现的早期,测定危险因素的严重程度,分析危险因素对健康造成的可能损害,积极干预危险因素,倡导健康的行为生活方式,对预防慢性病的发生、发展有重要意义。许多慢性病的危险因素是可以通过人们的自觉行动加以有效控制的。研究认为采取健康的生活方式可减少80%的冠心病、90%的2型糖尿病、55%的高血压和1/3的肿瘤的发生。这说明不良的行为生活方式在慢性病发病或患病风险中起主要贡献。而相对于不可控的健康危险因素(如遗传、性别和年龄等),与个人生活方式有关的疾病危险因素属于可控危险因素,可通过健康管理的方式来进行控制。健康管理主要是针对可控危险因素。所以,戒烟、控制体重、调节饮食、合理营养、积极的体育锻炼、减少静坐生活方式、实施预防保健等,能有效地改善健康状况。

三、健康危险因素评价

(一) 健康危险因素评价的概念

健康危险因素评价(health risk factors appraisal, HRA)是研究危险因素与慢性非传染性疾病发病及死亡之间数量依存关系及其规律性的一种技术方法。它研究人们在环境、生活方式和医疗卫生服务中存在的各种危险因素对疾病的发生发展的影响程度,以及通过改变生产生活环境,改变不良行为生活方式,降低危险因素的作用,可能延长的寿命的程度。健康危险因素评价的目的是促进人们改变不良的行为生活方式,降低危险因素,提高健康水平。

健康危险因素评价最初是由 Robbins 和 Lewis 提出来的,他们根据慢性病患者危险因素的严重程度来预测疾病恢复的可能性及估计患者的预后,同时,根据健康人群中危险因素存在的严重程度来估计疾病发生及死亡的概率。健康危险因素评价的基本思想是根据流行病学资料、人口发病或死亡资料以及运用数理统计学方法,量化评定人们在生产生活环境、医疗卫生服务中存在的与健康相关的危险因素,估计个体患病或死亡的危险,预测个体降低危险因素的潜在可能性及可能延长寿命的程度,并向个体进行反馈。在个体评价的基础上,可以了解危险因素在人群中的分布情况,为确定疾病防治工作的重点、制定人群防治措施提供依据,对制定干预策略、指导卫生政策和医学研究的未来方向等,都具有重要的意义。

(二) 健康危险因素评价的基本步骤与方法

1. 收集资料 健康危险因素评价所需资料包括两个方面,即当地年龄别、性别、疾病别死亡率资料和评价对象的健康危险因素资料。

(1)收集当地年龄别、性别、疾病别死亡率资料:健康危险因素评价要阐明有关疾病的危险因素与死亡率或发病率之间的数量关系,选择哪一种疾病及有关的危险因素作为研究对象,对于确定调查项目非常重要。一般来说,选择当地危害健康的前 10～15 位死因疾病作为研究对象。因此,需要收集当地年龄别、性别、疾病别死亡率。这些资料可以通过死因登记报告、疾病监测、居民的健康档案等途径获得,也可以通过回顾性调查获得。

当地年龄别、性别、疾病别死亡率反应同性别同年龄别人群的死亡率平均水平,在评价时作为比较的标准。表 8-2 是某地某 41 岁男性的健康危险因素评价表的规范格式,该地 40～44 岁男性前 11 位死因顺位及死亡率列入表中第(1)、(2)栏。

(2) 收集评价对象的健康危险因素资:一般采用自填问卷方式,一般体格检查,实验室检查等方式获得。调查问卷中要包括与当地前 10～15 位死因存在普遍公认的确定关联的危险因素。根据病因学研究的结果,有些疾病与危险因素之间的关系已经比较明确,通常公认的慢性病的危险因素见表 8-1。

表 8-1　疾病与危险因素的关系

疾病	危险因素
冠心病	舒张压、收缩压、糖尿病史、吸烟、体重、体力活动、家庭遗传史、血清胆固醇含量
脑血管病	高血压、高胆固醇血症、糖尿病、吸烟、年龄、紧张和缺乏运动与体力活动、高盐饮食
糖尿病	年龄、体重超重、血清胆固醇、家族史
慢性风湿性心脏病	心脏杂音、风湿热及有关症状与体征
肝硬化	饮酒史(饮酒种类、饮酒量、饮酒时间等)、肝炎病史、血吸虫病史
乳腺癌	年龄、家族史、哺乳史、有无定期乳房自我检查及医学检查
子宫颈癌	年龄、社会地位和经济地位低下、早婚、性生活开始年龄和结婚年龄早、是否有定期的阴道涂片检查
肠癌	肠炎、肠壁溃疡、肠出血、肠息肉、既往血吸虫病史、有无定期肛指检查、直肠镜检和大便隐血试验
胃癌、食管癌	胃酸低、有无定期做胃液检查及钡餐检查
肺癌	主动吸烟(吸烟量、吸烟时间、开始吸烟年龄等)和被动吸烟
肺气肿	吸烟、慢性支气管炎
肺结核	社会经济地位低下、有无接触史、是否作定期 X 线检查
自杀	抑郁、情绪紧张、应对突发事件的能力、家族史
车祸	酒后驾车、平均驾驶日里程、服用药物(兴奋剂、镇静剂等)、安全带的使用程度
其他意外伤害	饮酒、外出工作、犯罪记录、凶器制备、滥用药物、紧张、矛盾冲突、社会经济状况急剧恶化

对于评价对象,需要收集的个人危险因素可分为 5 大类:①行为生活方式:吸烟、饮酒、体力活动和使用安全带等;②环境因素:经济收入,居住条件、家庭关系、生产环境、工作环境、心理刺激和工作紧张程度等;③生物遗传因素:性别、年龄、种族、身高、体重、疾病遗传史等;④医疗卫生服务:是否定期进行健康检查、X 线检查、直肠镜检查、乳房检查、宫颈涂片检查等;⑤疾病史:详细了解个人的患病史、症状、体征及相应的检查结果。包括个人既往疾病史:婚姻生育状况,如初婚年龄、妊娠年龄、生育胎数等。家庭疾病史:如家庭中是否有人患有高血压、糖尿病、冠心病、肝病、直肠癌、乳腺癌和自杀等。评价对象自身存在的危险因素列在评价表的第(3)、(4)栏(见表 8-2)。

2. 分析与计算　根据收集的资料,对评价对象的危险因素进行赋值转化为危险分数,然后进行一系列的计算。

(1) 将危险因素转换成危险分数:这是危险因素评价的关键。危险因素转换成危险分数就是给危险因素赋值,危险因素转换成危险分数的原则是:①当个体的危险因素相当于当地平均水平时,危险分数为 1.0,即个体发生某病死亡的概率大致相当于当地死亡率的平均水平;②当个体的危险因素高于平均水平时,危险分数大于 1.0;③当个体的危险因素低于平均水平时,危险分数小于 1.0。总之危险分数越高,死亡概率越大。危险分数列在评价的第 5 栏(见表 8-2)。

表 8-2 某地某 41 岁男性健康危险因素评价表

死亡原因 (1)	死亡概率 (1/10万) (2)	疾病诱发因素 (3)	指标值 (4)	危险分数 (5)	组合危险分数 (6)	存在死亡危险 (7)	根据医生建议改变危险因素 (8)	新危险分数 (9)	新组合危险分数 (10)	新存在死亡危险 (11)	危险程度降低量 (12)	危险程度降低百分比 % (13)
冠心病	1877	血压 kpa	16.0/9.3	0.4	1.91	3585.07	—	0.4	0.11	206.47	3378.9	47
		胆固醇(mg/dl)	192	0.6			—	0.6				
		糖尿病史	无	1.0			—	1.0				
		体力活动	坐着工作	2.5			定期锻炼	1.0				
		家族史	无	0.9			—	0.9				
		吸烟史	不吸	0.5			—	0.5				
		体重	超重 30%	1.3			降到平均体重	1.0				
车祸	285	饮酒	不饮	0.5	1.9	541.5	—	0.5	1.9	541.5	0	0
		驾车里程	每年 25000km	2.5			—	2.5				
		安全带使用	90%	0.8			100%	0.8				
自杀	264	抑郁	经常	2.5	2.5	660.0	治疗抑郁	1.5	1.5	369.0	264.0	4
		家族史	无	1.0			—	1.0				
肝硬化	222	饮酒	不饮	0.1	0.1	22.2	—	0.1	0.1	22.2	0	0
脑血管病	222	血压 (KPa)	16.0/9.3	0.4	0.19	42.18	—	0.4	0.19	42.18	0	0
		胆固醇 mg/dl	192	0.6			—	0.6				
		糖尿病史	无	1.0			—	1.0				
		吸烟	不吸	0.8			—	0.8				
肺癌	202	吸烟	不吸	0.2	0.2	40.4	—	0.2	0.2	40.4	0	0
慢性风湿性心脏病	167	心脏杂音	无	1.0	0.1	16.7	—	1.0	0.1	16.7	0	0
		风湿热	无	1.0			—	1.0				
		症状,体征	无	0.1			—	0.1				
肺炎	111	饮酒	不饮	1.0	0.1	111.0	—	1.0	0.1	111.0	0	0
		肺气肿	无	1.0			—	1.0				
		吸烟	不吸	1.0			—	1.0				
肠癌	111	肠息肉	无	1.0	1.0	111.0	—	1.0	0.3	33.3	77.7	1
		肛门出血	无	1.0			—	1.0				

续表

死亡原因 (1)	死亡概率 (1/10万) (2)	疾病诱发因素 (3)	指标值 (4)	危险分数 (5)	组合危险分数 (6)	存在死亡危险 (7)	根据医生建议改变危险因素 (8)	新危险分数 (9)	新组合危险分数 (10)	新存在死亡危险 (11)	危险程度降低量 (12)	危险程度降低百分比% (13)
高血压	56	肠炎	无	1.0			—	1.0				
		肠镜检查	无	1.0			每年检查1次	0.3				
		血压(KPa)	16.6/9.3	0.4	0.7	39.2	—	1.0	0.4	22.4	16.8	0.2
		体重	超重30%	1.3			降到平均体重	1.0				
心脏病	56	X线检查	阴性	0.2	0.2	11.2	—	0.2	0.2	11.2	0	0
肺结核	56	结核活动	无	1.0			—	1.0				
		经济和社会地位	中等				—	1.0				
其他	1987			1.0		1987			1.0	1987	0	0
合计	5560					7167.45				3430.35	3737.1	52.14

* mg/dl×0.0259＝mmol/L。

确定危险因素的危险分数,一般采用危险因素的相对危险度(RR)或根据危险因素与死亡率之间关系的统计学模型计算得到,也可请相关专家讨论赋值。目前,我国还没有一套适合国人的危险分数转换表,主要引用的是 Geller-Gesner 表,或在此基础上结合国情进行适当修改后得到的危险分数表。表 8-3 是 Geller-Gesner 表中 40～44 岁组男性冠心病和肺癌危险分数的转换值。如果某个危险因素的值不能直接从表中查出,介于表上相邻两组之间,可以选用两个指标间相邻值或用内插法计算出平均值。如表 8-2 中 41 岁男性胆固醇测量值为 192mg/dl,在表 8-3 没有 192mg/dl 这一等级,根据 220 mg/dl、180 mg/dl 对应的危险分数分别是 1.0 和 0.5,用内插法计算出 192mg/dl 的危险分数为 0.6。

表 8-3　冠心病和肺癌危险分数转换表(男性 40～44 岁组)

死亡原因	危险指标	测量值	危险分数
冠心病	收缩压 kPa(mmHg)	26.6(200)	2.2
		23.9(180)	2.2
		21.3(160)	1.4
		18.6(140)	0.8
		16.0(120)	0.4
	舒张压 kPa(mmHg)	14.1(106)	3.7
		13.3(100)	2.0
		12.5(94)	1.3
		11.7(88)	0.8
		10.9(82)	0.4
	胆固醇(mg/dl)	280	1.5
		220	1.0
		180	0.5
	糖尿病史	有	3.0
		已控制	2.5
		无	1.0
	运动情况	坐着工作和娱乐	2.5
		有些活动的工作	1.0
		中度锻炼	0.6
		较强度锻炼	0.5
		坐着工作,有定期锻炼	1.0
		其他工作,有定期锻炼	0.5
	家庭史	父母二人 60 岁以前死于冠心病	1.4
		父母之一 60 岁以前死于冠心病	1.2
		父母健在(<60 岁)	1.0
		父母健在(≥60 岁)	0.9
	吸烟	≥10 支/日	1.5
		<10 支/日	1.1
		吸雪茄或烟斗	1.0
		戒烟(不足 10 年)	0.7
		不吸或戒烟 10 年以上	0.5
	体重	超重 75%	2.5
		超重 50%	1.5
		超重 15%	1.0

死亡原因	危险指标	测量值	危险分数
		超重10%以下	0.8
肺癌	吸烟	40支/日	2.0
		20支/日	1.5
		10支/日	1.1
		<10支/日	0.8
		不吸	0.2
	雪茄或烟斗	≥5次/日,吸入	1.0
		<5次/日,不吸入	0.3
	戒烟		从原有危险分数中减去0.2,再减去戒烟年数乘以0.1,但危险分数不能小于0.2
自杀	抑郁	经常	2.5
		偶尔或没有	1.0
	家族史	有	2.5
		无	1.0
肝硬化	饮酒	酗酒	12.5
		频繁社交,无明显节制	5.0
		频繁社交,稍有节制	2.0
		适度和偶然社交	1.0
		极少社交	0.2
		在症状出现之前戒酒	0.2
		不饮	0.1

(2) 计算组合危险分数:流行病学研究表明,多种危险因素对同一疾病具有联合协同作用,这种联合作用对疾病的影响程度相当显著。例如,高血压与吸烟在冠心病的发病中有近似相乘的协同作用。将没有血压病史又不吸烟的个体发生冠心病的相对危险度定为1.0;有吸烟史无高血压者冠心病发病的相对危险度为3.3;无吸烟史有高血压者冠心病的危险度为5.9;高血压和吸烟并存者冠心病发病的相对危险度为18.4。因此,在多种危险因素并存的情况下,应该考虑处理多种危险因素的联合作用,计算组合危险分数。

计算组合危险分数时分两种情况:①与死亡原因有关的危险因素只有1项时,组合危险分数等于该死因的危险分数。如40~44岁组男性只有频繁社交时饮酒,但有所节制,则肝硬化的危险分数是2.0,其组合危险分数是2.0。②与死亡原因有关的危险因素有多项时,组合危险分数的计算为:危险分数大于1.0的各项分别减去1.0的差值相加作为相加项;1.0作为相乘项;小于或等于1.0的各项危险分数值相乘作为相乘项;③组合危险分数=相加项+相乘项。

例如:表8-3中冠心病的危险因素有7项,分别是收缩压为16.0kPa(120mmHg),危险分数为0.4;舒张压为9.3kPa(70mmHg),危险分数为0.4;胆固醇的危险分数为0.6;糖尿病史为1.0;体力活动是坐着工作为2.5;家族史为0.9;不吸烟为0.5;体重是超重30%,危险分数为1.3。该41岁男性危险因素的组合危险分数计算如下:①相加项(2.5-1.0)+(1.3-1.0)=1.8;②相乘项0.4×0.6×1.0×1.0×0.9×0.5×1.0=0.108;③组合危险分数=1.8+0.108=1.91,即冠心病的组合危险分数[表8-2第(6)栏]。

(3) 存在死亡危险:存在死亡危险表明在某一种组合危险分数下,因某种疾病死亡的可能危险性。存在死亡危险=平均死亡率×该疾病组合危险分数,即表8-2中第(2)栏×第(6)栏,结果列于第(7)栏。本例冠心病的组合危险分数为1.91,当地40~44岁男子冠心病的平均死亡率为1877/10万,则该男子冠心病死亡存在的危险值为1877×1.91=3585/10万,即此人今后10年冠心病死亡的概率为3585/10万,是当地该人群平均死亡水平的1.91倍。

个体危险因素评价主要是对前10~15种有比较明确危险因素的疾病而言,其余死亡原因均归入其他原因。其他死因的存在死亡危险就是其他死因的平均死亡概率,也就是将其他死因的组合危险分数定为1.0。

将评价对象存在总的死亡危险=各种死亡原因的存在死亡危险之和+其他死因的存在死亡危险。

表8-2所示41岁男子总的存在死亡危险为：

3585.07＋541.5＋660.0＋22.2＋42.18＋40.4＋16.7＋111.0＋111.0＋39.2＋11.2＋1987＝7167.45

（4）计算评价年龄：评价年龄（appraisal age）是依据年龄与死亡概率之间的函数关系，按个体所存在的危险因素计算的预期死亡数而求出的年龄。具体方法是用评价对象总的存在死亡危险值查对健康评价年龄表（表8-4），就可得出评价年龄值。

健康评价年龄表左边一列是男性总的存在死亡危险值；右边一列是女性总的存在死亡危险值；中间部分最上面一行数值是个体实际年龄的最末一位数字，主体部分是相应的评价年龄。表8-2例中，41岁男子总的存在死亡危险为7167.45/10万人口。查健康评价年龄表（表8-4），在左边一列接近这一数值在6830和7570之间。该男性实际年龄是41岁，最末一位数字是1，据此在表中间相应的部分查出6830的评价年龄为43，7570的评价年龄是44岁，因此得出该男子的评价年龄在43～44岁，平均为43.5岁。

表8-4　健康评价年龄表

男性存在死亡危险	实际年龄最末一位数					女性存在死亡危险	男性存在死亡危险	实际年龄最末一位数					女性存在死亡危险
	0 5	1 6	2 7	3 8	4 9			0 5	1 6	2 7	3 8	4 9	
530	5	6	7	8	9	350	4510	38	39	40	41	42	2550
570	6	7	8	9	10	350	5010	39	40	41	42	43	2780
630	7	8	9	10	11	350	5560	40	41	42	43	44	3020
710	8	9	10	11	12	360	6160	41	42	43	44	45	3280
790	9	10	11	12	13	380	6830	42	43	44	45	46	3560
880	10	11	12	13	14	410	7570	43	44	45	46	47	3870
990	11	12	13	14	15	430	8380	44	45	46	47	48	4220
1110	12	13	14	15	16	460	9260	45	46	47	48	49	4600
1230	13	14	15	16	17	490	10190	46	47	48	49	50	5000
1350	14	15	16	17	18	520	11160	47	48	49	50	51	5420
1440	15	16	17	18	19	550	12170	48	49	50	51	52	5860
1500	16	17	18	19	20	570	13230	49	50	51	52	53	6330
1540	17	18	19	20	21	600	14340	50	51	52	53	54	6850
1560	18	19	20	21	22	620	15530	51	52	53	54	55	7440
1570	19	20	21	22	23	640	16830	52	53	54	55	56	8110
1580	20	21	22	23	24	660	18260	53	54	55	56	57	8870
1590	21	22	23	24	25	690	19820	54	55	56	57	58	9730
1590	22	23	24	25	26	720	21490	55	56	57	58	59	10680
1590	23	24	25	26	27	750	23260	56	57	58	59	60	11720
1600	24	25	26	27	28	790	25140	57	58	59	60	61	12860
1620	25	26	27	28	29	840	27120	58	59	60	61	62	14100
1660	26	27	28	29	30	900	29210	59	60	61	62	63	15450
1730	27	28	29	30	31	970	31420	60	61	62	63	64	16930
1830	28	29	30	31	32	1040	33760	61	62	63	64	65	18560
1960	29	30	31	32	33	1130	36220	62	63	64	65	66	20360
2120	30	31	32	33	34	1220	38810	63	64	65	66	67	22340
2310	31	32	33	34	35	1330	41540	64	65	66	67	68	24520
2520	32	33	34	35	36	1460	44410	65	66	67	68	69	26920
2760	33	34	35	36	37	1600	47440	66	67	68	69	70	29560
3030	34	35	36	37	38	1760	50650	67	68	69	70	71	32470
3330	35	36	37	38	39	1930	54070	68	69	70	71	72	35690
3670	36	37	38	39	40	2120	57720	69	70	71	72	73	39250
4060	37	38	39	40	41	2330	61640	70	71	72	73	74	43200

（5）计算增长年龄：增长年龄(achievable age)，又称可达到年龄，是根据已存在的危险因素，提出可能降低危险因素的措施以后预计的死亡数算出的一个相应年龄。表 8-2 中第(8)栏到第(11)栏都是用来计算增长年龄的，计算方法与计算评价年龄相似。首先将可能改变的危险因素列于第(8)栏，然后根据降低或改变了的危险因素的指标值查危险分数转换表，所得的新危险分数列在表的第(9)栏，计算新组合危险分数、新存在死亡危险值分别列入第(10)、(11)栏。第(11)栏是第(2)栏乘第(10)栏所得出的新的存在死亡危险值。计算总的新存在死亡危险，查评价年龄表 8-4，即可得到增长年龄。本例 41 岁男子如果遵照医嘱，完全去除可以改变的危险因素，重新计算的合计死亡危险为 3430.35/10 万人口，查表增长年龄为 36 岁。可见，增长年龄是健康危险因素减少或祛除以后的一个估计值。

（6）计算危险降低程度：危险降低程度用于描述评价对象如果根据医生建议改变现有的危险因素，其死亡危险能够降低的程度。用存在死亡危险降低的百分比表示。表 8-2 中第(12)栏是危险降低的绝对量，是第(7)栏的存在死亡危险与第(11)栏新存在死亡危险的差值。第(13)栏为降低死亡危险程度的比例，是这一危险的降低量在总存在死亡危险中所占的比例，是每种死因的危险降低量[第(12)项]除以总的存在死亡危险得到。例如：冠心病死亡危险降低量 $=3585.07-206.47=3378.6$，冠心病程度降低百分比 $=3378.67/7167.45×100\%=47\%$，通过治疗抑郁，自杀死亡危险降低量为 4，依此类推。该男子合计危险程度降低百分比是 $3737.1/7167.45×100\%=52.14\%$。

四、健康危险因素评价的应用

健康危险因素评价可以分为个体评价和群体评价。个体评价结果可以作为健康教育和健康咨询的理论依据，促进个体改变不良行为生活方式，控制与降低健康危险因素的危害，从而减少疾病的发生发展。群体评价的结果能使管理者了解危险因素在人群中的分布及其严重程度，为确定疾病防治工作重点、制定干预策略提供依据。

■ （一）个体评价

健康危险因素的个体评价，主要是通过比较评价对象的实际年龄、评价年龄和增长年龄三者之间的差别，以此方式告知评价对象危险因素对寿命可能影响的程度，以及降低危险因素后寿命可能延长的程度，增强行为干预的效果。

一般来说，如果评价年龄大于实际年龄，表明评价对象存在的危险因素高于平均水平，死亡概率可能高于当地同性别年龄组人群的平均水平。增长年龄与评价年龄的差值，说明评价对象采取降低危险因素

的措施后可能延长的寿命年数。根据实际年龄、评价年龄和增长年龄三者间的数量关系，一般将个体评价结果分为四种类型：

1. 健康型 属于这一类型的个体，评价年龄小于实际年龄，说明个体存在的危险因素低于平均水平，健康状况较好。如若 47 岁的人，评价年龄只有 43 岁，则健康水平优于同龄人。这一类型虽然有降低危险因素的可能，但因为危险因素较少，降低有限。

2. 存在危险型中的自创性危险因素类型 评价年龄大于实际年龄，而且评价年龄与增长年龄的差值大。例如，个体实际年龄为 41 岁，评价年龄为 43.5 岁，增长年龄为 36 岁，评价年龄与增长年龄相差较大。说明危险因素较人群的平均水平较高。其危险因素多数是自创性的，即主要来自个人的不良行为和生活方式，可以通过自身的行为改变降低和去除，降低危险因素其健康状况可得到更大的改善，死亡率会大幅下降。

3. 存在危险型中的历史危险因素型 评价年龄大于实际年龄，但评价年龄与增长年龄之差较小，小于等于 1 岁。例如，个体的实际年龄为 41 岁，评价年龄为 47 岁，增长年龄为 46 岁，评价年龄与增长年龄相差 1 岁。这表明个体的危险因素主要是来自既往病史或生物遗传因素，个人不容易降低或改变，即使有所改变，效果也不明显。

4. 少量危险型 实际年龄与评价年龄相近，死亡水平相当于当地的平均水平，个体存在危险因素类型和水平接近当地人群的平均水平，降低危险因素的可能性有限，增长年龄与评价年龄也较接近。

危险因素评价不仅能够分析危险因素的严重程度及其可能降低的程度，以及评价年龄、增长年龄、实际年龄之间的关系，还可以针对某一种危险因素进行分析。如减少吸烟或控制超体重或减少体力活动不足等危险因素，以同样的方法计算评价年龄和增长年龄，两者的差值大小可以反映某一种危险因素对个体的影响程度。

危险因素对个体的影响程度同样可以用改变危险因素以后，危险因素的降低程度来说明。如表 8-2 列举的结果，若评价对象改变行为生活方式，降低危险因素，总危险因素的严重程度可降低 52.14%，冠心病的危险程度可降低 47%。

> **视窗 8-4**
> ### 维护健康的七项日常行为
> 人们只要坚持 7 项简单的日常行为，就可以使期望寿命有较大幅度的提高。这 7 项行为是：每日正常而规律的三餐；避免零食；每天吃早餐；每周 2～3 次的适量运动；适当的睡眠（每晚 7～8 小时）；不吸烟；保持适当体重；不饮酒或少饮酒。

■ （二）群体评价

群体评价是在个体评价的基础上进行的，一般可

以从三个方面分析。

1. 不同人群的危险度 针对个体的健康危险因素评价,其结果将评价对象分为四种类型:健康型、存在危险型中的自创性危险因素类型、存在危险型中的历史危险因素类型、少量危险型。在对人群危险程度进行分析时,将属于健康型的人归为健康组;属于存在危险型,包括自创性危险因素类型和历史危险因素类型的人归为危险组,少量危险型的人属于一般组。可以根据不同人群中各种类型的人所占比重来分析哪一种人群的危险水平高,从而确定防治重点。一般来说,某人群中处于危险组的人越多,则人群的危险水平就越高。对不同人群的危险程度分析,有利于确定高危人群,能更好地充分利用资源进行有效的健康管理。

2. 危险因素的属性 健康危险因素评价在群体评价中还能够确定某人群存在的主要危险因素。多数与人群疾病有关的危险因素属于行为生活方式所致,是自我行为的结果,是能够人为控制的。计算危险型人群中难以改变的危险因素与自创性危险因素的比例,可以估计施加干预措施如健康促进、健康管理的效果。

3. 单项危险因素对人群健康状况的影响 通过分析各种危险因素对个体健康的影响,了解哪种危险因素对当地人群健康危害最严重,以便有针对性地制定干预措施。可以用危险程度作为危险因素影响群体健康状况的指标。分析方法:①计算人群中个体的评价年龄;②扣除某单项危险因素,计算各个体的增长年龄;③计算单项危险强度,单项危险强度等于各个体增长年龄与评价年龄的差值之均数;④计算危险程度,危险程度＝危险强度×危险频度,危险频度是单项危险因素在调查人群中所占的比重。例如表8-5,去除吸烟这个危险因素后,各个体的增长年龄与评价年龄之差的均数为1.74岁,而在别调查人群中,吸烟者所占构成比是85.07%,那么,吸烟对人群的危害是:危险程度＝1.74×85.07%＝1.48岁。同理,饮酒的危险程度是0.61岁,肝炎的危险程度是0.03岁。可见,某项危险因素对群体健康状况的影响,与该因素对个体的影响及其在人群中的分布范围有关。有些因素虽然对个体的影响较大,但受这一因素影响者有限,那么该因素对整个人群来说影响并不严重。若有些因素对个体的影响并不十分严重,但受影响的人很多,则该因素仍然值得注意。

表8-5 单项危险因素对男性健康状况的影响

危险因素	危险强度(度)	危险频度(%)	危险程度(岁)
吸烟	1.74	85.07	1.48
饮酒	1.47	41.49	0.61
接触农药	0.77	43.28	0.33
接触毒药	1.48	19.40	0.29
体重超重	0.23	16.42	0.04
肝炎	0.28	8.96	0.03

对不同人群开展健康危险因素评价,通过不同人群的危险程度分析,可以找出重点人群;通过对危险因素属性分析,有助于制定针对不同人群的疾病干预措施;通过对单项危险因素影响的分析,则为确定重点干预的危险因素提供依据。

总之,健康危险因素评价作为一种健康促进的技术,是预防慢性病的一项有效手段,方法简便易行,结果直观,人们易于接受。它是根据个体或群体存在的健康危险因素的类型和慢性病自然史,在疾病尚未形成时,适时评价危险因素对健康的影响,对个体或群体健康状况进行科学预测,有助于发现疾病防治工作中的重点疾病、重点危险因素和重点对象,有助于制定针对性强的个体化或群体化的干预措施。但是,健康危险因素评价因需要以当地完整的人口学资料和流行病学资料为依据,而且一些慢性病的危险因素并不能确定或统一量化,加之评价对象尤其是被评价群体的危险因素资料的收集比较困难,因而在实施健康危险因素评价过程中具有一定的局限性。2002年,世界卫生组织年度报告《减少风险延长健康寿命》所阐述的健康危险因素评价方法,能够广泛地全面评价群体健康状况,我们将在第三节给予介绍。

第三节　世界卫生组织健康危险因素评价方法

将个体危险因素转化为危险分数的健康危险因素评价方法主要关注对个体行为因素的测量和评价,以行为干预为重点策略来改善个体和群体的健康。而世界卫生组织健康危险因素评价方法更加重视人群中的各种危险因素对群体健康的影响,以疾病负担为测量指标,以综合社会干预策略为主要手段来改善群体健康,其评价结果可作为政府决策的参考和选择人群干预策略的依据。

一、常用的几个基本概念

世界卫生组织健康危险因素评价方法能够系统地评价和比较不同健康危险因素导致疾病和伤害负担大小。该方法涉及以下几个重要的概念:

1. 危险因素暴露率(prevalence of risk) 暴露于某一健康危险因素的人口数占总人口数的比例。

2. 相对危险度(relative risk) 暴露于某一危险因素人口与非暴露人口中某种疾病的发病率或死亡率之比,表示暴露者易患某病的程度。

3. 人群归因危险度(population attributable risk) 表示暴露于某一危险因素的人群中,由于暴露所致的发病率或死亡率,即总人群发病率中归因于暴露的部分。

4. 人群归因疾病负担比(population attributable

burden）表示人群中,由于暴露于某危险因素所致的发病率或死亡率占人群发病率或死亡率的百分比。

5. 可避免的疾病负担比（avoidable burden）　如果将目前的危险因素暴露水平降低到某种假设的暴露水平,可以避免的疾病和损伤负担比。

二、WHO 健康危险因素评价的基本步骤

WHO 健康危险因素评价可以对各种健康危险因素的暴露程度进行评价,但更重要的应用是对不同健康危险因素导致疾病负担的比较研究。评价的基本步骤包括:

1. 确定危险因素　通过实验研究或者流行病学调查的方法获取某种危险因素对人体健康危害方面的数据,并推断其对人类健康带来的可能后果。

2. 评价暴露程度　根据某危险因素在人群中的分布情况、危险因素的流行频度及其对人群行为和生理等方面的影响来确定人群的暴露程度。

3. 评价剂量-反应　主要研究危险因素的剂量或暴露程度所导致某一健康后果的概率。

4. 评价危险特征　根据人群的暴露程度以及剂量-反应关系的研究结果,对某一个体或群体的健康危险程度进行评价,如预测某一人群发生某种疾病的概率。

三、WHO 健康危险因素评价的方法

1. 计算方法　为评价开展健康危险因素干预降低人群目前的危险因素暴露水平所带来的积极影响,比较直观的指标是计算疾病可归因疾病负担比和可避免的疾病负担比的变化。同时,研究者们还引入了危险因素潜在影响分数（potential impact fractions,PIF）这一指标,该指标反映当一种危险因素的分布发生特定的改变时,疾病负担减少的比例。计算公式如下:

$$PIF = \frac{\sum\limits_{i=1}^{n} P_i(RR_i - 1)}{\sum\limits_{i=1}^{n} P_i(RR_i - 1) + 1}$$

公式中的 RR 是某一给定暴露水平的相对危险度,P 是人群暴露水平或暴露分布,n 是最大暴露水平。因此,只要收集到人群不同暴露水平的数据资料,就可以开始对 PIF 进行测算。但是,在计算 PIF 之前,需要收集当前人群危险因素暴露水平方面的数据资料,并进行一系列的测算。主要包括:计算目前的危险因素水平,并确定假设的危险因素分布水平;测量当前的和今后的疾病与损伤负担;测量危险因素暴露水平与疾病负担之间的关系;测算可避免的疾病负担比;测算多重危险因素的联合作用。关于 WHO 健康危险因素评价方法的研究仍处于探索阶段,一些

数据资料仅限于发达国家,上述计算方法还没有推广,在此不做叙述。

2. 选择和确定健康危险因素　由于影响个体和群体健康的危险因素广泛存在,应用 WHO 健康危险因素评价方法对危险因素的危害进行评估时,主要选择流行频度很高、对常见病有重要影响的危险因素。

(1)选择参考:世界卫生组织健康危险因素评价对危险因素的选择,从以下几个方面考虑并确定要评价的危险因素。①对全球具有潜在影响的因素是导致疾病负担增加的主要因素,有较高的流行率或能够在很大程度上增加主要疾病死亡或残疾的风险;②因素与健康结果之间存在高度因果关联性;③危险因素具有潜在的可干预性;④危险因素的选择范围既不能太窄也不能太宽;⑤具有比较完整的危险因素分布以及危险因素和疾病关系方面的数据资料。

(2)判断健康危险因素的标准:①关联的时间顺序:按照前因后果的时间顺序要求,健康危险因素必须出现在疾病发生之前,二者的出现应符合一定的时间顺序;②关联的强度:一般来说,健康危险因素与疾病之间关联的强度越大,则健康危险因素与疾病之间的因果关系的可能性就越大;③暴露与疾病在分布上的一致性:危险因素的暴露分布与疾病在不同人群之间的分布存在着共变关系;④健康危险因素与疾病的发生之间存在剂量-反应关系;⑤关联的合理性:一是对于关联的解释与现有理论知识不矛盾,符合疾病的自然史和生物学原理;二是研究者和评价者基于自己现有知识水平与信息所做山的关于假设把握度的主观评价;⑥实验证据:危险因素与疾病之间的关系得到了实验研究数据的支持。

四、WHO 健康危险因素评价应注意的问题

1. 统一比较对象最小健康风险的标准和健康结果测量指标　对不同人群的健康危险因素进行评价,一般是将人群的实际暴露分布与假设的暴露分布（假设的危险因素水平降低）进行比较,因此,如何选择这一假设并使假设的暴露水平具有可比性是需要注意的问题。一般以理论上能产生最小健康风险的暴露分布作为基线,在这一暴露水平下,人群的健康风险降为最低。在这种理想暴露分布与实际暴露分布之间,是选择将人群目前的暴露水平降到理论最低线,还是选择在二者之间寻找一条适宜的暴露分布水平,来实施干预措施更加符合成本效益原则,正是 WHO 健康危险因素评价研究的重要内容之一。事实上,人类根本无法将所有健康危险的暴露水平降为零,而且,这种选择实际上也并不可取。针对实际暴露分布向理论最低暴露风险分布转移开展研究,在制订具有成本效益的干预策略方面,具有重要的决策参考价值。

另外,对于评价对象的健康测量结果需要采用统一的测量指标。伤残调整寿命年(disability adjusted life year,DALY)最初是用于计算各种疾病造成的死亡与残疾所引起的健康寿命年损失,它能从数量和质量两方面对危险因素的健康危害进行综合评价,因此常常作为危险因素评价的健康结果测量指标。

2. 关注对健康保护性因素的评价 对人群或个体健康产生影响的因素,并不总是消极的和有害的,有些因素如生活规律、低盐饮食、体育锻炼等则是积极的和起保护作用的因素。最理想的健康危险因素评价应同时包括健康危险因素和健康保护性因素。WHO健康危险因素评价将健康保护性因素纳入了评价之列。

3. 兼顾直接危险因素、间接危险因素及危险因素间联合作用的评价 健康危险因素作用的特点之一是联合作用,许多疾病和损伤的发生是多种健康危险因素联合作用的结果。而且许多疾病的发生常常要通过一系列因果链的作用才能实现,其中包括许多直接和间接危险因素的影响。因此,在评价健康危险因素的过程中,应考虑整个因果链对健康的影响以及健康危险因素间联合作用的评价。

4. 注重群体健康危险因素评价与个体健康危险因素评价相结合 依据高危人群理论对高危人群中的个体实施干预措施,能有效控制并降低危险因素的危害,从而减少疾病和死亡的发生。但是,它的实施要依赖高危人群的筛选,大量的和不断的人群普查和高危人群筛选工作往往要耗费较多的卫生资源。就整个社会群体来看,这种高危人群中个体的健康干预策略并不能改变潜在危险因素。若以降低社会人群的危险因素暴露水平为重点,促进人群暴露分布向人们所期望的方向改变,开展以整个人群为对象的社会干预活动,将倡导健康行为和降低疾病风险的观念纳入社会规范,则能够达到降低全社会健康风险、提高全人群健康寿命的目标。

Summary

1. Health management is a process of overall control of risk factors that may threaten individuals and communities. The purpose of health management is to control the variable values of risk factors, contain the prevalence and disability of chronic noninfectious diseases, so as to improve the quality of people's life continuously. The core contents about the health management include three parts: Collection of the information of individuals, Appraisal of health risk factors, and Intervention management for promoting health.

2. Health risk factors are the inducing factors related to the occurrence, development and death of chronic diseases that exist both inside and outside the organisms. Health risk factors can be put into four categories: Biological heredity risk factors, Environmental risk factors, Behavior risk factors, and Risk factors in medical health services. The characteristics of health risk factors are long incubation period, Obviousness of cross effects, Feeble peculiarity, Wide existence.

3. Health Risk Factors Appraisal (HRFA) is the technological method that studies the linear correlations of the conditional quantity and the rule between risk factors and the incidence of death due to chronic diseases. The main purpose of the method is to help people to alter their working and living circumstances and bad behaviors through health education or consulting, then further decrease the incidence of diseases and improve a person's health level.

4. The HFRA can fall into two categories: evaluation of individual and the community. According to the value of actual age, evaluation age and growth age, individual evaluation can be classified into four types: health type, self-created risk factors type, the type of historical risk factor, and the type of general dangerous. Community evaluation is conducted on the basis of the individual evaluation and generally includes the analysis of several aspects: degree of risk of different groups, nature of risk factors, and influence of signal-item risk factor on community health.

5. The basic steps of WHO health risk appraisal include four parts: identification of risk factors, exposure assessment, evaluation of dose-response and evaluation of risk characteristics.

思 考 题

1. 简述健康管理的核心内容和特点。

2. 简述健康管理的基本步骤及策略。

3. 简述健康危险因素评价的基本思想。

4. 应用健康危险因素评价技术对个体进行评价,人分为几种类型?分类依据及特点是什么?

5. 简述WHO健康危险因素评价的步骤。

(宋爱芹)

第九章 生命质量评价

通过本章的学习，了解生命质量研究产生的背景、历史演进和意义，掌握生命质量的概念、构成和常用的测定工具，熟悉生命质量测评的六个方面的应用。重点掌握 SF-36 和 WHO-QOL-BREF 量表并熟悉癌症的三个测定量表体系。

案例 9-1

哲学家与渔夫的故事二则
其一

有一天，一位哲学家见到一位渔夫在海滩上晒太阳，便奇怪地问："你怎么不去捕鱼？"

渔夫说："我已经回来了。"

哲学家说："为什么不多捕一船？"渔夫答："我们吃喝够用了。"哲学家说："多捕鱼可以多存钱呀。"渔夫摇头道："有钱干什么？"哲学家算道："如果你每天多捕一船鱼，十五年后就会买很多船。"渔夫懒洋洋地说："那又怎么样？"

哲学家说道："你就可以请很多人帮你捕鱼。"渔夫眼睛都懒得睁开了："之后呢？"哲学家说道："你就可以开一家很大的公司呀，再上市，发展成一家跨国公司。"渔夫："哦？"哲学家认真地说："那时，你就可以让人帮你打理公司，而你呢就可以每天出海随随便便打几条小鱼，安安稳稳地躺在海边晒太阳了。"渔夫说："我现在已经安安稳稳地躺在这个海边晒太阳了。"

其二

一位渔夫在激流中摆渡，一位哲学家坐在他的船上。哲学家闲着无事便问渔夫："你懂历史吗？""不懂"渔夫回答。"那你就失去了一半生命"。哲学家有些惋惜，停了一会，他又问："你懂数学吗？""不懂"渔夫又好气又好笑地回答。"那你失去了一半以上的生命"。哲学家无限惋惜地说。这时，一阵狂风刮来，小船翻了，两人同时落入了激流中。渔夫问哲学家："喂！你会游泳吗？""不会！"哲学家上气不接下气说。"那你就失去了整个生命"。渔夫喊道。

讨论：

1. 哲学家与渔夫的追求有什么不同？谁更幸福？

2. 生命质量应该包括哪些内容？钱多（物质条件好）能带来幸福吗？幸福的人生命质量高吗？

3. 是否幸福以及生命质量是否高应该由谁来进行评价？

4. 要具备哪些方面的能力和条件才能生存（不丢命）并且活得好？

5. 通过学习（书本、他人经验等）改变观念或认识能提高生命质量吗？

第一节 概 述

一、生命质量研究的历史演进

生命质量一词是英文 Quality of Life（QOL）的中文译文。有的学者又译为生存质量、生活质量、生命质素等。社会学领域的研究始于 20 世纪 20 年代，最先是作为一个社会学指标来使用。当时经济复苏后的美国社会并未因经济的巨大增长而实现人们梦寐以求的生活安康、社会和谐，反而出现了世风日下、犯罪增加、社会动荡的局面。因此，人们要求建立除单纯经济指标外的其他社会指标，以便更全面地反映社会发展水平和人民生活好坏。在此背景下，开始了社会指标体系的研究。自 1966 年 Bauer 主编的《社会指标》（social indicators）论文集发表后，在社会指标研究领域大致形成两大流派。其一是客观社会指标派，主要用一些社会及其环境的客观条件指标来反映社会发展水平，如人口数量、出生率、死亡率、收入与消费水平、受教育程度、就业率、卫生设施和应用程度等。其二是主观生活质量派，强调人这个主体对社会及其环境的主观感受，比如对生活各个方面（家庭、工作、闲暇等）的感受。

在医学领域，早在 20 世纪 40 年代末 Karnofsky 就提出了著名的 KPS 量表。只是当时医学中尚以传染病较多，危害也较大，因而 QOL 未引起足够重视。20 世纪 60 年代 QOL 开始作为主题词使用，20 世纪 70 年代末逐渐形成一个研究热潮。其原因除社会学领域研究的渗透和促进外，尚有一些医学自身的背景：

（1）随着疾病谱的改变，威胁人类生存的主要疾病已不是传染病，而是难以治愈的癌症和心脑血管疾病等慢性病。对这些疾病很难用治愈率来评价治疗效果,生存率的作用也很有限,因为不少疾病的治疗方法很难提高生存率。因此,如何评价慢性病的治疗效果就成为急需解决的问题。

(2)随着疾病谱和医学的发展引发了健康观和医学模式转变,健康已不再是简单的没有疾病或虚弱状态,而是身体上、精神上和社会活动的完好状态。因此传统的仅关注生命的保存与局部躯体功能改善的一些方法和评价指标体系面临严重挑战。一则未能表达健康的全部内涵;二则未能体现具有生物、心理和社会属性的人的整体性和全面性;三则未能反映现代人更看重活得好而不是活得长的积极心态。

(3)由于社会经济和卫生事业的快速发展,人类的预期寿命增加很快而且达到了一个相对稳定的较高的数值,尤其是发达国家更是如此。在此情况下,要提高生存时间已相当困难,期望寿命每增加一点都要花费大量的卫生资源。于是,人们纷纷将对生存时间的关注转为对生命质量的关注。

鉴于此,广大的医学工作者进行了生命质量测评的探讨,并提出了健康相关生命质量概念 HRQOL(health-related quality of life)。大体上说,20 世纪 70 年代主要是引入和探索期,借用大量的一般人群评定量表来对病人的生命质量进行测定;20 世纪 80 年代后则转向特定的肿瘤与慢性病的测评,并研制出了大量的面向疾病的特异性测定量表。1992 年,国际生命质量研究会 ISOQOL(International Society for Quality of Life Research)属下的专业杂志《生命质量研究》(Quality of Life Research)出版,1994 年 ISOQOL 正式成立,并每年召开一次国际学术会议对有关问题进行探讨。2003 年,又一专业杂志《健康与生命质量结局》(Health and Quality of Life Outcomes)创刊。

视窗 9-1

国际生命质量研究会 ISOQOL 历届年会主题

1th, 1994, Brussels,

2th, 1995, Montreal,

3th, 1996, Manila,

4th, 1997, Vienna, Quality of life evaluation in general as well as in specific groups, using standardized and specialized instruments.

5th, 1998, Baltimore, New methods and innovations in QOL assessment.

6th, 1999, Barcelona, Measurement, valuation and interpretation of change in Health-Related Quality of Life: Time for Critical Review.

7th, 2000, Vancouver, The "Interpretation of HRQOL measures" and the "Determination/measurement of a meaningful change in HRQOL."

8th, 2001, Amsterdam, HRQL in Daily Clinical Practice, Health-related Quality of Life (HRQL) and Mental Health, Psychosocial Modeling of HRQL Outcomes, and HRQL, Happiness, and Social Indicators Research.

9th, 2002, Orlando, Theoretical Models of QOL, Methodological Advances in QOL, and Linking QOL and Clinicians.

10th, 2003, Prague, Methodological and Theoretical Topics in QOL, Disease-Specific Applications of QOL Research, QOL in Special Populations, QOL in Specific Research Settings.

11th, 2004, Hong Kong, Harmonizing International Health-Related Quality of Life (HRQOL) Research.

12th, 2005, San Francisco, Building Bridges to Enhance Quality of Life.

13th, 2006, Lisbon, HRQOL Research: Making an Impact in the Real World.

14th, 2007, Toronto, Health Related QOL Research: From Measurement to Understanding.

15th, 2008, Montevideo, Research and Action: good quality of life and equity in Health access

16th, 2009, New Orleans, Integrating HRQOL in Health Care Policy, Research, and Practice.

17th, 2010, London, Translating Quality of Life Measurement into Decision Making.

回顾生命质量研究的历史,从时间上大致可分为三个时期:20 世纪 20～50 年代的酝酿阶段,20 世纪 50～70 年代的兴起阶段,20 世纪 70 年代后的发展融合阶段;从涉及的领域和侧重点大体上分为两类:社会经济领域中的生活质量(日常生活/工作相关生命质量)和医学领域中的生存质量(健康相关生命质量)。本书不做严格区分,统称生命质量,但主要指健康相关生命质量。

二、生命质量的概念与构成

迄今为止对生命质量的内涵尚存很多争议。不少学者对此进行了探讨,但往往从自己的专业角度出发,导致了生命质量概念的多义性和复杂化。比如:

Levi:对由个人或群体所感受到的躯体、心理、社会各方面的良好生活适应状态的一种综合测量,而测量结果是用幸福感、满意感或满足感来表示的。

Calman:某一特定时点个体期望与其现时体验的差别或距离,这种差别可随时间而改变,并可为个人成长所修正。改进生命质量包括改进有缺陷的生存方面(如疼痛)以及调整个体期望,使之与客观现实更为接近。

WHO 生命质量研究组:不同文化和价值体系中的个体对与他们的目标、期望、标准以及所关心的事情有关的生存状况的体验。

争论的主要点是生命质量是主观的还是客观的或者是主客观结合的。这大体上分为三种情况:

(1) 早期研究中,多局限于所谓"硬指标"范畴,如生存时间、人均收入、身体结构完整、受良好的教育、工作时间合理等客观指标。如 Alexanda 认为,生命质量是物质的生命质量观,代表人们的物质要求。具体的指标是:在郊区有一套住宅,有便于交通的轿车,孩子能受到良好教育,有更多更好的家庭设施,有旅游的经费和养老金等。

(2) 从 20 世纪 60 年代开始,人们逐渐意识到经济收入等物质指标的高水平并不意味着生活的高质量,经济的飞跃发展虽然带来了物质生活的丰富,但同时也带来环境恶化、人际关系淡漠、生活节奏过度紧张以及激烈竞争下的心理及社会压力增大等,因此富裕并不等于幸福。鉴于此,人们对生活质量的内涵予以反思,从而将重点转到对人们生活的主观体验上,必须获得评价对象主观上的感觉而不仅是用数量描述的收入或财产。因此,其构成中以主观感觉指标为主,兼顾一些客观指标。

(3) 20 世纪 80 年代中期后,随着医学的发展,尤其是预防医学与保健医学的发展,医学的主要目的已不在于病人的治疗,而在于疾病的预防与控制,换言之,更在于关注健康人,在于如何提高一般人群的生命质量。因此,社会学领域与医学领域的生命质量研究出现了融合的趋势。生命质量的界定及测量更加精确和规范化,愈来愈趋向于仅测量主观感觉指标。虽然也可涉及一些客观项目(如住房状况),但侧重于个体对住房状况的满意程度,而不是住房本身有多大,装备是否豪华等。

除主客观派之争外,生命质量评价还存在认知和情感、期望和需要等之间的争议。一般认为,对于生活的满意程度反映了比较稳定和长久的态度意愿,而对生活的幸福感却仅仅反映一时的情绪,为此,用满意度来评价生命质量是比较合适的。期望派(如Calman)从期望与其现时的差别来定义生命质量,通过治疗或学习等改变现状或期望就可以改进生命质量。

生命质量概念的不同导致其构成不同。如Bloom 认为生命质量测量至少应包括四个方面:①身体状态;②心理状态;③精神健康;④社会良好状态。Aaronson 提出六个方面的构成:①疾病症状和治疗毒副作用;②机能状态;③心理对不幸的承受能力;④社交活动;⑤性行为和体形;⑥对医疗的满意程度。1995 年,美国的 Ferrell 博士也提出了一个四

维模式结构(图 9-1),即身体健康状况(包括各种生理功能活动有无限制、休息与睡眠是否正常等),心理健康情况(含智力、情绪、紧张刺激等),社会健康状况(含社会交往和社会活动、家庭关系、社会地位等)和精神健康状况(含对生命价值的认识、宗教信仰和精神文化等)。WHO 的生命质量测定包括六个方面:①身体机能;②心理状况;③独立能力;④社会关系;⑤生活环境;⑥宗教信仰与精神寄托。

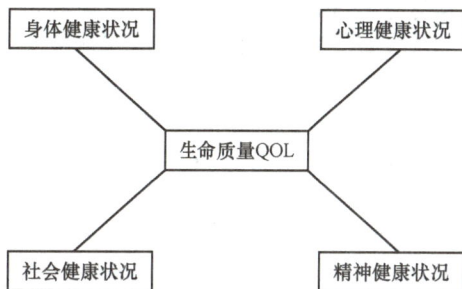

图 9-1 Ferrell 提出的生命质量四维模式

总的说来,WHO 的生命质量概念与构成是比较完善的,既说明生命质量是对生活各方面(包括疾病)的主观体验,又界定于一定的文化背景和价值体系下。本文也采用 WHO 的生命质量概念与构成。

视窗 9-2
生命质量概念与构成公认观点
尽管生命质量的概念与构成尚未完全统一,但以下几点是比较公认的:
1. 生命质量是一个多维的概念,包括身体机能、心理功能、社会功能等。
2. 生命质量是主观的评价指标(主观体验),应由被测者自己评价。
3. 生命质量是文化依赖性的,必须建立在一定的文化价值体系下。

三、生命质量的测定方法

根据目的和内容不同,生命质量的测定曾经有过不同的方法,如症状定式检查(symptom checklist)法、可视化量尺(VAS)法、标准化量表测定法等。其中,自陈的标准化量表测定法是目前最为公认和广泛采用的方法,测定的关键是选择或制定测定量表(详见第二节)。

若没有适宜的测定量表可选用,则要开发新的量表或者按照严格的翻译程序研制国外量表的中文版本。开发中文版量表既是一种捷径,也便于今后的研究结果与国际上的同类研究结果相比较。量表的研制一般按如下步骤:①明确研究对象及目的;②设立研究工作组;③测定概念的定义及分解;④提出量表

条目形成条目池;⑤确定条目的形式及回答选项;⑥指标分析及筛选;⑦预调查及量表考评;⑧修改完善。

其次,根据测定目的选择测定方式并确定样本含量。一般说来,测评目的是反映一般人群的健康状况,只需一次横切面测定即可,样本含量可适当大一些(比如每层 100 例以上),尤其是要制定生命质量常模的话,含量还可更大一些,这样得出来的结果较稳定;测评目的是用于临床上治疗方案选择、干预措施评价或预后分析,需进行至少两次的纵向测定,两次间隔时间的长短与测定的对象和干预措施有关,样本含量可小一些,以发现差异为宜(或者按 Kendall 准则,样本含量取分析变量数的 5~10 倍);用于卫生资源配置与利用决策分析时往往需进行一系列的纵向测定。

四、生命质量研究的作用及意义

生命质量研究具有广泛的用途(详见第三节),几乎涉及人类生活的各个方面。美国 FDA 已经明确规定将生命质量作为抗癌新药评价的必需项目之一。我国一些学者也正在敦促制定相应的新药评审方法,以便把生命质量评价纳入其中。毫无疑问,生命质量的提高已经或即将成为医药卫生的主要目标,以及社会与政府工作的目标。

生命质量研究对现代医学观念和实践提出了有力挑战。长期以来,病人在不同程度上被视为被动治疗对象,做什么检查,用什么治疗方法完全由医生说了算,病人没有自己的选择和参与权利,治疗效果的好坏也常由医生或专家根据一些客观指标进行评价。但随着生命质量研究的兴起,病人主观评价的生命质量越来越受重视,在一些发达国家(如美国)已将生命质量评价作为疗效考察的必须指标。另一方面,现在的疾病往往不再是单纯的生物因素引起,仅靠医生的

作用而缺乏病人的参与是很难治愈的。因此,病人必须从客体的地位转变为复合主体地位,共同参与到疾病的治疗中,甚至在某些场合下得由病人说了算。以病人为中心、以患者为上帝的医疗思想不但体现着看重生命质量的客观要求,对争夺未来的医疗市场也具有重要的意义。

此外,对生命质量的重视,必将导致医学目标及格局的重大变化。新的医学目标应当是:防治疾病、延长寿命、提高生命质量、减少死亡、增进人类身心健康。康复医学、保健医学等强调以病人为主体、通过病人的活动及参与达到身体康复以及健身防病目的的新兴医学将得到加强。生命质量除了对医学思想、目标及观念有影响外,还对医学治疗及护理、医疗管理和卫生决策、药物的开发等都有重大意义。

第二节　生命质量测评的内容与工具

一、生命质量测评的内容

生命质量测定应包括哪些具体内容是难以统一的,也不可能统一。首先,对于生命质量的不同理解及认知,导致了生命质量构成的不同。其次,即使相同的定义,测定目的不同,其内容也不同。

一般说来,当测定的目的是反映总的健康状况时,主要是面向一般人群,应同时关注医学问题(有无病痛,有无功能丧失等)和社会生活问题(家庭生活是否愉快、是否受到社会重视等)。其测定的范围较广,应该采用普适性量表进行较全面的测定,如 WHOQOL-100 或者 WHOQOL-BREF 量表。其中,WHOQOL-100 量表由 6 个领域(domain),24 个侧面(又称小方面)(facet),外加一个总体评价侧面构成(表 9-1),每个侧面由 4 个条目构成。

表 9-1　WHOQOL-100 量表的结构

领域	躯体功能	心理功能	独立性	社会关系	环境	宗教信仰
侧面	疼痛和不适	正性情绪	移动性	私人关系	人身安全及保障	宗教信仰
	精力和疲倦	感知功能	日常活动	社会支持	家庭环境	
	睡眠及休息	自尊	医疗依赖性	性活动	经济情况	
		体貌体型	工作能力		卫生保健	
		负性情绪			获取信息机会	
					娱乐及闲暇	
					自然环境	
					交通	
侧面数	3	5	4	3	8	1
条目数	12	20	16	12	32	4

当面向临床的生存质量评价时,应突出治疗方法和措施对患者的综合影响,因此有关疾病本身和治疗的一些内容(如特异症状、治疗导致的副作用等)应作为一个重要的组成部分。另外,用于患者条目数不宜多,可省去一些不太重要或不敏感的方面。因此,一般应采用特异量表,其测定的内容一般应包括以下四个领域(表9-2)。

表9-2 生命质量特异性量表应测定的内容

领域	躯体(生理)功能	心理功能	社会功能	症状/治疗副作用
	睡眠	压抑	家庭关系	症状
	饮食	忧虑	社会支持	治疗毒副作用
	躯体活动	烦躁	与他人交往	
	走动	恐惧	工作就业情况	
	移动性	孤独感	经济状况	
参考侧面	性功能	自尊	社会整合	
	大小便控制	推理能力	社会角色功能	
	自我照顾	记忆力		
	操持家务	应变能力		
	胜任工作	疾病/治疗认识		
	娱乐和闲暇	对前途的认识		

二、生命质量测评的工具

生命质量测评的前提和关键是其测定工具——量表。根据评价对象不同可分为普适性量表(general scale)和特异性量表(specific scale),后者又可细分为疾病特异性量表(disease-specific scale)、领域特异性量表(domain-specific scale)和治疗特异性量表(treatment-specific scale)等。本文介绍常见的普适性量表和用于癌症与慢性病的特异性量表。

(一) 普适性量表

一般普适性量表具有普遍性,它不针对某一种(类)病人,而是可用于健康人和各种疾病病人反映其一般的健康状况。普适性量表很多,常见的一些归纳于表9-3。

表9-3 常用的生命质量测定普适性量表

量表名(英文缩写)	开发年代	结构(考察的邻域或侧面)	条目数
总体健康量表(GHQ-30)	1966	焦虑/紧张、自信/愉快、抑郁、精力、社会功能、失眠	30
诺丁汉健康调查表(NHP)	1970	个人体验5个方面(疼痛、躯体活动、精力、睡眠、情绪反应、社会孤独感) 日常生活6个方面(工作、家务、社会生活、家庭生活、性活动、爱好、休假)	45
疾病影响量表(SIP)	1975	躯体运动、灵活性、行走移动、情感行为、社会关系、警觉行为、交流、睡眠与休息、工作、家务管理、娱乐与消遣、饮食等12个方面	136
生命质量指数(QWB)	1976	计算权重的健康要素(移动、躯体活动、社会活动)22个加权的症状/复合的健康问题	50
McMaster健康指数问卷(MHIQ)	1987	躯体、社会、心理3个方面	59
简明健康状况调查问卷(SF-36)	1988	生理功能、生理职能、心理健康、心理职能、社会功能、精力、疼痛、总体健康8个方面	36
欧洲五维度生存质量量表(EuroQoL EQ-5D)	1990	移动性、自我照顾、日常活动(工作、学习、家务、休闲)、疼痛或不适、焦虑或压抑	5
世界卫生组织生命质量量表(WHOQOL-100)	1993	躯体功能、心理功能、独立性、社会关系、环境、总健康6个方面	100

1. 总体健康问卷(the general health questionnaire, GHQ) Berwick 等(1966)开发的总体健康状况量表(GHQ)。该量表于 20 世纪 60 和 20 世纪 70 年代在英国开发出来,原来主要用于精神心理评价,后来推广于一般的医学评价,主要以问卷或图表形式来描述被测对象的焦虑、压抑等非精神性心理异常特征,也可用于有心理异常倾向的患者。最初从 140 个条目中选出 60 个条目构成量表。随后开发出 30、28、20 和 12 个条目的不同简化版。目前使用的主要有 5 种:GHQ-60,GHQ-30,GHQ-28H,GHQ-20 和 GHQ-12。

2. 诺丁汉健康量表(the nottingham health profile,NHP) 诺丁汉健康量表 NHP 在 20 世纪 70 年代末发展的,1980 年由 Hun.SM 发表。最初用于流行病学研究,比较人群的健康状态,调查个人、社会及环境因素与健康的关系,以确定未得到满足的保健区域,后被广泛应用于泛美国家及其他国家。NHP 为患者自评量表,共 45 个问题,6 个方面(38 个条目)的个人体验(包括睡眠、身体活动、精力、疾病、情绪反应和社会孤独感)和 7 个方面(7 个条目)的日常生活活动(包括职业、家务、社会生活、家庭生活、性活动、嗜好和休假)。

3. 疾病影响程度量表(sickness impact profile,SIP) 该量表由 Marilyn 和 Bergner 等人于 1975 年于美国发表,1981 年华盛顿大学卫生服务中心发表了对 SIP 的验证结果及其修订。SIP 包括 12 个方面 136 个问题,测定躯体、心理、社会健康状况、健康受损程度、健康的自我意识等。虽然量表较长,但每个问题均只回答"是"、"否"两项,也不需要太多时间,一般 20～30 分钟可完成。每个问题都经过专家讨论,给予权重,据此可计算各方面得分和总量表得分。

4. 生命质量指数(the quality of well-being index,QWB) QWB 由 Kaplan 等于 1976 年发表,调查患者的日常生活的各个方面。量表由两部分组成,第一部分 22 个症状及相关健康问题,让观察对象识别出前六天内发生的症状或问题。第二部分为运动、身体活动、社会活动等一系列问题,采用标准方法探索活动受限是否与健康有关。评分从 0(死亡)到 1.0 分(最佳功能)逐渐递增。优点在于将受试者与其功能和症状紧密联系在一起,从而可应用在数量评估和消耗-效益分析中。

QWB 是一个结合患者特定健康状态效用的量表,不仅描述患者目前健康状况,还权衡期望的健康状态,其权重系数来源于总人口调查。由于它缺乏心理压力方面的内容,部分限制了它的评价领域。

5. 医学结局调查(the medical outcomes study 36-item form health survey,SF-36) 该量表是美国医学结局研究(Medical Outcomes Study,MOS)组开发的一个普适性测定量表。该工作开始于 20 世纪 80 年代初期,形成了不同条目不同语言背景的多种版本。含有 36 个条目的健康调查问卷简化版 SF-36(V1.0)由 Ware,Stewart 等于 1988 年提出,1990 年标准版的正式发行,1996 年 SF-36(V2.0)国际版研制完成。它可用于临床实践和研究、评价健康政策、总体人口调查,是目前应用最为广泛的健康状态测量方法。

SF-36 有多种版本,其中用得较多的是英国发展版和美国标准版,两者均包含躯体功能、躯体角色、肌体疼痛、总的健康状况、活力、社会功能、情感角色和心理卫生 8 个领域以及 1 个自我评价健康变化条目,但在条目的归并和计分上略有不同(比如前者归为 10 个大题,后者归为 11 个大题)。英国发展版的 SF-36 领域划分和计分规则详见表 9-4,完整的量表见表 9-5。

表 9-4　SF-36 英国发展版各领域及计分(原始分)**方法**

领域名称及代码	条目数	得分范围	计分方法(相应条目分相加)
躯体功能(PF)	10	10～30	3a+3b+3c+3d+3e+3f+3g+3h+3i+3j
躯体角色(RP)	4	4～8	4a+4b+4c+4d
肌体疼痛(BP)	2	2～12	7+8
一般健康状况(GH)	5	5～25	1+10a+10b+10c+10d
生命力(VT)	4	4～24	9a+9e+9g+9i
社会功能(SF)	2	2～11	6+9j
情感角色(RE)	3	3～6	5a+5b+5c
心理健康(MH)	5	5～30	9b+9c+9d+9f+9h

* 1、6、7、8 分别是第 1、6、7、8 题得分,3a、3b 分别为第 3 题中 a 小题和 b 小题的得分,其余类同。条目 2 为自我报告的健康变化,不参与量表得分的计算

除了计算上述领域得分外,还可以进一步合并为两个大的方面进行分析,即把前四个领域合并为综合躯体组分(physical component summary):PCS＝PF＋RP＋BP＋GH,后四个领域合并为综合心理组分(mental component summary):MCS＝VT＋SF＋RE＋MH。

为便于比较和应用,通常采用极差变换法将各领域的原始分(raw score,RS)变换为在 0～100 内取值的标准化分(standardized score,SS),即

$$SS=(RS-Min)\times 100/R$$

其中 SS 为标准化分,RS 为原始分,Min 为该领域得分的最小值,R 为该领域得分的极差,即该领域得分最大值减去领域得分最小值。

表 9-5　健康状况调查问卷 SF-36(英国发展版)

填表指导:该表问题是询问您对自己健康状况的看法及您做日常生活活动的能力。请您根据您的情况选择一个答案,在相应的数字上打一个√即可。

1. 总体来讲,您的健康状况是:

非常好	很好	好	一般	差
1	2	3	4	5

2. 跟一年前相比,您觉得您现在的健康状况是:

好多了	好一些	差不多	差一些	差多了
1	2	3	4	5

健康和日常活动

3.以下这些问题都与日常生活活动有关。请您想一想,您的健康状况是否限制了这些活动? 如果有限制,程度如何?

活动	限制很大	有些限制	毫无限制
a 重体力活动(如跑步、举重物等)	1	2	3
b 适度活动(如移桌子、扫地等)	1	2	3
c 手提日杂用品(如买菜、购物等)	1	2	3
d 上几层楼梯	1	2	3
e 上一层楼梯	1	2	3
f 弯腰、屈膝、下蹲	1	2	3
g 步行 1600 米以上的路程	1	2	3
h 步行 800 米以上的路程	1	2	3
i 步行约 100 米的路程	1	2	3
j 自己洗澡、穿衣	1	2	3

4. 在过去四个星期里,您的工作和日常活动是否因为身体健康的原因而出现以下这些问题?　　　　是　　　否
 a 减少了工作或其他活动的时间　　　　　　　　　　　　　　　1　　　2
 b 本来想要做的事情只能完成一部分　　　　　　　　　　　　　1　　　2
 c 想要干的工作和活动的种类受到限制　　　　　　　　　　　　1　　　2
 d 完成工作或其他活动困难增多,(比如需要额外的努力)　　　　1　　　2

5. 在过去四个星期里,您的工作和日常活动有无因为情绪的原因(如压抑或者忧虑)而出现以下问题?　　是　　否
 a 减少了工作或活动的时间　　　　　　　　　　　　　　　　　1　　　2
 b 本来想要做的事情只能完成一部分　　　　　　　　　　　　　1　　　2
 c 干事情不如平时仔细　　　　　　　　　　　　　　　　　　　1　　　2

6. 在过去的四个星期里,您的健康或情绪不好在多大程度上影响了您与家人、朋友、邻居或集体的正常社会交往?

完全没影响	有一点影响	中等影响	影响较大	影响极大
1	2	3	4	5

7. 过去四个星期里,您有身体疼痛吗?

没有疼痛	很轻微疼痛	轻微疼痛	中度疼痛	严重疼痛	极严重疼痛
1	2	3	4	5	6

8. 过去四个星期里,身体上的疼痛影响你的工作和家务事吗?

完全没有	有一点影响	中等影响	影响较大	影响极大
1	2	3	4	5

您的感觉

9. 以下这些问题有关过去一个月里您自己的感觉,对每一条问题所说的事情,请勾出最接近您情况的那个答案。

持续的时间	所有的时间	大部分时间	比较多时间	一部分时间	小部分时间	没有此感觉
a 您觉得生活充实	1	2	3	4	5	6
b 您是一个精神紧张的人	1	2	3	4	5	6
c 您情绪非常不好,什么事都不能使您高兴	1	2	3	4	5	6
d 您心里很平静	1	2	3	4	5	6
e 您做事精力充沛	1	2	3	4	5	6
f 您的情绪低落	1	2	3	4	5	6
g 您觉得精疲力尽	1	2	3	4	5	6
h 您是个快乐的人	1	2	3	4	5	6
i 您感觉累	1	2	3	4	5	6
j 不健康影响了您的社会活动(如走亲访友)	1	2	3	4	5	6

总体健康情况

10. 请看下列的每一个问题,请√出最符合您情况的答案。

a 我好像比别人容易生病	1	2	3	4	5
b 我跟周围人一样健康	1	2	3	4	5
c 我认为我的健康状况在变坏	1	2	3	4	5
d 我的健康状况非常好	1	2	3	4	5

如果您有要补充或解释的,请写在下面:

6. 世界卫生组织健康相关生命质量测定量表(WHOQOL-100,WHOQOL-BREF) 该量表是WHO组织20余个国家和地区共同研制的跨国家、跨文化并适用于一般人群的普适性量表。1991年开始研制,经几年的探索形成含100个条目的标准版量表WHOQOL-100(其构成见表9-1)。

为了方便实际应用,1996年WHOQOL-100被进一步简化为含26个条目的简化版(WHOQOL-BREF)。简化版覆盖其6个领域中的4个领域外加两个反映总的生命质量和健康状况的条目(G1、G4),其构成与计分方法见表9-6,完整的量表见表9-7。其中条目得分的计算规则是:正向条目(得分越高代表生命质量越好)根据其回答依次计为1、2、3、4、5分,逆向条目(得分越高代表生命质量越差)需进行"正向变换",即用6减去回答选项得到条目得分。

表 9-6 WHOQOL-BREF 各个领域的计分方法

领域	代码	条目数	原始分 RS(4-20)	标化分 SS(0-100)
生理功能	PHD	7	(f1.4+f11.3+f2.1+f9.1+f3.3+f10.3+f12.4)×4/7	(RS-4)×100/16
心理功能	PSD	6	(f4.1+f24.2+f5.3+f7.1+f6.3+f8.1)×4/6	(RS-4)×100/16
社会关系	SRD	3	(f13.3+f15.3+f14.4)×4/3	(RS-4)×100/16
环境	EVD	8	(f16.1+f22.1+f18.1+f20.1+f21.1+f17.3+f19.3+f23.3)×4/8	(RS-4)×100/16
总生命质量及健康状况	GQGH	2	(G1+G4)×4/2	(RS-4)×100/16

表 9-7 世界卫生组织生存质量测定量表简表(WHOQOL-BREF)

填表说明:这份问卷是要了解您对自己的生存质量、健康情况以及日常活动的感觉如何,请您一定回答所有问题。如果某个问题您不能肯定如何回答,就选择最接近您自己真实感觉的那个答案。

所有问题都请您按照自己的标准、愿望或者自己的感觉来回答。注意所有问题都是您最近两星期内的情况。

例如:您能从他人那里得到您所需要的支持吗?

根本不能	很少能	能(一般)	多数能	完全能
1	2	3	4	5

请您根据两周来您从他人处获得所需要的支持的程度在最合适的数字处打一个√,如果您多数时候能得到所需要的支持,就在数字"4"处打一个√,如果根本得不到所需要的帮助,就在数字"1"处打一个√。

请阅读每一个问题,根据您的感觉,选择最适合您情况的答案。

1.(G1) 您怎样评价您的生存质量?

很差	差	不好也不差	好	很好
1	2	3	4	5

2.(G4) 您对自己的健康状况满意吗?

很不满意	不满意	既非满意也非不满意	满意	很满意
1	2	3	4	5

下面的问题是关于两周来您经历某些事情的感觉。

3.(F1.4)您觉得疼痛妨碍您去做自己需要做的事情吗?

根本不妨碍	很少妨碍	有妨碍(一般)	比较妨碍	极妨碍
1	2	3	4	5

4.(F11.3)您需要依靠医疗的帮助进行日常生活吗?

根本不需要	很少需要	需要(一般)	比较需要	极需要
1	2	3	4	5

5.(F4.1)您觉得生活有乐趣吗?

根本没乐趣	很少有乐趣	有乐趣(一般)	比较有乐趣	极有乐趣
1	2	3	4	5

6.(F24.2)您觉得自己的生活有意义吗?

根本没意义	很少有意义	有意义(一般)	比较有意义	极有意义
1	2	3	4	5

7.(F5.3)您能集中注意力吗?

根本不能	很少能	能(一般)	比较能	极能
1	2	3	4	5

8.(F16.1)日常生活中您感觉安全吗?

根本不安全	很少安全	安全(一般)	比较安全	极安全
1	2	3	4	5

9.(F22.1)您的生活环境对健康好吗?

根本不好	很少好	好(一般)	比较好	极好
1	2	3	4	5

下面的问题是关于两周来您做某些事情的能力。

10.(F2.1)您有充沛的精力去应付日常生活吗?

根本没精力	很少有精力	有精力(一般)	多数有精力	完全有精力
1	2	3	4	5

11.(F7.1)您认为自己的外形过得去吗?

根本过不去	很少过得去	过得去(一般)	多数过得去	完全过得去
1	2	3	4	5

12.(F18.1)您的钱够用吗?

根本不够用	很少够用	够用(一般)	多数够用	完全够用
1	2	3	4	5

13.(F20.1)在日常生活中您需要的信息都齐备吗?

根本不齐备	很少齐备	齐备(一般)	多数齐备	完全齐备
1	2	3	4	5

14.(F21.1)您有机会进行休闲活动吗?

根本没机会	很少有机会	有机会(一般)	多数有机会	完全有机会
1	2	3	4	5

15.(F9.1)您行动的能力如何?

很差	差	不好也不差	好	很好
1	2	3	4	5

下面的问题是关于两周来您对自己日常生活各个方面的满意程度。

16.(F3.3)您对自己的睡眠情况满意吗？

很不满意	不满意	即非满意也非不满意	满意	很满意
1	2	3	4	5

17.(F10.3)您对自己做日常生活事情的能力满意吗？

很不满意	不满意	即非满意也非不满意	满意	很满意
1	2	3	4	5

18.(F12.4)您对自己的工作能力满意吗？

很不满意	不满意	即非满意也非不满意	满意	很满意
1	2	3	4	5

19.(F6.3)您对自己满意吗？

很不满意	不满意	即非满意也非不满意	满意	很满意
1	2	3	4	5

20.(F13.3)您对自己的人际关系满意吗？

很不满意	不满意	即非满意也非不满意	满意	很满意
1	2	3	4	5

21.(F15.3)您对自己的性生活满意吗？

很不满意	不满意	即非满意也非不满意	满意	很满意
1	2	3	4	5

22.(F14.4)您对自己从朋友那里得到的支持满意吗？

很不满意	不满意	即非满意也非不满意	满意	很满意
1	2	3	4	5

23.(F17.3)您对自己居住地的条件满意吗？

很不满意	不满意	即非满意也非不满意	满意	很满意
1	2	3	4	5

24.(F19.3)您对得到卫生保健服务的方便程度满意吗？

很不满意	不满意	即非满意也非不满意	满意	很满意
1	2	3	4	5

25.(F23.3)您对自己的交通情况满意吗？

很不满意	不满意	即非满意也非不满意	满意	很满意
1	2	3	4	5

下面的问题是关于两周来您经历某些事情的频繁程度。

26.(F8.1)您有消极感受吗？（如情绪低落、绝望、焦虑、忧郁）

没有消极感受	偶尔有消极感受	时有时无	经常有消极感受	总是有消极感受
1	2	3	4	5

（二）癌症特异性量表（体系）

鉴于同一类疾病（如癌症）常具有很多共同的地方，其间的各个具体病种则具有自己的特殊性。因此，目前的一个量表开发趋势就是对具有共同属性的一大类人群或疾病开发一个共性量表或共性模块，再针对具体的人群或病种制定一个较短的特异性模块。这样，只需制定一个共性模块，外加不同疾病的简短模块即可构成针对性较强的特异性量表，具有事半功倍之效。这种为了某方面的测定目的，而按照共同的理念和方法开发的具有内部连贯性的一系列量表的集合称为生命质量测定量表体系。在癌症领域，有三个量表体系。

1. 美国 FACT 量表体系　由美国西北大学的结局、研究与教育中心 CORE(Center on Outcomes, Research and Education)研制出的癌症治疗功能评价系统 FACT(Functional Assessment of Cancer Therapy)是由一个测量癌症病人生命质量共性部分的共性模块(FACT-G)和一些特定癌症的子量表（特异模块）构成的量表群。最新版本（V4.0）的 FACT-G 由 27 个条目构成，生理状况 7 条（编码为 GS1～GS7）、社会/家庭状况 7 条（编码为 GS1～GS7）、情感状况 6 条（编码为 GE1～GE6）和功能状况 7 条（编码为 GF1～GF7）。各条目均采用五级评分法，在评分时正向条目直接计 0～4 分，逆向条目则反向计分，即填写第一个等级者计 4 分，填写第二个等级者计 3 分，依次类推。将各个领域所包括的条目得分相加即可得到该领域的得分，各领域的得分相加得到总量表的得分（详见表 9-8）。

表 9-8　FACT-G(V4.0)的各领域及总量表计分(原始分)方法

领域	条目数	得分范围	计分方法(相应条目得分相加)
生理状况(PWB)	7	0—28	GP1+GP2+GP3+GP4+GP5+GP6+GP7
社会/家庭状况(SFWB)	7	0—28	GS1+GS2+GS3+GS4+GS5+GS6+GS7
情感状况(EWB)	6	0—24	GE1+GE2+GE3+GE4+GE5+GE6
功能状况(FWB)	7	0—28	GF1+GF2+GF3+GF4+GF5+GF6+GF7
量表总分(TOTAL)	27	0—108	PWB+SWB+EWB+FWB

GP1~GP7、GE1、GE3~GE6 为逆向条目

特定癌症的量表由共性模块加各自的特异模块(称为附加关注)构成,如乳腺癌患者的生命质量测定量表FACT-B就是由FACT-G和9个针对乳腺癌的特异条目构成。目前已经开发的特异量表有肺癌(FACT-L)、乳腺癌(FACT-B)等10多种量表(见表9-9)。

2. 欧洲的 QLQ 量表体系　欧洲癌症研究治疗组织 EORTC(European Organization for Research and Treatment of Cancer)创立于 1962 年。1980 年,EORTC 成立了生命质量研究组(quality of life group),从较大的规模上进行癌症生命质量测评的协作研究。其 QLQs 量表系列就是由针对所有癌症病人的核心量表(共性模块)QLQ-C30 和针对不同癌症的特异性条目(特异模块)构成的量表群。最新版(V3.0)的 QLQ-C30 含 5 个功能子量表(躯体、角色、

认知、情绪和社会功能)、3 个症状子量表(疲劳、疼痛、恶心呕吐)、一个总体健康状况子量表和一些单一条目构成。目前,肺癌(QLQ-LC13)、乳腺癌(QLQ-BR23)等 10 多种癌症的量表已经完成研制(见表9-9)。

3. 中国的 QLICP 量表体系　鉴于生命质量的文化依赖性,有必要开发我国自己的癌症患者生命质量测定量表。为此,我国相关团队从 1998 年开始研制具有中国文化特色的癌症患者生命质量测定量表体系 QLICP(Quality of Life Instruments for Cancer Patients)。该体系包括 10 多种我国常见癌症的生命质量测定量表,如肺癌(QLICP-LU)、乳腺癌(QLICP-BR)等(表 9-9)。其中 QLICP-GM(general module)是各种癌症患者均能使用的共性模块,可以单独使用,也可以与特异模块结合使用。

表 9-9　三个癌症患者生命质量测定量表体系比较

癌症	美国 FACT 系列(V4.0)[a] 名称	条目数	状态	欧洲 QLQ 系列(V3.0)[b] 名称	条目数	状态	中国 QLICP 系列(V1.0)[c] 名称	条目数	状态
肺癌	FACT-L	36	#	QLQ-LC13	13	#	QLICP-LU	40	#
乳腺癌	FACT-B	36	#	QLQ-BR23	23	#	QLICP-BR	39	#
头颈癌	FACT-H&N	38	#	QLQ-H&N35	35	#	QLICP-HN	46	#
大肠癌	FACT-C	36	#	QLQ-CR38	38	#	QLICP-CR	46	#
				QLQ-CR29	29				
肝癌	FACT-Hep	45	#	QLQ-HCC18	18	*	QLICP-LI	38	#
食管癌	FACT-E	44	*	QLQ-OES24	24	#	QLICP-ES	40	#
				QLQ-OES18	18				
胃癌	FACT-Ga	46	*	QLQ-STO22	22	#	QLICP-ST	39	#
膀胱癌	FACT-Bl	39	*	QLQ-BLM30	30	*	QLICP-BL	48	#
				QLQ-LLS24	24				
前列腺癌	FACT-P	39	*	QLQ-PR25	25	#	QLICP-PR	46	#
胰腺癌	FACT-Pa	36	#	QLQ-PAN26	26	*	QLICP-PA	—	*
卵巢癌	FACT-O	39	#	QLQ-OV28	28	#	QLICP-OV	42	#
宫颈癌	FACT-Cx	42	#	QLQ-CX24	24	#	QLICP-CE	40	#
脑癌	FACT-Br	46	*	QLQ-BN20	20	#	QLICP-BN	—	*
白血病	FACT-Leu	40	*	QLQ-CLL16	16	*	QLICP-LE	—	*

a 包含 FACT-G 的 27 个条目,b 应用时需增加 30 个条目的 QLQ-C30,c 包含 QLICP-GM 的 32 个条目

中国或中文版的已经研制完成,* 中国或中文版的正在进行研制或测试中

（三）慢性病特异性量表（体系）

在慢性病方面，国际上还未见系统开发量表体系的报道，只有美国 CORE 在 FACT 系列的基础上，增加了一些针对某些慢性病和症状的特异模块（如 HIV 感染、帕金森氏病），从而将 FACT 推广应用于慢性病，并将 FACT 改名为 FACIT（Functional Assessment of Chronic Illness Therapy），即慢性病治疗的功能评价。显然，其应用的共性模块 FACT-G 是针对癌症病人的而并非针对各种慢性病人，必然漏掉一些一般慢性病病人具有的共同特性，而且其开发的慢性病特异模块也比较少。

三、生命质量测评工具的评价与选择

无论是普适性还是特异性量表均已开发出很多，量表研究者往往各自为政，导致同一病种出现多个量表，如报道的关节炎测定量表有 10 多个，用于糖尿病的测定量表 20 多个，用于肺癌测定的量表 50 多个，使得应用量表的学者在众多的量表面前不知怎样评价和选择。这里给出一些量表选择原则：

1. 按测定对象和目的来选择与其相应的量表 如果目的是反映健康状况，并且进行不同特征人群（如性别、城乡、疾病）的比较，应选择普适性量表，其中 SF-36 和 WHOQOL-BREF 是最适宜的量表。如果要较全面的测定可用 WHOQOL-100，如果要简便快速测定（比如用于患者）可用 EQ-5D、SF-12。如果目的是用于临床（如治疗效果的评价），则应首选特异性量表，如肺癌可用 FACT-L 或 QLICP-LU；其次，没有特异性量表者可用相应的共性量表，如稀有癌症可用癌症的共性量表如 FACT-G 或 QLICP-GM 等；最后，实在没有合适的可用较短的一般普适性量表，如 SF-36、EQ-5D。

2. 应尽量选择 20 世纪 80 年代及以后开发的量表 其中，尤以 FACT 系列（FACT-G 等）、EORTC QLQ 系列（QLQ-C30 等）、QLICP 和 QLICD 系列、SF-36、WHOQOL-BREF 等量表较好。因为这些量表体现了现代生命质量的内涵，按严格的开发程序研制，进行了信度、效度等指标的评价，而且条目数也不太长，易被病人接受。尤其是癌症与慢性病的量表体系还采取了核心模块与特异模块的结合方式，符合现代量表研制的发展趋势。

3. 结合各量表的特性来选择 在同一测定对象有多个量表的时候，结合各量表的特性（如信度、效度、反应度、条目多少、计分是否简便等）来选择，好的量表应具有较好的测量学特性。其中：

（1）效度（validity）：即量表的有效性和正确性，主要通过内容效度、结构效度和效标关联效度三个方面来评价。结构效度多采用相关分析、探索性因子分析（在理论构想阶段）和实证性因子分析来评价。效标关联效度是说明量表得分与某种外部准则（效标）间的关联程度，用测量得分与效度准则之间的相关系数表示。

（2）信度（reliability）：指量表测量结果的可靠性（dependability）、精确性（accuracy）、稳定性（stability）和一致性（consistency）。信度大小用信度系数来衡量，目前评价信度的方法较多，有重测信度、等同信度、分半信度、内部一致性信度 a 等。至于信度大小的判断，还没有完全公认的标准，一般认为，a 至少 0.70，重测 r 应该在 0.80 以上。

（3）反应度（responsiveness）：是指测定工具能够反映出所测定的特质在时间上（纵向的）变化能力。根据是否采用一个具体的外部评价标准可以分为内部反应度（internal responsiveness）和外部反应度（external responsiveness）。内部反应度的评价习惯上采用配对 t 检验（或秩和检验）并结合反应度衡量指标，如效应大小 ES（effect size）和标准化反应均数 SRM（standardized response mean）。一般认为，ES、SRM 的绝对值在 0.2 左右则反应度较低，0.5 左右反应度适中，0.8 及以上反应度较好。

4. 特殊量表 当需要侧重了解某些方面的特性时，除了生命质量量表外，还可以同时辅助使用一些特殊的量表，如行为表现方面的 KPS、焦虑方面的 SAS 等。

> **视窗 9-3**
>
> **生命质量测定量表的评价标准**
>
> 1. 具有较好的测量学特性。其中，效度强调内容效度（包括各个必需的领域和侧面）、结构效度（因子分析和/或结构方程模型支持）和效标关联效度（与效标的相关较大，一般要大于 0.70）；信度必须考虑内部一致性（a 至少 0.70），也可辅以重测信度（重测 r 大于 0.80）；反应度要求量表能够反映出治疗/干预前后的变化（$P < 0.05$），且标准化反应均数 SRM 大于 0.5。
>
> 2. 具有较强的可接受性（acceptability）。包括接受率（量表回收率）和量表完成率高，填表所需平均时间短（条目少且容易理解），一般 20 分钟内完成。
>
> 3. 具有较高的可行性（feasibility）。操作性强，容易组织实施，花费的代价不大。

第三节 生命质量测评的应用

生命质量测评目前已广泛应用于社会各领域，成为不可或缺的重要指标和评定工具。在医学领域

Cox提出了4个方面的应用：①人群健康状况的测量；②资源利用的效益评价；③临床疗法及干预措施的比较；④治疗方法的选择与决策。

根据不同目的，我们将其概括为六个方面的应用。

一、评定人群健康状况，探讨影响因素与防治重点

当测评的目的在于了解具有不同特征（性别、文化程度、经济状况、甚至疾病）人群的综合健康状况，甚至作为一种综合的社会经济和医疗卫生指标，以便比较不同国家、地区、民族人民的生活质量和发展水平以及对其影响因素的研究时，往往采用普适性的生命质量测定量表并进行横断面的调查。比如，1957年，Gurin等联合美国的几个大院校进行了一次全国抽样调查，主要研究美国民众的精神健康和幸福感。1976年，Campbell等采用Cantril量表对美国生活总的满意度及其13个具体方面的满意度进行了调查分析。很多普适性量表如GHQ、NHP、MHIQ、SF-36、WHOQOL等都主要用于一般人群的生命质量评定。

有时，生命质量的评定仅限于某些特殊人群，以了解其健康状况及其影响因素。比如，老年人问题是一个特殊问题，Katz等对老年人的功能状况等进行了评定并引进积极健康寿命（active life expectancy，ALE）这一概念来反映考虑生命质量后的期望寿命。Longabaugh等人对酒精滥用者的生命质量进行了研究；万崇华等对吸毒者的生命质量及其影响因素进行了分析。许传志等用WHOQOL-100量表对云南少数民族生命质量的影响因素进行了分析，其中影响纳西族居民生命质量的因素较多，患关节炎、酗酒行为、经常熬夜、残疾、年龄大等5个因素会降低生命质量。

生命质量既已作为一个健康与生活水平的综合指标，而且已经或正在成为医学或社会发展的目标。因此对生命质量影响因素的探讨有利于找出防治重点，从而促进整体健康水平的提高。

> **视窗9-4**
> **主要发达国家和人口大国的生活质量比较**
> 相关专家采用30个主客观指标从经济、社会生活、文化生活、生活环境和生活满意度5个方面建立了一种生活质量评价模型，并对120个国家1980~2003年的生活质量进行实证分析。下面列出2003年排世界前10名的国家和一些人口大国的生活质量。

国家	生活质量综合指数	排名	国家	生活质量综合指数	排名
瑞典	99.6	1	日本	88.1	19
丹麦	97.6	2	俄罗斯	60.9	40
英国	96.6	3	墨西哥	50.8	49
比利时	96.4	4	巴西	42.4	63
澳大利亚	96.2	5	中国	36.7	72
加拿大	96.2	6	印度尼西亚	34.3	77
芬兰	95.8	7	印度	21.9	104
荷兰	95.8	8	巴基斯坦	15.5	113
德国	95.4	9	孟加拉国	14.0	115
瑞士	94.7	10	尼日利亚	11.2	118
美国	91.1	15			

二、临床治疗方案的评价与选择

肿瘤与慢性病患者的生命质量测评是目前医学领域生命质量研究的主流，测评的目的，除了反映其综合健康状况外，更重要的是用于临床治疗方案（治疗措施、手段、药物等）的评价与选择。即通过对这些疾病患者在不同疗法或措施中生命质量的测定与评价，为其治疗与康复措施的比较提供新的结局指标，从而以生命质量（或结合其他指标如生存时间）来综合评价与选择治疗方案。此时，往往采用特异性量表，一般应采用随机对照设计，并进行纵向测定（至少治疗前后各测定一次）。如Willians等通过对低位直肠癌患者直肠切除术后生命质量的考察，发现低位括约肌保留切除术的病人在饮食、性功能、情绪等方面均优于传统的经腹会阴切除术，从而说明这一方法优于传统方法。有关这方面的应用非常多，Sugarbaker的研究或许可以作为一个典型范例。在临床上，对于肢体肉瘤的治疗方法通常有两种：一是截肢，二是保留疗法并辅以大剂量的放射治疗。按传统观点，认为能不截肢则尽量不截。Sugarbaker对两种疗法患者的生命质量评价发现总的生命质量无统计学差异，但截肢组在情绪行为、自我照顾、性行为等方面优于保留疗法。据此得出结论：从生命质量观点看，保留疗法并不优于截肢疗法；从减少复发的愿望出发，应考虑截肢。

也可单独用于药物的疗效和副作用分析，有利于抗癌/慢性病药物的筛选。如意大利老年肺癌研究组以QLQ-C30和QLQ-LC13为测定工具，对161例采用Vinorelbine（一种半合成的长春花属生物碱）治疗

的 70 岁以上的老年肺癌病人进行了分析,发现该药能改善其生存时间和生命质量。

三、临床预后及影响因素分析

预后(prognosis)指某种疾病的可能结局或后果以及这些后果发生的可能性大小,是临床医师和患者都非常关心的问题。传统的预后分析往往采用疾病存活、复发、死亡等终点指标来衡量。没有用综合的定量指标来反映患者的症状、副作用、心理功能和社会适应性。随着医学的进展,对肿瘤本质有了新的认识,活得好活得长的"带瘤生存"、"人瘤共存"成为新的医学目标,生物治疗、中医治疗等着重整体功能改善的疗法,难以用传统疗效标准评价。因此,生命质量这一具有整体性、综合性和体现以人为本的指标可作为预后指标纳入随访研究,并探讨相应的影响因素。如 Cole 等用参数模型分析了乳腺癌术后对生命质量与生存时间影响的预后因素,发现与术后的辅助疗法、肿瘤大小、年龄等有关。

生命质量本身也可以作为预后的影响因素(预测因子)。如 Coates 的研究显示晚期癌症患者的生命质量是其生存时间的重要预后因素,QLQ-C30 量表中总生命质量条目(Q30)得分高的患者死亡风险是得分低的 87%(95%可信区间是 0.80～0.94)。

四、预防性干预及保健措施的 效果评价

预防性干预及保健措施是面向社区一般人群的,随着预防医学和初级卫生保健的发展,对其措施的效果评价日益重视。对其效果进行综合评价可借生命质量这一高度概括的指标来进行。这与第一方面的应用非常相似,只是前者是作为状况指标,因此只需一次横断面测定即可,而且调查的例数宜多一些。而这里必须进行干预前后的生命质量对比才能进行评价,因此需进行至少两次的纵向测定。但二者也不是截然分开的。实际上,如果必要的话,可通过事先周密的设计而同时达到这两个目的。如 Brook 等通过生命质量来评价实行共同保险措施对成人健康状况的影响。吕维善等探讨了健康教育对提高老年人生活质量的作用。

五、卫生资源配置与利用的决策

卫生资源配置与利用决策分析的主要任务就是选择投资重点,合理分配与利用卫生资源并产生最大的收益。这在卫生经济学中有着重要的地位,通常用成本-效益或成本-效果分析来实现,其综合的效益指标常用预期寿命来衡量。随着生命质量研究的深入

和广泛开展,人们愈来愈倾向于用"质量调整生存年(QALYs)"这一指标来综合反映投资的效益,因为 QALYs 综合考虑了生存时间与生命质量,克服了以往将健康人生存时间和病人生存时间同等看待的不足。于是,相同成本产生最大的 QALYs 或同一QALYs 对应的最小成本就是医疗卫生决策的原则。

据此,Drummond 等用于资源分配中;Mosteller 用于卫生立法和卫生政策的制定。

六、促进医患沟通和个体化治疗

生命质量是多维度、多条目的评定,可以在不同的层面(条目、侧面、领域、总量表)进行分析,从而得到更多的患者信息,有利于促进医患沟通和个体化治疗。如有的癌症患者心理承受能力很差,治疗中就要加强心理辅导、同伴教育等,增强其治疗信心和效果;有的患者疾病"标签"作用明显,难以适应社会,治疗中就要加强社会适应方面的训练。Welke KF 研究了影响行冠脉搭桥术(CABG)病人生命质量改善的因素,结果体重/体表面积指数大于 35 kg/m^2、合并糖尿病或慢性阻塞性肺部疾病(COPD)或外周血管疾病、术前躯体功能这些因素和术后躯体功能的改善呈负相关,术前的心理功能、合并 COPD 与术后心理功能的改善呈负相关,而年龄则和心理功能的改善呈正相关。这一结果为筛选适合行 CABG 治疗方法的病人提供了依据,也就是说,年龄较大、没有超重、没有合并糖尿病或慢性阻塞性肺部疾病(COPD)或外周血管疾病、基线功能较好的冠心病患者适合行CABG。

Summary

1. In the past three decades, the research on Quality of Life(QOL)has become an international hotspot. Quality of Life has been confirmed as one of the indispensable outcomes in clinical medicine and also an important measure of health and social status in social science. This trend makes it all the more necessary to have a clear concept and methodology for the development and use of QOL scale. According to WHO, quality of Life was defined as individual's perceptions of their position in life in the context of the culture and value systems in which they live and in relation to their goals, expectations, standards and concerns. And it consists of six domains: Physical, Psychological, Independence, Social

Relationship, Environment and Spirituality/Religion/Personal belief.

2. Many generic QOL instruments, such as SF-36, EQ-5D, WHOQOL-BREF, have been developed and widely used in both social and health fields. A number of specific instruments, such as FACTs, EORTC QLQ, Chinese QLICPs and QLICDs serials, have been exploited for the research on QOL for patients with cancer and chronic diseases, which has become one of the mainstreams in the medical field.

3. At present, measurements and assessments of quality of life are widely used in six broad health contexts: measuring health status of populations, comparing and selecting two or more treatments or interventions in a clinical trial, analyzing prognosis and its influence factors, evaluating effects of preventions and medical cares, assessing benefits of alternative uses of resources and making decisions on resources allocation and utilization, facilitating individual treatments and communications between doctors and patients.

思 考 题

1. 为什么进行生命质量研究？其产生的背景是什么？对现代医学的发展有什么影响？

2. 生命质量概念与构成经过了怎样的演变？

3. 健康相关生命质量测定应包括哪些方面的内容？

4. 癌症领域的生命质量测定量表有哪些？应该怎样选择？

5. 临床上不同治疗方案的疗效比较时能否采用普适性量表？为什么？

6. 生命质量测评有哪些方面的应用？除教材上的外，您觉得还可以用于哪些方面？

（万崇华）

第十章 卫生服务研究

![学习目标]

通过本章的学习,重点掌握卫生服务研究的概念、内容和方法,家庭健康询问抽样调查方法,卫生服务要求、需要、需求和利用的概念,影响卫生服务需求与利用的因素,卫生费用的含义;熟悉卫生服务需要与利用的测量与分析,卫生服务综合评价内容的主要特征及其综合评价指标的筛选原则;了解卫生服务研究的意义与目的,我国卫生服务研究的进展,卫生费用评价指标与分类,卫生服务综合评价的意义。

案例 10-1

农村卫生供需急变 县医院面临两大机遇

近几年来,县级医院几乎成了农村和城市卫生政策设计的盲区。这种格局不可避免地造成了县级医院发展带有很大的自发性、盲目性。如何有效发挥县医院在城乡医疗卫生服务体系中承上启下的作用,是医改的重要命题。当前面对农村卫生服务供需关系的急剧变化,有两个很关键的问题需要县医院在发展过程中认真把握,这就是准确定位与稳步扩容。

准确定位

县医院应该是全县的医疗服务中心,是全县医疗服务的技术指导中心。承担乡村两级卫生组织医疗服务的培训、考核、指导。对此中央在《关于深化医药卫生体制改革的意见》中也明确做出了界定:"县级医院作为县域内的医疗卫生中心,主要负责基本医疗服务及危重急症病人的抢救,并承担对乡镇卫生院、村卫生室的业务技术指导和卫生人员的进修培训。"县医院还要做好医疗服务在县乡两级机构的有效衔接,引导医疗需求在县乡两级机构中合理流动。县医院和乡镇卫生院在医疗服务功能上是不可分割的整体,在这个整体中,县医院是中枢,是龙头。

稳步扩容

新型农村合作医疗制度的建立,统筹资金的快速增长(从 2003 年的 30 元增加到 2010 年的 150 元),农村居民收入的增加和自我保健意识的

增强,这些因素都导致农村医疗需求的急剧增长。国家卫生服务调查结果显示:农村两周患病未就诊率由 2003 年的 57.0%,下降到 2008 年的 37.3%。农村居民的住院率由 2003 年的 3.4% 上升到 2008 年的 6.8% 等,都不可避免地形成了农村居民医疗需求总量的井喷之势。同时,到城市医院的看病难迫使去城市医院求诊的农村病人向县医院流升,合作医疗报销制度又有效地引导这种分流。国家卫生服务调查的结果显示,农村住院者选择县医院的由 2003 年的 42.6% 上升至 50.0%,而选择县以上医院的由 2003 年的 28.6 下降到 13.4%;农村居民两周就诊的首诊机构选择县医院的由 2003 年的 10.7% 上升到 2008 年的 15.3%,而选择县以上医院的由 2003 年的 10% 下降到 2008 年的 2.9%。

农村居民医疗需求的总量增加和流量集中使县医院的医疗服务量激增。卫生部的统计资料显示:县医院的出院人数由 2001 年的 1424 万上升至 2008 年的 2704 万,增长 90%;门急诊人次由 2001 年的 26324 万上升至 2008 年的 40570 万,增长 54%。但与其形成鲜明对照的是同期的编制床位仅由 63 万张增加至 70 万张,增幅 11%;在职职工人数由 2001 年的 113 万减少至 2008 年的 96 万,降低 15%。服务量的激增与资源的占有形成鲜明的反差,导致县医院超负荷运行,许多县医院的病房使用率已经超过了 100%,病区的过道走廊常常都加满了病床,一床难求的现象已经在县医院普遍出现,于是扩容成了县医院当前发展的燃眉之急。

讨论:

面对农村卫生服务供需关系的急剧变化,县级医院扩容规模应如何把握?

第一节 概 述

卫生服务研究(health services research)是一个应用型的多学科领域,在我国起步较晚,现已发展成为社会医学与卫生事业管理学科的一个重要研究领域。由于世界各国的社会经济发展水平、文化背景、卫生服务体系、医疗保健制度、生活方式等不尽相同,因而至今还没有对卫生服务研究形成一个明确、统一

的定义。美国医学研究所将其定义为：研究各种影响服务提供的因素以及与居民健康状况之间的关系，达到改善卫生服务功能与提高卫生资源效益的目的。我国学者一般认为，卫生服务研究是从卫生服务的供方(provider)、需方(consumer)和第三方(third party)及其相互之间的关系出发，研究卫生系统为一定的目的合理使用卫生资源，向居民提供预防、保健、医疗、康复、健康促进等卫生服务的过程。研究范畴包括理论研究、发展研究、政策分析以及卫生服务的计划、组织、管理、制度、政策、指导、实施、质量控制、激励、效益和效果评价等。基本程序由卫生服务的计划、实施及评价三个互相衔接、循环发展的环节所组成。

一、卫生服务研究的意义与目的

随着医学模式的转变、卫生改革的不断深入，以及卫生服务日趋社会化和现代化，单靠生物医学成就、先进的疾病防治技术和方法，已不能满足人民群众日益增长的卫生服务需求。所以，必须适时地调整与改进医疗卫生服务系统的组织结构、功能以及工作方式方法，采用适宜的卫生服务计划、实施、评价管理技术，才能提高卫生服务的效益和效果。目前世界各国在卫生服务研究领域中普遍关注下列三个问题：①卫生服务利用的社会公平性(social equity)；②降低医疗费用，提高卫生服务的社会效益和经济效益；③改进卫生服务质量，提高居民健康水平和生活质量。研究并解决这三个问题是当前卫生改革的主旋律，对国家卫生系统职能的加强，相关卫生政策的制定以及我国卫生事业的发展具有重要意义，是卫生服务研究的永恒主题。

卫生服务研究的根本目的是：科学合理的组织卫生事业，使有限的卫生资源产生最佳的卫生服务效益，进而改善社会卫生状况。卫生服务研究广泛采用比较研究的方法，主要从卫生服务需要、卫生资源供给、卫生服务利用三者之间的关系出发，研究人群卫生服务需要量和利用率水平及其相关影响因素，从而为各级政府和相关职能部门提供合理配置和有效使用卫生资源、科学组织卫生服务、制订卫生服务的方针和指导原则，为卫生事业的科学管理提供科学依据。

视窗 10-1
卫生服务研究的分类
1. 卫生系统研究　卫生系统研究可以将卫生服务需要和提供作为一个系统过程，运用系统分析的基本原理和方法，研究人群卫生服务需要、卫生资源投入及卫生服务利用之间的关系，综合分析人群卫生服务需要是否满足，卫生资源配置是否适度，卫生服务利用程度是否充分、过度

或不足等，从而提出卫生服务的方向和重点，卫生资源合理配置及其使用原则和方法。
2. 卫生工作研究　包括卫生工作计划、组织、指导、实施、监督、激励和评价等方面，可分为工作开发研究和目标评价研究两类。
3. 防治效果评价　卫生服务研究可以促进生物医学成就应用于卫生领域，如临床试验疗效考核、预防措施效果评价以及居民在利用这些新技术、新方法方面存在差异的评价等。
4. 行为医学研究　研究行为心理因素对卫生服务的影响，如研究健康者与患者的行为心理特征，医务人员的行医行为等。

二、卫生服务研究的内容

当今世界各国的卫生服务研究内容都是依据本国的社会、经济、文化等特征以及面临的主要卫生服务问题而确定的。20 世纪 80 年代以来，我国以市场为导向的经济体制改革，广泛而深刻地改变了我国的社会经济环境，使原有的卫生服务体系和健康保障制度发生了显著变化，进而提出了许多亟待研究的问题，同时拓展了卫生服务研究的领域。具体内容包括以下六个方面：

（一）社会因素对卫生系统的影响

社会因素对卫生系统有着重要影响，甚至有时是决定性的。一个国家卫生系统的组织形式取决于其历史传统、社会制度、政府的组织结构，以及所处的社会经济发展阶段。合理组织卫生服务，充分发挥卫生资源的作用是组织卫生服务体系的基本原则。在此方面，卫生服务研究可以为卫生组织机构的设置提供科学依据。

（二）评价人群的医疗卫生服务需要

了解人群的卫生服务需要及其影响因素是卫生服务研究的重要内容。人口学特征及人群健康水平是决定卫生服务需要量的基本因素，而社会经济、文化因素和医疗保健制度对卫生服务需要也有着重要影响。随着文化和生活水平的提高、医学模式的转变、健康观念的更新，人们对卫生服务提出了新的需求。研究人群卫生服务需要及其影响因素，可以为改善卫生服务指明方向。

（三）卫生资源的合理配置和有效使用

卫生计划的基本任务是根据人群的卫生服务需要和需求，合理配置与有效使用卫生资源。卫生资源包括卫生人力、财力、物力、技术和信息等。
1. 卫生人力　卫生人力是卫生资源中最宝贵的资源，需要长远规划、规范培训和加强管理，才能有效

使用。卫生人力的数量、质量、结构和分布是卫生服务研究的重点。

2. 卫生机构 制订卫生计划,必须研究卫生机构的设置是否合理。医疗卫生机构的性质、功能、数量、分布等是重点研究的问题。可以从纵向和横向两个方面,研究卫生机构在系统内的运作与变化。纵向研究主要研究各级医疗卫生机构的分工与联系,如社区卫生服务的双向转诊;横向研究侧重于各类不同性质卫生机构或部门之间的分工与协调,如同一医院的内科、外科、妇产科、儿科、各辅助科室之间的分工与协调。

3. 装备和供应 在缺乏总体规划的情况下,盲目购置大型医疗仪器设备势必造成资源配置的重复和浪费。再者,由于缺乏操纵或维修人才、缺乏配套条件而造成仪器设备不能正常工作或者利用不足。药品来源与供应也是一个值得重视的问题。初级卫生保健重点提出的适宜技术是指防治手段应以方便易行、经济有效、能够为大多数人享用为原则。通过卫生服务研究,可以对装备是否适宜、药品的来源与供应是否合理等做出评价。

4. 知识和技术 医药卫生知识和技术可有多种传播途径(书籍、报刊、杂志、网络等),但是在出版、分配和销售过程中有不少薄弱环节。研究和解决知识和技术传播过程中的缺陷,有利于新的知识和技术的推广应用,提高人群的健康知识水平和保健能力。

(四)卫生系统的组织结构与功能

根据不同时期的社会经济环境和卫生任务,应建立与之相适应的卫生服务体系和工作网络。如何审时度势、因地制宜地建立健全卫生服务体系和工作网络,提出协调的方法和手段,以及提供卫生服务的内容、性质、范围及层次等方面,都有大量需要研究的课题。例如,一级、二级、三级卫生保健网络之间的分工和联系、综合性医院与社区卫生服务机构之间、门诊与住院医疗、医疗与预防服务、各级不同性质的卫生组织或机构之间的协调发展等。理顺卫生系统内、外部的纵向和横向间的分工与协作,将有助于发挥卫生服务系统的潜力,提高工作效率。

(五)卫生系统的经济分析

分析卫生系统的经济活动是制订卫生计划的一项基本内容。对卫生经费的研究关系到卫生服务的全局,因为经费是开展卫生服务活动的必要条件。因此,研究卫生经费的筹集、分配、使用是否合理,是卫生计划制订者和决策者不可缺少的基础数据。

(六)卫生服务效果评价

人群健康状况应是评价卫生服务效果的最终指标。可以对单项的卫生服务项目进行评价,如预防接种的效果评价,一般通过考核预防接种率、传染病发病率、死亡率的变化等即可做出评价;而对综合性卫生服务项目的效果评价,如初级卫生保健、住院工作、社区卫生服务等进行评价,则情况要复杂得多,需通过建立综合评价指标体系,才能做出科学系统的评价。

三、卫生服务研究的方法

(一)描述性研究

描述性研究主要阐明卫生服务或健康事件在人群中分布的状况及其变动规律,可以为制定适宜的卫生对策提供参考。可从以下3方面进行:

1. 探索卫生服务发展的变动规律,预测卫生事业发展的趋势 如通过系统研究分析建国以来卫生服务的变化规律,总结卫生事业的发展成就,根据WHO提出的"人人享有卫生保健"的战略目标,提出进一步发展的具体目标、指标以及采取相应的措施。

2. 比较不同国家或地区的卫生服务状况与水平 比较不同国家间、地区间卫生服务的差异,了解现状,找出差距,为本地卫生服务的发展指明方向。

3. 分门别类地研究卫生事业的特点,评价卫生服务的效益与效果 例如,1981年通过对上海县的卫生服务描述性研究,在医疗保健制度、乡村医生、健康状况、三级医疗网、妇幼保健和计划生育、环境和营养、疾病防治、卫生费用和卫生服务利用等这些互为联系的不同方面探讨卫生服务的效益和效果。这类调查属于回顾性调查的范畴。

(二)分析性研究

分析性研究是研究卫生服务的影响因素。例如,对慢性病患病率及两周患病率与年龄、性别、文化、医疗保健制度、人均收入、吸烟和饮酒习惯等因素的关系,可采用单因素和多因素的统计分析方法。流行病学研究中常用的病例对照研究(case control study)和队列研究(cohort study)同样可以在卫生服务分析性研究中得到广泛应用。

(三)实验性研究

以社区人群作为研究对象,进行干预性的实验研究,考察卫生服务和疾病防治的效果,可以广泛应用于卫生服务研究。如在缺碘地区,通过食盐加碘措施预防地方性甲状腺肿是典型的干预性实验。对于已经明确的诱发疾病的危险因素,采取社会预防措施降低危险因素,同样可以取得明显的社会效果。如美国自1968年以来,通过全社会采取改变饮食习惯和膳食结构、戒烟和参加体育锻炼等三项社会干预措施,使心血管疾病死亡率显著降低。

(四)理论研究

理论研究是通过建立数学模型从理论上阐述卫生服务与有关因素的联系及其规律性,来阐述各变量间的函数关系,并能显示其量的动态关系。还可预测实现计划目标的进程和控制指标,如建立人口预测模型、疾病分布概率模型、卫技人员需要量模型以及病床需要量模型等。是一种定量研究的方法。

（五）系统分析法

系统分析法是一种运用系统思想分析问题和解决问题的方法。卫生服务系统是一个复杂的系统,在卫生服务计划制定和评价中运用系统分析技术,综合分析卫生服务系统内部各要素之间的联系和规律,提出若干备选方案,进行可行性评价和最优化选择。

（六）综合评价法

1976 年,WHO 通过对 7 国 12 个地区 1500 万居民近 10 年的卫生服务抽样调查,提出了卫生服务综合评价模式,即研究人群健康状况、卫生服务需要量、卫生资源、卫生服务利用等指标及其相互关系,评价卫生服务的效益和效果,为合理配置卫生资源和决策提供客观依据。

（七）投入产出分析法

主要研究卫生服务投入量(卫生资源)与产出量(卫生服务利用量)之间的关系,以评价卫生资源配置或使用的效益和效果。卫生经济学广泛使用的成本效益分析(cost benefit analysis,CBA)、成本效果分析(cost effectiveness analysis,CEA)及成本效用分析(cost utility analysis,CUA)等方法均可在卫生服务研究领域广泛应用。

（八）家庭健康询问抽样调查

卫生服务研究中,固定的、经常性的登记报告制度固然能够提供十分有用的卫生信息,但需要花费大量的人力、物力和财力,而且有时所收集的信息并不能满足卫生改革与发展研究的需要。例如,我国现行的常规登记报告系统不能提供患者未就诊的原因,以及群众对卫生服务部门的意见与要求等。为了弥补常规卫生信息登记报告系统存在的不足,可以采用以家庭为单位的健康询问抽样调查来收集资料。

通过精心设计、合理组织家庭健康询问抽样调查,可以对目标人群的有关社会经济、人口学特征、健康状况、卫生服务需要与利用及其影响因素、社会卫生状况,以及卫生费用等进行深入的了解,并做出较准确的推断。因而,这是一种调查信息量较多、省时省力、可行性良好的调查方法。

通常将家庭健康询问抽样调查分为一次性横断面调查、重复性横断面调查和连续性横断面调查。这三种调查方法均属回顾性调查的范畴。目前包括我国在内的大多数发展中国家均采用一次性横断面抽样调查方法,仅少数发达国家(如美国、英国、加拿大、荷兰、日本等)采用连续性横断面抽样调查方法。

一次性横断面抽样调查不能充分、准确地反映疾病和患者就诊的季节性变动差异,若扩大外延抽样调查的结果,可能会出现较大的偏差。重复性横断面调查是一次性横断面调查的扩展,调查结果比一次性横断面调查更具有说服力。为进一步提高样本推断总体的准确性,更好的方法是采用连续性横断面抽样调查。例如,美国从 1957 年以来每年进行的连续性家庭健康询问抽样调查,雇用 150 名左右固定的调查员,采用多阶段分层概率抽样方法,从全国 1900 多个人口普查区中抽取遍布全国的 4 万～5 万户家庭的 12 万～14 万居民(约占全国人口的 1/2000)进行家庭健康询问调查。各国家庭健康询问抽样调查的内容大致分为两部分,即基本调查内容和补充调查内容。

需要指出的是,在现代卫生服务研究中,除了采用上述研究方法外,有些在社会医学、卫生管理学、卫生统计学、流行病学及人口学等领域常用的研究方法,均可以根据实际情况运用于卫生服务研究领域。

四、我国卫生服务研究的进展

我国开展较为系统的卫生服务研究首先从上海县开始,1981 年,中美两国科技人员在科技合作计划中对上海县卫生服务状况进行了描述性研究。双方联合考察了上海县与美国华盛顿县的医疗保健制度、居民健康状况、妇幼保健与计划生育、环境卫生、营养、卫生费用及卫生服务利用等领域。通过国际间对比分析,得出了下列结论:①上海县居民健康状况与美国华盛顿县相似,考察指标主要包括:总死亡率、婴儿死亡率、围生期死亡率、主要死因构成与平均期望寿命等;②两地的社会经济和卫生资源状况存在巨大差别,但居民卫生服务利用的指标和健康水平却比较接近,说明上海县卫生服务的宏观效益和效果是明显的;③上海县居民主要健康指标的 30 多年变动历程,在美国大致经历了 60 年,说明上海县卫生服务发展速度非常迅速。上海县卫生服务研究开创了我国卫生服务研究的先例,研究经验以及所采用定性与定量结合的快速评估技术与方法,尤其是家庭健康询问调查方法,具有十分重要的示范与指导作用。

我国卫生服务研究虽起步较晚,但发展迅速。近几年来,无论是研究的广度还是深度都超过以往任何一个时期,并取得了一些显著的研究进展,主要体现在以下 4 个方面:

（一）上海县卫生服务研究经验的迅速推广应用

自 20 世纪 80 年代中期以来,我国已有 300 多个市、县进行过城乡居民卫生服务抽样调查。卫生部医政司分别于 1985 年和 1986 年,对黑龙江、内蒙古、江苏、广东等 10 省(自治区)28 万农民,以及四川、北京、上海、湖北等省(市)8 万多城市居民进行了卫生服务调查,收集了大量城乡居民健康状况、医疗需要量、卫生服务利用量以及卫生资源的信息,为制定区域性卫生发展规划与评价,推动卫生事业现代化、科学化管理发挥了重要作用。

(二) 卫生服务研究范围、内容和对象的进一步拓展

我国卫生服务研究范围从农村向城市,从东部沿海地区向西部内地乃至全国范围拓展;研究内容由单一的医疗服务向预防、保健、护理、康复等领域拓展;研究对象从总人群向特殊人群或弱势人群拓展。调查研究规模较大的有:卫生部卫生防疫司组织的《卫生防疫供需及对策研究》,妇幼司组织的《妇幼卫生服务及经费研究》,科教司组织的《农村乡村两级卫生人力开发研究》,中医局组织的《中医需求及服务利用研究》,以及军队总后卫生部组织的《部队指战员的卫生服务供给及需求调查》等。卫生部分别于1993年、1998年、2003年和2008年采用多阶段分层整群随机抽样的方法,进行了四次全国卫生服务总调查。

(三) 卫生服务调查研究方法的发展

为弥补一次性横断面家庭健康询问抽样调查的缺陷和常规登记报告资料的不足,重复性或连续性的家庭健康询问抽样调查方法已在国内部分卫生服务研究项目中被采用。研究方法也已从初始阶段的横断面描述性研究向纵向的时间序列研究、分析性研究、前瞻性的干预研究发展,从而使获得的研究结论更具科学性,加速了我国卫生信息现代化、科学化管理的发展进程。

(四) 多学科融合参与卫生服务研究的格局形成

在我国不断加快卫生服务市场化的进程中,保障卫生服务公平、提高效益、改善质量是一个错综复杂的社会问题和政治问题。近几年来,我国社会学、政治学、管理学、经济学、公共卫生与预防医学等多学科的专家学者,开始注意改变"就卫生论卫生"的研究思路,通过合作与融合,开阔视野,共同参与到卫生服务研究中来,贯彻科学发展观,采用多学科方法,将卫生服务改革与发展中的热点和焦点问题置于现阶段我国全面建设小康社会及和谐社会的大背景和框架下进行审视与研讨。

视窗 10-2:

我国国家卫生服务调查的主要内容

1. 城乡居民卫生服务需要;
2. 城乡居民卫生服务需求与利用;
3. 城乡居民医疗保障;
4. 居民的满意度;
5. 基层医疗卫生机构服务提供能力与质量;
6. 医务人员执业环境与满意度。

第二节 卫生服务研究的基本内容与指标

一、卫生服务需要和利用

(一) 基本概念

1. 卫生服务要求(health services want) 卫生服务要求是反映居民要求预防保健、增进健康、摆脱疾病、减少致残的主观愿望,不完全是由自身的实际健康状况所决定。居民的卫生服务要求可以从两方面来体现:

(1) 公众对政府、卫生、环保等相关部门和机构的希望、要求和建议等:例如,在报刊杂志、网络、广播电视节目中经常看到和听到的公众对改进社会卫生工作的呼声、反映和关注的焦点问题。

(2) 专项健康询问调查中收集居民的卫生服务要求:例如,在一项农村卫生服务抽样调查中所收集到的意见中,有43%的农村居民呼吁要求降低医疗费用,11%希望增添医疗设备、提高技术水平,6%要求向农村输送高质量的医疗卫生人员,4%希望卫生部门改善服务态度。意见体现了农村居民希望能够得到经济、有效、高质量医疗卫生服务的意愿。

2. 卫生服务需要(health services need) 卫生服务需要主要取决于居民的自身健康状况,是依据人们的实际健康状况与"理想健康状态"之间存在的差距而提出的对医疗、预防、保健、康复等卫生服务的客观需要,包括个人觉察到的需要(perceived need)和由医疗卫生专业人员判定的需要,两者有时是一致的,有时又是不一致的。如果一个人觉察到有卫生服务需要时,才有可能去寻求利用卫生服务。如果某个人实际存在健康问题或患有疾病,但未被察觉,一般不会利用卫生服务,这种情况对健康构成危险。发现未觉察到的卫生服务需要的最有效方法是进行人群健康筛检。发现还没有被觉察到的潜在需要(potential need),这无论对于医疗服务还是预防保健工作都具有积极的意义。

3. 卫生服务需求(health services demand) 卫生服务需求是从经济和价值观念出发,在一定时期内、一定价格水平上人们愿意而且有能力消费的卫生服务量。一般可分为两类:

(1) 由需要转化而来的需求:人们的卫生服务需要只有转化为需求,才有可能去利用医疗卫生服务,但在现实生活中,并不是人们所有的卫生服务需要都能转化为需求。需要能否转化为需求,除了与居民本身是否觉察到有某种或某些卫生服务需要外,还受其收入水平、社会地位、享有的健康保障制度、交通便利程度、风俗习惯,以及卫生机构提供的服务类型和质

量等多种因素的影响。

（2）没有需要的需求：通常是由不良的就医行为和行医行为所造成。一方面，有时居民提出的一些"卫生服务需求"，可能经医学专家按服务规范判定后认为是不必要的或是过分的需求。例如，有些公费和劳保医疗者就医时通过要求医生多开药、开高价药等形式过度利用卫生服务。另一方面，有些医疗卫生服务人员受经济利益驱动给病人做不必要的检查、开大处方等。上述情况均可导致没有需要的需求大量增加，没有需要的需求是造成卫生资源的浪费和短缺的主要原因之一。

4. 卫生服务利用　卫生服务利用是需求者实际利用卫生服务的数量（即有效需求量），是人群卫生服务需要量和卫生资源供给量相互制约的结果，既可以直接反映卫生系统为居民健康提供卫生服务的数量和工作效率，也可以间接反映卫生系统卫生服务对居民健康状况的影响。

5. 卫生服务需要、需求、利用之间的联系　卫生服务需求是由需要转化而来的。理论上讲，如果人们的卫生服务需要都能转化为需求，需求就有可能通过对卫生服务的实际利用得到满足。但是，现实情况并非如此。一方面，有需要，不能或没能使需要转化为需求而未去寻求卫生服务利用；另一方面，有需求，得不到有效利用，有效利用取决于卫生服务的供给量。当供给量大于需求量（供大于求）时，需求将会得到满足。但供人于求时往往会导致卫生资源利用不足，如

人员、床位、仪器设备等的闲置造成的利用效率低。当供给量小于需求量（供不应求）时，需求不可能得到全部满足，就会出现等待就诊、住院以及得不到应有服务的现象。

（二）影响卫生服务需要与利用的因素

研究影响卫生服务需要与利用的因素，对于发现高危人群（包括病人），确定疾病防治重点，有针对性地开展健康教育和健康促进的活动，有效组织卫生服务，发挥卫生资源的作用，提高卫生服务社会公平性有着重要意义。居民自身的健康状况是影响卫生服务需要与利用以及生活质量的决定因素。凡是影响居民健康和社会卫生状况的各种因素，都可直接或间接地影响居民的卫生服务需要和利用。主要影响因素有：

1. 人口数量及其年龄性别构成　在其他因素不变的情况下，服务人口数越多，卫生服务需要量和利用量就越大。一般来说，老年人的患病率高，其卫生服务利用量也大。同样，由于女性有月经期、孕期、产褥期、哺乳期和更年期等特殊需要，女性对卫生服务需要的时间跨度以及对门诊和住院的利用量要多于男性。从表 10-1 可以看出，不论城市还是农村，总的来看，女性两周患病率均高于男；从表 10-2 可以看出，年类别两周患病率呈"两边高，中间低"的分布，15～24 岁年龄组两周患病率最低，以后随年龄的增加而增高，65 岁及以上年龄组的两周患病率达最高。

表 10-1　2008 年调查地区不同性别居民两周患病率（‰）

性别	城乡合计	城市合计	农村合计	大城市	中等城市	小城市
男性	17.0	20.3	15.9	26.8	17.5	15.4
女性	20.7	24.0	19.4	32.3	19.8	18.2

表 10-2　2008 年调查地区居民年龄别两周患病率（‰）

年龄组	城乡合计	城市合计	农村合计	大城市	中等城市	小城市
0～4 岁	17.4	14.7	18.0	10.4	13.2	18.6
5～14 岁	7.7	6.4	8.0	7.5	6.4	5.7
15～24 岁	5.0	5.1	5.0	5.9	4.4	4.7
25～34 岁	7.5	6.3	8.0	6.3	5.9	6.7
35～44 岁	13.6	10.2	14.8	12.2	8.1	10.0
45～54 岁	22.7	21.4	23.3	23.4	19.2	20.4
55～64 岁	32.3	35.5	31.0	42.1	32.5	30.1
65 岁以上	46.6	58.1	39.8	74.2	46.5	40.4

2. 社会经济因素　社会经济因素不仅可以直接影响居民健康状况，而且可以通过卫生服务间接地对居民的健康产生影响。社会经济发展水平的不同是造成居民健康水平差异的一个重要原因。2008 年卫

生部在全国范围内组织开展的第四次国家卫生服务调查显示：调查地区两周新发病人未就诊的首要原因是病人自感病轻，认为不需要就诊，这部分病人占未就诊病人的 67.8%；其次是因为经济困难或认为就

诊太贵而未就诊,占未就诊病人的 14.9%。医生诊断需住院而病人未住院的主要原因是"经济困难",占 70.3%,"自认没必要"住院的病人占 10.7%,因为"无时间"而未住院的占 7.7%。住院病人中,有 36.8% 的病人是自己要求出院的,比 2003 年下降了 6.5 个百分点。在自己要求出院的病人中,经济困难或花费太多而要求出院的病人占 54.5%,比 2003 年减少了

9.4 个百分点,该情况的改善主要发生在农村地区。

3. 文化教育 文化程度高者对预防保健意识和疾病自我认识能力要强于文化程度低者,表面上会增加卫生服务需要,但最终仍会降低卫生服务需要和利用。从表 10-3 可看出,低文化程度人群两周患病率较高;两周就诊率有随着文化程度增加而降低的趋势,未受过教育人群两周就诊率最高。

表 10-3　2008 年调查地区 15 岁及以上人口文化程度两周患病率和两周就诊率

文化程度	两周患病率(%)			两周就诊率(%)		
	合计	城市	农村	合计	城市	农村
文盲半文盲	33.8	42.7	32.5	25.6	25.3	25.7
小学	24.6	36.9	22.4	18.4	22.2	17.8
初中	15.5	24.0	12.9	10.7	12.0	10.3
高中、技校	14.3	17.6	10.9	9.2	9.1	9.3
中专、中技	17.9	22.1	9.9	10.7	12.6	7.0
大专	16.1	18.1	8.1	8.0	8.8	5.0
大学及以上	14.3	15.5	5.9	8.2	8.4	6.8

4. 卫生服务质量及设施 提高服务质量可以缩短医疗时间,进而减少患者对卫生服务的需要和利用。积极开展预防保健服务的成效在短期内可能不会明显改变人群总的卫生服务需要量,但从长远来看,若预防保健工作奏效了,疾病减少或消灭了,就势必会减少卫生服务需要量和利用量。此外,在一个缺医少药的落后地区,居民获得规范的卫生服务量势必也是很低的。

5. 医疗保健制度 医疗保健制度是一个非常重要的影响因素。享受不同程度医药费减免者在所利用的医疗卫生机构级别及其利用量方面存在明显差异,医保者利用较高级别医疗卫生机构服务的比例、就诊率、住院率、住院天数以及医药费用均明显高于自费医疗者。从表 10-4 可以看出,参与了社会医疗保险的居民住院率均高于未参与社会医疗保险的居民住院率。

表 10-4　2008 年我国城乡不同社会医疗保险居民住院率

地区分类	不同社会医疗保险					
	城镇职工医疗保险	公费医疗	城镇居民医疗保险	新型农村合作医疗	其他	未参加
城乡合计	9.2	13.9	5.1	6.9	5.1	4.3
城市合计	9.2	14.0	4.9	7.8	4.4	4.0
农村合计	8.8	13.5	6.3	6.9	7.1	4.8

6. 气候地理条件 某些疾病的高发往往具有明显的季节性和地域性,从而影响居民的卫生服务需要和利用。例如,夏秋季易发消化系统疾病,冬春季易发呼吸系统疾病和心脑血管疾病;克山病、甲状腺肿、血吸虫病、龋齿等地方病和寄生虫病也只有在特定的气候地理条件下才易于发生。

7. 行为心理 行为心理因素对疾病的发生、发展及转归有明显作用,如吸烟和饮酒是两个最为突出的实例。同样,行为心理因素对就诊、住院的影响也明显存在。

8. 婚姻与家庭 有配偶者对医疗服务的需求少于独身、寡鳏及离婚者,即使患病住院,有配偶者可以减少住院次数或缩短住院时间。有时家庭的护理照

料可以代替一部分医院治疗,多人口家庭可以减少医疗服务需求.特别对缩短住院天数更为明显。

影响卫生服务需要与利用的因素远非以上所述,还包括生物学遗传、职业、社会地位、卫生政策、人口流动、交通便利程度、宗教信仰、风俗习惯、生活方式等众多因素。正确运用多因素分析方法,将有助于发现众多可能影响因素中的主要因素,认识它们内在的多元性联系,进而实施有效的干预措施,改善卫生服务状况。

(三) 卫生服务需要的测量与分析

前已述及,卫生服务需要是居民实际健康状况的客观反映,通常可以通过对人群健康状况的指标来反映人群的卫生服务需要,包括需要量的水平、范围和类型等。反映人群健康状况的指标很多,包括疾病指

标、死亡及其构成指标、残疾指标、营养与生长发育指标、心理指标、社会指标，以及由这些指标派生出来的复合指标，如生存质量指数、健康期望寿命、无残疾期望寿命、伤残调整生命年等。目前，常用疾病指标和死亡指标来反映人群的卫生服务需要。

在死亡指标中，婴儿死亡率、孕产妇死亡率和平均期望寿命是综合反映社会发展水平、居民健康水平及医疗卫生保健水平的敏感指标。因而，常用这三项指标反映一个国家或地区居民的卫生服务需要量水平。如果某个地区人口的婴儿死亡率和孕产妇死亡率高，而平均期望寿命低，则可说明该地区居民的健康状况差，保健水平低，卫生服务需要量大。此外，死因顺位及构成也是反映居民卫生服务需要量的重要指标。通过对死因顺位及其构成的分析，可以找出主要危害居民健康的疾病和卫生问题，从而确定居民的主要卫生服务需要。

与疾病指标相比，死亡指标比较稳定、可靠，资料也比较容易通过常规登记报告或死因监测系统收集，并且可获得连续性资料。但是，死亡是疾病或损伤对健康的影响达到最严重时的结局，因而用死亡指标反映居民健康问题不太敏感。还需要结合疾病指标进行分析，特别是在了解人群对医疗、预防、护理、康复、健康教育与咨询等卫生服务需要中消耗资源最多的医疗服务需要时，疾病指标更显得尤为重要。

反映居民医疗服务需要量和疾病负担的指标主要由疾病发生的频率（度）指标和严重程度两类指标组成，通常需要通过调查获得。

1. 疾病频率（度）指标 卫生服务研究中所定义的"患病"是从居民的卫生服务需要角度考虑，并非严格意义上的"患病"，主要依据被被调查者的自身感受和经过培训的调查员的客观判断综合确定。常用的指标有：

（1）两周患病率＝前两周内患病人（次）数/调查人数×100%或1000‰

我国卫生服务总调查将"患病"的概念界定为：①自觉身体不适，曾去医疗卫生单位就诊、治疗；②自觉身体不适，未去医疗卫生单位诊治，但采取了自服药物或一些辅助疗法，如推拿按摩等；③自觉身体不适，未去就诊治疗，也未采取任何自服药物或辅助疗

法，但因身体不适休工、休学或卧床1天及以上者。上述三种情况有其一，即判定为"患病"。

（2）慢性病患病率＝前半年内患慢性病人（次）数/调查人数×100%或1000‰

卫生服务总调查中"慢性病"的概念被界定为：①被调查者在调查的前半年内，经过医务人员明确诊断有慢性病；②半年以前经医生诊断有慢性病，在调查的前半年内时有发作，并采取了治疗措施，如服药、理疗等；二者有其一，即判定为患"慢性病"。

（3）健康者占总人口百分比，即每百名调查人口中健康者所占的百分比。

"健康者"是指在调查期间无急、慢性疾病、外伤和心理障碍，无因病卧床及正常活动受限制，无眼病和牙病等。

2. 疾病严重程度指标 居民的医疗服务需要不仅反映在患病频率的高低，同时还表现在所患疾病的严重程度。通常家庭健康询问调查了解到的疾病严重程度不是临床医学上的概念，而是通过询问被调查者在过去的某一个时期内患病伤持续天数和因病伤卧床、休工、休学天数来间接了解疾病的严重程度、对劳动生产力的影响以及推算因病伤所造成的经济损失。常用的指标有：

（1）两周卧床率＝前两周内卧床人（次）数/调查人数×100%或1000‰

（2）两周活动受限率＝前两周内活动受限人（次）数/调查人数×100%或1000‰

（3）两周休工（学）率＝前两周内因病休工（学）人（次）数/调查人数×100%或1000‰

（4）两周患病天数＝前两周内患病总天数/调查人数

此外，还有失能率、残障率，以及两周卧床天数、休工天数、休学天数等。

全国卫生服务总调查显示了城乡居民卫生服务需要量的变化情况（表10-5）：城市居民两周患病率、慢性病患病率、每千人患病天数均高于农村居民，而且农村居民两周患病率持续增加；农村居民的每千人休工天数高于城市居民，且呈逐年下降趋势，但每千人卧床天数却明显增高。

表10-5 我国城乡居民医疗服务需要量

	1993 年		1998 年		2003 年		2008 年	
	农村	城市	农村	城市	农村	城市	农村	城市
两周患病率(%)	12.8	17.5	13.7	18.7	14.0	15.3	17.7	22.2
慢性病患病率(%)	13.1	28.6	11.8	27.3	12.1	24	17.1	28.3
每千人患病天数	1162	1496	1125	1646	1043	1238	1428	1842
每千人休工天数	196	173	347	153	218	84	97	59
每千人休学天数	91	117	95	68	54	35	48	29
每千人卧床天数	105	124	119	95	169	175	193	164

对于预防保健的需要量,通常可用传染病的发病率来反映。传染病发病资料一般可以通过疾病常规登记获得。

(四) 卫生服务利用的测量与分析

我国卫生服务利用的资料主要来源于常规的卫生信息登记及报表。此类资料一般较易收集、长期积累和系统观察,但由于一个地区的居民常常在不同的地点利用卫生服务,仅仅根据卫生部门登记报告资料不易判断人群利用卫生服务的全貌。因而,可进行家庭抽样询问调查比较全面地了解与掌握人群健康和卫生服务利用的状况。

卫生服务利用可分为医疗服务(包括门诊服务和住院服务)、预防保健服务及康复服务利用等几类。医疗服务的主动性主要在于群众,预防保健服务的主动性主要在于卫生人员。

1. 门诊服务利用指标 通过该指标可以掌握居民就诊的水平、流向和特点,分析其影响因素,为合理组织门诊服务提供重要依据。居民门诊服务利用的指标主要:有两周就诊率、两周就诊人次数或人均年就诊次数(可根据两周就诊人次数推算得到)、患者就诊率及患者未就诊率等,用来反映居民对门诊服务的需求水平和满意程度。

(1) 两周就诊率 = 前两周内就诊人(次)数/调查人数×100%或1000‰

(2) 两周患者就诊率 = 前两周内患者就诊人(次)数/两周患者总例数×100%或1000‰

(3) 两周患者未就诊率 = 前两周内患者未就诊人数/两周患者总例数×100%或1000‰

2. 住院服务利用指标 反映住院服务利用的指标主要有:住院率、住院天数及未住院率,可用于了解居民对住院服务的利用程度,还可以进一步分析住院原因、住院医疗机构与科别、辅助诊断利用、病房陪住率,以及需住院而未住院的原因等,从而为确定医疗卫生机构布局、制订相应的病床发展和卫生人力规划提供依据。

(1) 住院率 = 前一年内住院人(次)数/调查人数×100%或1000‰

(2) 人均住院天数 = 总住院天数/总住院人(次)数

(3) 未住院率 = 需住院而未住院患者数/需住院患者数×100%

3. 预防保健服务利用指标 预防保健服务包括计划免疫、健康教育、传染病控制、妇幼保健等。与医疗服务相比,测量预防保健服务利用比较复杂困难。预防保健服务利用常常发生在现场,资料登记收集有一定困难。有些预防保健服务利用率低,且又有一定的季节性,对少数人群进行一次性横断面调查常常不易获得满意的结果。而采取卫生机构登记报告和家庭询问调查相结合的方法收集资料,可通过比较居民

实际接受的服务与按计划目标应提供的服务量进行测量与评价。妇幼保健服务利用指标包括产后访视率、妇科病查治率、孕产妇产前检查率及平均检查次数、孕早期检查率及平均初检孕周、住院分娩率、婴儿出生体重及婴幼儿计划免疫接种等。

(五) 卫生服务需要与利用指标的应用

1. 测算目标人群卫生服务需要量和利用量 假设两周内进行一次性横断面抽样调查,其结果对全年有代表性,通过采用两周指标平均值乘以26(以1年52周计),再除以调查人数,就可得出全年每人每年患病、休工(学)及卧床人数或天数,因病伤门诊和住院人次数,以及医药费用等。因此,两周抽样调查结果从时间上延长可以测算全年卫生服务需要量和利用量,从调查人群可以推论一个区域内总人群的卫生服务概貌。但是,要注意一次性横断面抽样调查的结果是否有代表性,如果能够采用连续性抽样调查方法进行资料收集,计算出的居民卫生服务需要量和利用量指标,就更能准确地测算全年目标人群卫生服务需要量和利用量的水平及其变动规律。

2. 为合理配置卫生资源提供依据 依据患病人数可以估算门诊服务需要量,根据因病伤休工及卧床人数可以推测需住院人数,为分析医疗服务需要量提供依据。人群患病率、休工率及卧床率指标不仅可以计算医疗服务需要量,还可以进一步计算病床需要量和医务人员需要量,作为设置病床、配备人员和分配经费的依据。

3. 计算疾病造成的间接经济损失 每人每年因病伤休工天数乘以人均产值或利税和该地区因病休工总人口数,可以得出因病休工而引起的间接经济损失数。需要指出的是:现阶段在制定卫生计划时,应同时考虑需要和需求,要对不同地区、不同时期、不同领域以及不同类型和层次的卫生服务区别对待,既要保证城乡居民获得基本的卫生保健服务,满足他们的基本需要,以体现社会公平,又要适当地引入市场机制,提高卫生资源的配置效益,兼顾需求。在农村地区,尤其是贫困地区,群众支付能力较差,需要难以转变为需求,对于基本的医疗卫生服务,主要靠国家提供保障,在制定卫生计划时要更多地考虑需要;对于超出基本医疗卫生服务的一些特殊服务,完全可以依据需求制定卫生计划。一般来说,短期卫生发展计划可相对多地考虑需求,而长期卫生发展计划则可更多地考虑需要。

二、卫生服务资源

卫生人力、经费、设施、装备、药品、信息、知识和技术是卫生资源的重要组成部分。一个国家拥有的卫生资源总是有限的,社会可能提供的卫生资源与实

际需要总是存在一定的、有时甚至是很大的差距。研究卫生资源的潜力是卫生服务研究的一项基本任务。

（一）卫生人力资源

卫生人力资源（health human resource）是保障人民健康，进行社会生产最基本、最重要的，并且是卫生资源中最宝贵、最具活力的一种资源，是制定与实现国家卫生发展计划的重要组成部分。卫生人力是指经过专业培训、在卫生系统工作、提供卫生服务的人员，包括已在卫生部门工作和正在接受规范化医学教育和培训的人员。卫生人员的数量、结构和分布是卫生人力资源研究中最受关注的问题，也是评价卫生人力资源的常用指标。卫生人力资源研究的目的是尽可能地保证卫生人力分布具有均衡性和合理性。

1. 数量　可用绝对数、相对数和平均数表示，绝对数表示卫生人力实际拥有量；相对数表示不同时期、不同地区卫生人力的相对水平，如每千人口医师数或床位数；平均数表明每名卫生人员平均服务人口数。

2. 结构　卫生人力结构反映卫生人力的质量，说明卫生人力结构是否合理。卫生人力的合理结构包括以下三个方面：

（1）年龄结构：年龄是衡量人力资源工作能力、技能和效率的最常用指标。合理的年龄结构有助于不同年龄层次人员优势的发挥，保持卫生人力的延续性和稳定性，是保证卫生服务工作可持续发展的必要条件。

（2）专业结构：卫生服务需要不同的专业人员提供不同的服务。在我国各类卫生专门人才中，医学专业占70%左右，中医中药专业占15%，药学专业占5%，预防医学专业占4%左右；口腔、儿科、营养、检验、放射卫生、生物医学工程及卫生管理的高级人才相对不足，护理专业人员缺乏。我国医生与护士的比例为1∶0.42，护士与人口数之比为1∶1750，而发达国家医护比为1∶2，护士与人口数之比为1∶140～1∶320。

（3）职称结构：职称反映卫生人力一定的技术和学术水平。为保证卫生服务工作的可持续发展应有合理的职称结构。我国高、中、初三级卫生技术人员的比例约为1∶1.7∶1，而WHO在中等发达国家的标准为1∶3∶1。

（4）学历结构：卫生服务需要学历结构合理的卫生技术人员，但由于历史原因，我国卫生技术人员队伍中无学历者占有一定比例，尤其是乡村卫生技术人员的情况更为严重，这直接影响到我国卫技队伍的整体素质。

3. 分布　在国家之间存在着卫生人员分布不平衡现象。发达国家每10万人口拥有1000名卫生技术人员，而在发展中国家只有200多名。在同一国家内部，也存在卫生技术人员分布不平衡的状况，大多数集中在城市，广大农村普遍缺少。我国农村人口约占70%，卫生技术人员只占总数的52%，而城市人口却拥有48%的卫生技术人员。

> **视窗 10-3：**
> **影响卫生人力供给与需求的因素**
> 1. 人口数量与人口老化因素；
> 2. 医学教育的发展及其政策；
> 3. 卫生人员的数量与质量；
> 4. 人群的患病因素；
> 5. 卫生资源利用情况；
> 6. 外地流入人数；
> 7. 卫生机构和床位数以及人员编制标准等；
> 8. 卫生财力等。

（二）卫生人力预测

在卫生领域中，卫生人力是主导力量，但由于各方面因素的影响和限制，通过预测很难确定卫生人力的需求数量。因此，需要加强未来卫生人力需要量、供应量及拥有量的预测研究，较为准确地确定卫生人才的需求量。我国从20世纪80年代进行了卫生人力的长期预测，但周期长、影响因素多，致使结果可靠性降低，有待于进一步的改进和完善。卫生人力供应不是临时准备就可以得到，而是长期培养的结果，因此，卫生人力预测显得尤为重要。

1. 卫生人力需求　卫生人力需求是指从社会和经济发展、科技进步、劳动力发展等多种因素出发，研究卫生部门在目标年间需要卫生人力的数量和质量。经典的预测方法有以下4种：

（1）健康需要法：为了保护人群健康，应该接受哪些服务项目，根据服务的数量计算卫生人力需要量。

（2）健康需求法：健康需求法是建立在有效需求，即卫生服务的实际利用上，是根据过去和现在的实际服务需求量，考虑到未来一定时期内影响需求量的各种因素计算出未来的服务需求量，再推算出卫生人力需求量。

（3）服务目标法：制订了服务产出量目标，卫生人力需要量即可得出。服务目标法也可从人群需求量提出，有了服务需求量目标，结合卫技人员产出量目标，就可以得出卫生人力需要量。

（4）人口比值法：只要掌握了预测的人口数及卫生人力与人口的比值，就可计算出目标年度卫生人力需要量。

2. 卫生人力供给　卫生人力供给是卫生服务的基础，包括现有卫生人力拥有量、未来卫生人力增加量及流失量三个部分。卫生人力预测要求卫生人力的需求和供给保持平衡。

3. 卫生人力管理　科学管理和合理使用卫生人力是发展卫生事业的关键。

三、卫生费用

卫生服务活动的过程是资金筹集、分配和使用的过程。开展卫生费用研究,掌握卫生服务领域内经济活动的特征及规律,为卫生资源的优化配置、卫生经济政策和区域卫生规划的制订、卫生服务经济效益的提高等方面提供参考依据。卫生费用有广义和狭义两种概念。广义的卫生费用是指一定时期内为保护人群健康直接和间接消耗的社会资源,包括一切人力、物力和财力的消耗,以货币来计量;狭义的卫生费用是指在一定时期内为提供卫生服务直接消耗的经济资源。通常所指的卫生费用是指狭义的卫生费用,是卫生费用研究的主要对象。

卫生费用研究的内容包括:卫生费用的来源、分类和特点,卫生费用的分配和使用是否公平合理,健康需要、卫生资源和卫生服务利用之间是否相对平衡,卫生费用的影响因素及其变动趋势,以及卫生费用增长的原因等。

(一) 卫生费用来源

我国卫生费用主要来源于国家、集体和个人。政府卫生支出是指各级政府用于卫生事业费的财政拨款;工矿企业从福利基金按职工工资总额的一定比例用于城镇职工医疗保险的费用以及从农村集体公益金中提取的合作医疗费用属于集体卫生支出;居民个人卫生支出包括参保者支付的门诊挂号费、某些药品费、健康保险和合作医疗者按一定比例由患者支付的医药费以及自费患者就诊支付的医药费等。

(二) 卫生费用分类

卫生费用可分为直接卫生费用和间接卫生费用两类。直接卫生费用是指利用卫生服务而支付的费用,包括患者看病支付的各种服务费、化验费、药费及材料费等;间接卫生费用包括因病误工的工资、车旅费、营养费、照顾患者的误工工资等。从卫生服务角度,还可将卫生费用分为医疗服务费、卫生防疫费、妇幼卫生费、医学教育费及科学研究费等。

(三) 卫生费用评价指标

1. 卫生总费用占国内生产总值百分比 说明卫生费用的数量是否与当地社会经济发展水平相适应,同时,也反映政府对卫生工作的支持程度以及全社会对国民健康的重视程度。自 20 世纪 90 年代以来,发达国家卫生费用占国内生产总值的比例一般在 6% 以上,个别发达国家,如美国、加拿大及瑞典等国家已超过 10%。我国卫生费用历年有所增加,但卫生费用占国内生产总值的比例多少年来一直徘徊在 4% 左右,仅相当于发达国家 20 世纪 50 年代初的水平。反映出我国卫生事业尚未能与社会经济同步发展。

2. 人均卫生费用 人均卫生费用说明一个国家或地区卫生费用的人均水平,是人群卫生费用消费公平性的一个重要分析与评价指标。

3. 卫生事业费占财政支出百分比 该指标反映一个国家或地区财政部门对卫生事业发展的支持和重视程度。

4. 卫生各部门的投资比例 反映卫生费用在各级医疗卫生机构中分配是否合理。

5. 门诊和住院费用及构成 反映医疗机构内部费用分配和使用的特征。一般来说,小医院药费所占比重较大;大医院诊治患者病情复杂,使用辅助诊断手段和昂贵的检查仪器,辅助检查的费用较多。医疗机构级别越高,辅助检查费用比重越大,药费比重相对减少。

6. 医疗、疾病预防控制和妇幼卫生费用的比例 这是卫生部门在费用分配时应该首先注意的比例。医疗服务提供维护健康和康复医疗,是利用最频繁、消耗卫生资源最多的服务。我国卫生系统 80% 左右的人力和费用使用在医疗服务系统。从卫生服务对健康的作用来看,预防保健的重要性不容忽视。确定医疗、预防和保健服务三者之间费用分配的合适比例,不仅要考虑人群需要、服务利用,还要结合社会发展及文化传统等因素进行综合平衡。

第三节 卫生服务综合评价

一、概 述

卫生服务评价是卫生事业管理过程的重要组成部分,贯穿于整个管理过程的始终。它是一项社会性、政策性、连续性很强的系统工作,包括卫生服务计划评价、实施过程和进展评价以及结果评价。人们往往将效率和效果这两项结果指标视为卫生服务评价的核心内容。卫生服务评价要紧紧围绕评价的领域和具体的问题,通过精心设计评价方法和指标,适时有效地开展评价工作,才能做出切合实际的判断,为制订新的计划和今后的工作提出建设性的方案和措施。

进行卫生服务综合评价的目的,是发现卫生服务的社会需要和需求,探讨居民健康和卫生服务利用的影响因素,有效地配置与使用现有的卫生资源,合理地组织卫生服务,加强实施过程的监控和目标管理,提高卫生服务的效率、效益与效果,阐明卫生服务工作的进展和成效,改进与完善各项卫生服务计划,必要时通过制定或调整相关政策以适应复杂多变的形势。

二、卫生服务综合评价内容的主要特征

卫生服务综合评价内容的主要特征包括下面六

个方面：

1. 适宜程度 指所制订和执行的各项卫生服务计划是否适应社会、经济、文化、卫生发展水平和现行的卫生政策，提出的目标和措施、配置的卫生资源是否适应当地居民的健康需要或需求，在经济、技术、民意支持方面是否可行，由此评价计划、政策、活动、措施和卫生服务机构及其功能的合理性。

2. 足够程度 指所制订的卫生服务计划对重要的卫生问题和措施是否已经明确、是否给予足够的重视，并在卫生资源配置上给予足够保证。

3. 进度 指计划实施的进展程度，即根据预期目标检查计划的实施与落实情况，卫生资源提供与利用状况，总结成功经验，找出差距，提出需要引起重视的问题，并及时向决策者或项目组织者反馈，必要时对计划和工作活动进行调整，以保证计划的顺利实施。

4. 效率 指卫生服务计划实施后，卫生服务提供在数量和质量方面的产出与卫生资源（包括人力、物力、财力等）投入之间的比值，即投入每单位资源所产出的符合规范要求的服务量。效率评价的目的在于改善卫生服务系统的工作效率，提高管理水平。

5. 效果 指计划在实施中或结束阶段，解决某个（些）卫生问题所取得的成效或计划预期目标实际达到的程度。效果评价的目的是对卫生服务计划的价值做出科学评判。在可能的情况下，尽量采用一些定量或半定量的指标对目标实际达到的程度进行测量，以更确切地反映评价目标，便于比较和分析。

6. 影响 指一项卫生服务计划的实施对社会、经济、卫生发展和居民健康的贡献和影响，或对其结果的可持续性做出评价。

三、卫生服务综合评价指标的筛选原则

实施评价工作的前提是科学合理地建立卫生服务综合评价指标体系。对卫生服务的计划、实施进展和效果进行客观、正确、可靠、综合的评价，必须有一套适宜的指标体系。综合评价指标体系所包含的指标既要能够较全面地反映卫生服务的整体状况，又要使指标数量尽量少而精，以减少评价的难度和复杂性。通常采用专家咨询方法和数理统计方法，从众多的指标中筛选出有代表性的指标。

对评价指标的筛选，需尽可能地满足下列几项要求：

1. 重要性（important）**和实用性**（useful） 所选指标是较为公认的重要而实用的指标，能反映某一方面的情况。

2. 有效性（valid） 所选指标能确切反映评价目标的内容和实现的程度，一般可根据实际情况和经验

进行判断。

3. 特异性（specific） 所选指标有其特点，能从一定角度有针对性地反映某个方面的信息，而不能被其他指标所取代。

4. 敏感性（sensitive） 要求所选指标灵敏，区分力好，能迅速鉴别事物的变化水平。

5. 代表性（representative） 所选指标包含的信息量大，能在一定程度上反映其他指标的信息。

6. 可靠性（reliable） 要求所选指标能真实、可靠地反映实际情况。

7. 可获得性（accessible） 要求所选指标容易获得，并尽可能充分利用常规登记报告资料。

到目前为止，综合评价的方法虽较多，评价的范围和指标也不尽相同，但各种评价的实质都是将反映被评价对象各个组成部分的代表性指标有机结合起来，进行比较分析，综合评价。

视窗 10-4

比 较 评 价

比较评价是卫生服务研究中最为广泛、常用的评价方法。比较评价既可以是描述性的，也可以是分析性的或推断性的；即可采用单指标（单因素）比较方法，又可采用多指标（多因素）比较方法。

进行比较评价研究时需注意几个问题：设立对照、齐同对比以及自身前后对照与平行对照。

四、综 合 评 价

综合评价是将反映评价对象特征的多项指标进行系统加工整合，从总体上认识评价对象的优劣；或将多个单项评价指标组合成一个包含各个成分的综合指标，借以反映评价对象的全貌。卫生服务综合评价是指围绕特定的评价目标、评价对象和评价阶段，对卫生服务的计划、进展、成效和价值进行评判估量的过程。卫生服务的综合评价是多方面的，可以从不同的角度着眼，但对一项涉及面较广的卫生服务项目进行综合评价时，需审时度势、因地制宜地根据国情、地情或项目本身关于卫生服务的发展计划、目标以及评价工作所处的阶段，运用多学科的适宜技术与方法，对其进行多方位、多层次、多环节、多因素的综合评价，即从卫生服务的社会需要、卫生资源投入、提供的服务量及其效率、产生的社会效益和经济效益等方面做出评价，才能较全面地反映卫生服务的成效及其影响。由于评价的性质、目的、角度、层次、侧重点等方面的不同，国内外至今尚未对卫生服务综合评价的范围、内容和指标体系形成广泛的共识。

派克（R. Parker）根据系统分析的观点，从卫生服

务系统的每一个要素的特征以及各个要素间的相互关系出发,提出从人群卫生服务需要量、资源投入量、服务产出量、工作过程、结果、效益、效果等7个方面进行评价。

劳埃姆(M. Roemer)根据卫生服务的内容,建议从8个方面进行评价:①项目目标评价;②医疗服务需要量评价;③卫生服务利用接受能力评价;④卫生资源评价;⑤工作活动和态度评价;⑥工作过程评价;⑦结果与效果评价;⑧费用与效益评价。

萨盖特(Sackett)根据卫生服务研究的对象,在《预防医学与公共卫生》一书中提出:卫生服务评价应围绕卫生服务是否有效,公众能否利用到有效的卫生服务,提供服务的数量和质量是否充分、可靠,费用是否低廉等4个方面进行评价。

卫生服务利用应与居民的卫生服务需求相适应。

过度利用则会造成资源浪费、医药费用上涨,加重国家、企业(集体)和个人的经济负担;利用不足又使人群医疗卫生服务需要(求)量得不到满足。尤其是在我国向社会主义市场经济体制变革和转轨时期,卫生服务计划者更要谨慎地根据人群的健康需要和需求来做出计划拟定与实施过程中的若干抉择。WHO曾对美国、加拿大、阿根廷、英国、荷兰、芬兰、南斯拉夫等7国12个地区的卫生服务进行了综合评价,并提出了一个值得借鉴的综合评价模式(表10-6)。其基本思路是:将人群健康需要、卫生服务利用和卫生资源3个方面有机联系起来,以人群健康需要量、卫生服务利用量和卫生资源投入量3类指标的平均数作为划分高低的标准,形成8种组合,以此对一个国家或地区的卫生服务状况进行综合评价,为制订卫生服务发展规划、合理配置卫生资源提供参考依据。

表10-6　卫生服务综合评价模式

卫生服务利用	高需要		低需要	
	高资源	低资源	高资源	低资源
高	A 型(平衡型)	B 型	E 型	F 型
	资源分配适宜	资源利用率高	过度利用	资源利用率高
低	C 型	D 型	G 型	H 型(平衡型)
	资源利用率低	资源投入低	资源投入过度	资源分配适宜

A 型:人群卫生服务需要量大,卫生资源投入充足,卫生服务利用良好,三者之间保持相对平衡。

B 型:人群卫生服务需要量大,卫生资源投入不足,卫生服务利用率高,低资源与高需要不相适应。由于资源利用紧张,通过提高利用率保持平衡,但不能持久,应向 A 型转化。

C 型:人群卫生服务需要量大,卫生资源投入充分,卫生服务利用率低,需研究卫生服务利用的障碍因素,提高卫生服务的效益。

D 型:人群卫生服务需要量大,卫生资源投入不足,卫生服务利用率低,不能充分满足人群卫生服务需要,应增加卫生资源投入,提高卫生服务服务利用率,以适应人群卫生服务需要。

E 型:人群卫生服务需要量低,卫生资源投入充分,卫生服务利用也充分。很可能存在个别人群过度利用卫生服务,浪费卫生资源的情况。

F 型:人群卫生服务需要量低,卫生资源投入不足,卫生服务利用高,虽是服务效益良好的标志,但低资源与人群的低卫生服务需要相适应。

G 型:人群卫生服务需要量低,卫生资源投入充分,卫生服务利用率低,卫生资源投入过度,应向 H 型转化。

H 型:人群卫生服务需要量低,卫生资源投入不足,卫生服务利用率低,三者之间在低水平状态下保持平衡。

Summary

1. Health Service Research is a set of approaches on how the health system utilize the reasonable health resources to provide the inhabitants health services on disease prevention, health care, disease cure, rehabilitation and health promotion.

2. Health Service Research includes: the iniiuence from social factors to health care systems, evaluating the need of population health care service, reasonable allocation and use of health resources, organization structures and functions of health systems, economic analysis of health systems, evaluation of health service effect.

3. The methods of Health Service Research mainly include: descriptive research, analytic research, experimental research, theoretical research, system analysis, comprehensive evaluation, input-output analysis, sample survey of family health.

4. Since Health Service Research started in early 1980's according to Science and Technology Cooperation Project of China and the US, it has

undergone three stages: introduction, promotion and development. It's basic principles have served an important purpose in Chinese health care reform and have shown academic significance and practical value in health work management in China.

5. At the turn of the century, the health system is going through an age of transition from a planned economy to a socialist market economy. Faced with the new situation and problems, the health system needs to be researched by new theory, new approaches and new methods to resolve realistic problems in Chinese health care reform.

思 考 题

1. 试述卫生服务研究的内容。
2. 简述卫生服务需要与利用指标的应用。
3. 简述卫生费用增长的原因。
4. 简述卫生服务综合评价内容的主要特征。

（高修银　李伟明）

第十一章 卫生政策与卫生策略

案例 11-1

如何评价滨海市卫生政策的实施?

滨海市属于欠发达农村地区,农业是当地经济主体。该市辖1区7县,总人口780万,其中农村人口占85%,2003年农村居民纯收入1600元。为响应政府号召,解决农村居民"因病致贫,因病返贫"问题,该市自2003年开始新型农村合作医疗制度的试点工作。目前,已基本形成了适应当地社会经济发展水平、农民经济承受能力和医疗服务供需状况的新农合制度框架及运行机制,参合率达到95%,筹资水平人均80元,其中农民每人每年缴纳20元。虽然新型合作医疗取得了显著成绩,广大参合农民也得到了实实在在的好处,但还存在很多不完善的地方。为此,该市卫生局联合市人大等部门组成调研小组,决定进行实地调研。通过调研发现,该市新型农村合作医疗在实际运行过程中存在以下问题:

问题一:新型农村合作医疗的筹资机制尚未完全建立起来,部分县的筹资成本较高,采用最多的筹资方式是上门收取,人力、时间和费用成本都很大,有时还要采取行政手段,此举可能会出现与新农合制度"自愿参加"原则相背离的现象。

问题二:新农合制度是要建立以大病统筹为主的互助医疗共济制度,各级政府的财政补助经费主要用于大病统筹,集中解决因病致贫、因病返贫问题。但当前存在"三低"现象,即筹资水平低、门诊费用和住院费用补偿比例低、参合农民总体受益率低。

问题三:全市60%的农村卫生院和73%的村卫生室存在设备陈旧、人才缺乏、服务能力低下、管理不善等问题,这与参合农民的卫生服务需要不相适应。因此,如不加强基层卫生服务机构医疗服务能力建设,势必会影响农村居民日益增长的卫生服务需求,进而影响新型农村合作医疗制度整体功能的发挥。

问题四:基层医疗机构存在大处方、不必要住院、医药费用不合理上涨等现象,如何控制大处方、不必要住院、医药费用不合理上涨已成为亟待解决的问题。

讨论:

针对上述问题,如何评价与完善滨海市新农合这一卫生政策?

第一节 概 述

一、与政策有关的基本概念

(一) 政策与政策科学

政策(policy)是现代社会政治生活中非常广泛使用的名词。由于研究者视角的差异,运用者目的不同,以及词汇本身的抽象性,人们对政策这个词赋予了不同的涵义。国外有学者认为"政策是一种含有目标、价值与策略的大型计划"以及"政策是对社会的价值做权威性的分配,一项政策的实质在于不让一部分人享有某些东西而允许另外一些人享有它。"如美国的医疗救助制度(Medicaid)和医疗照顾制度(Medicare)的享受对象分别是生活在贫困线以下的低收入群体和65岁及以上的老年人。

政策作为上层建筑的一种表现形式,是人类政治社会的产物,是伴随着阶级和国家的产生而产生的,是伴随着政党和政党政治的出现而日趋繁荣的。人类对政策的研究有着十分悠久的历史,可以追溯到古代。我国《辞海》中对政策的解释是:"国家、政党为实现一定历史时期的路线和任务而规定的行为准则。"

本章对政策的定义是:政府、政党和其他各种社会组织（如企业、学校、医疗机构等）为了实现自己的组织目标而制定的行为规范和行动指南，是一系列谋略、法令、措施、方法、办法、条例的总称。

但是将政策研究视为一门科学，却只有几十年的历史。政策科学（Policy Science）是20世纪50年代在美国兴起的一个跨学科、综合性、应用性的研究领域，它的问世被人们誉为当代政治学和行政学乃至整个西方社会科学发展过程中的一次"科学革命"。20世纪80年代，政策科学传入我国并得到了发展。

（二）公共政策

公共政策（public policy）是指社会公共权威在一定历史时期内为达到一定的目标而制定的行动方案和行为依据。可见，"政策"与"公共政策"基本一致，二者并无本质区别。公共政策几乎涉及社会的各个领域，如工业政策、农业政策、环保政策、财税政策、教育政策、住房政策、社会保障政策等，卫生政策也属于公共政策范畴。

公共政策的分类主要依据政策作用的层次、范围和时间等因素进行划分。

按照层次进行划分，可分为总政策、基本政策和具体政策。第一，总政策属于宏观层面的政策，主要是指路线和战略，是一个国家或政党制定的"大政方针"或"前进方向"，如我国新时期的卫生工作方针是"以农村为重点，预防为主，中西医并重，依靠科技与教育，动员全社会参与，为人民健康服务，为社会主义现代化建设服务。"第二，基本政策属于微观层面的政策，包括策略和方针，一般由具体的行政部门制定，如2009年卫生部、民政部、财政部、农业部、中医药局发布了《关于巩固和发展新型农村合作医疗制度的意见》，提出了"明确目标任务，稳步发展新农合制度；逐步提高筹资水平、完善筹资机制；调整新农合补偿方案，使农民居民更多受益；加大基金监管力度，确保基金安全运行"等意见，为今后巩固和发展新型农村合作医疗制度指明了发展方向。第三，具体政策是基本政策的具体化，是实现总政策、基本政策的方法和手段，属于微观层面的政策，如某省卫生厅等相关部门根据2009年卫生部等五部门《关于巩固和发展新型农村合作医疗制度的意见》要求，结合该省实际，出台的《关于巩固和发展新型农村合作医疗制度的实施意见》。

公共政策按照范围进行划分，可分为全局性政策和局部性政策。其中全局性政策是指在全国范围内发挥作用的政策，例如，我国的卫生工作方针等；局部性政策是指在局部范围内，如省、市、县发挥作用的政策，例如，某省卫生厅等部门出台的《关于巩固和发展新型农村合作医疗制度的实施意见》，属于局部性政策，只能在该省范围内发挥指导作用。

按照时间进行划分，可分为长期政策、中期政策

和短期政策。路线和战略属于长期政策，规划、计划和方案属于中期政策，措施、项目等属于短期政策。

二、卫生政策

卫生政策（health policy）是指社会为了满足人们的医疗卫生需要而采取的行动方案和行为依据，属于公共政策。卫生政策的目的是研究社会如何以合理的方法，在一定资源条件下提供高质量的卫生服务，满足人民群众的卫生服务需要。

卫生工作关系到国民健康，因此，从某种意义上讲，卫生工作是一切社会事业的基础。卫生事业的发展不仅仅是卫生部门的职责，而且与全社会密切相关，卫生事业发展促进社会进步和经济发展，同时，卫生发展又依赖社会进步和经济发展。卫生政策是现代卫生事业管理的一种重要手段和形式，是卫生事业健康发展的重要保证。所以，卫生政策在整个社会生活中占有十分重要的地位。

（一）卫生政策的特征

卫生政策作为公共政策的具体范畴之一，除具有公共政策的特征之外，还具有以下三方面特征：

（1）医疗与公共卫生专家在卫生政策制定过程中发挥主导作用。

（2）由于卫生服务的特殊性，如信息不对称、技术垄断性等，决定了卫生政策在制定过程中不能完全照搬社会经济领域的相关政策。

（3）卫生领域涉及健康、疾病和死亡等人权问题，因此，在政策制定过程中需要考虑心理、伦理和道德等因素。

（二）卫生政策的构成要素

卫生政策作为整个卫生事业的核心部分，其构成要素主要包括四个方面：

1. 卫生政策目标 卫生政策目标是形成卫生政策的基础和前提。卫生政策是为了达到一定的目标而制定的，没有目标的卫生政策是没有任何实际意义的。

2. 卫生政策价值 它包括卫生政策对卫生或卫生相关部门的价值分配和卫生政策执行将要带来的价值。归根到底，卫生政策是对卫生或有关部门的某种价值的调整和再分配。

3. 卫生政策效果 通常把卫生政策效果归纳为社会效益和经济效益两个方面。不同的卫生政策会带来不同的效果，效果的大小、好坏是判断和评价卫生政策成败的根本依据，并可作为修正卫生政策和判定卫生政策的标准。

4. 卫生政策的主体与客体 卫生政策的主体是卫生政策在实际运行过程中的决策者、参策者和参与者等的统称，是政策运行过程中不可或缺的要素，是

政策制定及运行过程的基础和前提条件。卫生政策的客体是指卫生政策实施的对象，是卫生政策的受益者或相对受损者。没有主体和客体的卫生政策是不存在的。

（三）卫生政策的主要功能

政策存在的意义就在于它的重要功能。卫生政策作为公共政策的具体体现，一般具有以下三种基本功能：

1. 引导功能 卫生政策是针对社会利益关系中的矛盾所引发的社会问题而制定的。为解决某个或某类社会问题，政府或权威机构依据特定的目标，通过政策对人们的行为和事物的发展加以引导，使政策具有引导性。引导功能既包括对整个卫生事业发展的宏观指导作用，也包括对具体医疗卫生机构、卫生人员和卫生保健对象的微观指导作用。引导功能既是一种行为引导，也是一种观念引导。如当前我国医药卫生体制改革的目的之一就是改变卫生行政部门"办医院"的观念，让卫生行政部门依法行政，真正做到"管医院"。从作用结果上看，政策既有正向引导功能，又有负向引导功能。正向引导功能是主要的，它是政策对事物发展方向的正确引导，体现了人们对事物发展规律的正确认识。不正确的卫生政策，违背了绝大多数人利益的政策，必然具有负向功能。因此，在政策分析、制定、执行过程中，既要充分发挥政策的正向引导功能，又要尽量避免其负向引导功能，克服其消极影响。

2. 调控功能 政策的调控功能是指政府运用政策，在对社会公共事务所出现的各种社会矛盾进行的调节和控制。卫生政策的控制功能广义上可以理解为党、国家及卫生行政部门为达到一定的卫生工作目的所采取的硬性手段；狭义上则可以将其理解为卫生政策对可能发生的或者已经发生的偏差所采取的限制措施。卫生政策的调控功能，一方面表现为对医疗卫生机构、卫生工作人员和卫生服务对象的相互关系的协调和平衡作用；另一方面，表现为对卫生保健事业与社会各部门、各方面的相互关系起着协调和一致的作用。如我国要实现"21世纪人人享有卫生保健"，就必须通过政府政治承诺，制定初级卫生保健政策，把初级卫生保健工作作为卫生工作的主体，动员卫生部门的力量，协调社会其他各部门力量积极参与卫生工作。

政策的调控功能常常表现出倾斜性。因为政府目标在不同时期有不同的侧重点，政府要围绕这些侧重点，鲜明地倾向于某个方面，即政府在满足整体利益的前提下，优先对某一领域，以及相应的利益群体施加保护或者采取促进措施。

3. 分配功能 价值或利益是满足社会需求的前提，它应当分配给谁？如何分配？什么是好的乃至最佳的分配？这是分配功能涉及的三个基本问题。资源是有限的，不可能满足每一个社会成员的所有需要，社会中每一个利益集团和个体都希望在有限的资源中多获得一些利益，这必然造成利益分配上的冲突。政府制定与实施卫生政策的目的就是要将社会卫生资源合理有效地在它所服务的对象中加以分配。有资料表明，在我国，仅占总人口30％的城市人口拥有70％的卫生资源；而占我国人口总数近70％的农村人口却只拥有30％的卫生资源，卫生资源配置明显失衡。所以，我国很多卫生经济政策明确提出卫生资源配置要向西部地区和农村地区倾斜。

第二节 卫生政策分析方法

政策从制定、颁布到实施，时刻都受到人及环境的影响，并最终影响到人。要使政策达到目的，就需要进行政策分析。卫生政策也不例外。卫生政策常用的分析方法主要有利益相关集团者分析（stakeholder analysis）、SWOT分析（SWOT analysis）、政策图解法（political mapping）、政策网络分析（policy network analysis）、场力分析（force-field analysis）和循证决策分析（evidence-based decision-making analysis）等。本节重点介绍利益相关集团分析、SWOT分析、循证决策分析三种方法。

一、利益相关集团分析方法

（一）利益相关集团分析的内涵

利益相关集团是组织环境中的相关方面，如政府机构、雇员、顾客、供应商、社区居民等利益集团。这些集团能够影响或改变某个政策的目标以及政策目标的实现程度。利益相关集团分析首先需要认真地识别出与组织息息相关的各相关利益群体，并对他们各自的兴趣和关注的利益进行系统分析。如政府指定某医院为城镇职工医疗保险定点医疗机构时，该医院会同意，因为这样会增加患者数量和医院收入，而其他医院则会反对这样做，因为这会加剧医院之间的激烈竞争；参保职工会支持，因为政府会更加规范定点医疗机构的服务项目，合理定价，减轻疾病负担；媒体可能会借此炒作，增加广告效益和知名度等。

（二）利益相关集团分析的基本步骤

利益相关集团分析主要通过以下两个步骤来实现：

1. 确定主要利益相关集团 可以按照以下步骤来确定利益相关集团：

（1）搜集与某政策相关的资料并进行分析：这有助于确定潜在的利益相关集团，以及他们与政策的关系。

（2）列出所有可能的利益相关集团清单：这需要从与该政策有关的大量机构和团体中寻找，一般包括：卫生行政部门、卫生服务提供者群体（如医生、护士、药剂师）、卫生服务消费者、保险公司、药品和医疗用品生产经营者等。

（3）通过专家咨询确定应该优先考虑的利益相关集团：由于政策分析的资源、时间和经费有限，所以，需要将上述所有的利益相关集团按优先顺序排序，需要优先考虑的利益相关集团是和政策有直接利益关系并能影响政策实施的群体。

2. 明确各利益相关集团的特征 各利益相关集团可能具有以下特征：

（1）内部/外部：组织内的相关群体为内部相关者，其他群体为外部利益相关者。

（2）对政策的了解程度：某些持反对意见的利益相关者有可能是因为误解了或者缺乏该政策的有关信息。

（3）立场：利益相关者是支持还是反对该政策？或者是保持中立？某些利益相关者所处地位非常有利，能够加强或者削弱决策者的自主权。对于坚决支持政策的利益相关者，决策者应与其保持密切关系，以获得足够的支持。

（4）利益：利益相关者在政策实施后可以得到的好处或坏处是什么？一个组织要想制定一个政策，并实现政策的目标，一定要考虑利益相关者的利益。否则，就会导致政策目标的削弱或失败。

（5）联盟：哪些利益相关者有可能联合起来支持或反对该政策？

（6）资源：包括有形资源和无形资源。其中，有形资源如人力、物力和财力，无形资源如影响力、信息等。资源特征可以用动用资源能力这个指标进行综合分析，反映利益相关者支持或反对某项政策的力度。动用资源的能力可以分为很高、高、中等、低、很低5个等级。

（7）领导能力：明确利益相关者是否具有领导能力，有利于决策者了解哪些利益相关者更可能采取积极措施来支持或者反对该政策以及说服其利益相关者支持或者反对该政策。

（三）利益相关者分析的优缺点

利益相关者分析有助于决策者清晰地了解哪些人、哪些集团可能影响决策，他们的利益和他们所拥有的资源如何，从而估计其对政策的影响力，使决策者能够对重要的利益相关者加以关注，保证政策目标的实现。

但是，利益相关者分析更多关注的是各个集团本身的利益，对可能影响决策的所有集团缺乏整体了解。所以利益相关者分析常在政策分析之前进行，而且要与政策图解法结合起来，才能够更加明确地找出主要利益相关者。

（四）实例

表11-1是对某一社区部分利益相关集团进行的利益相关者分析。发现各个利益相关集团都倾向于帮助发现结核病患者，即本项目没有明显的反对者。所以进一步考虑，在发现患者过程中，如何动员这些个人或集团参与。

表 11-1　利益相关集团分析（部分）

利益相关者	相关者的利益	资源	动用资源的能力	立场
患者（病情轻，尚能劳动）	不去就医，能挺就挺	不完整的信息和一些家产	没有金钱不会动用家产	不去就医，无法发现
患者（病情轻，丧失劳动力）	希望赶快治疗	不完整的信息和一些家产	变卖家产去治病	去就医，可能发现
家人	希望患者康复	不完整的信息和一些家产	变卖家产治病	—
社区邻里	害怕传染	信息	提供治疗线索，包括免费治疗地点，医生选择	可能发现
社区领导者	劝患者就医	信息和社会地位	提供治疗线索，宣传结核病危害	可能发现
当地卫生工作者	保障当地群众，通过治疗获取经济效益	信息、社会地位、影响力	转送患者到专业机构治疗	可能发现
卫生防疫部门	控制结核病发生和蔓延	信息、社会地位、技术	未合乎条件的患者提供免费治疗	发现
综合医院	通过治疗患者获得经济效益	信息、社会地位、技术	提供治疗	发现
专业医院	控制结核患者的发生和蔓延	信息、社会地位、技术	提供治疗	发现
媒体	提供新闻热点，获得群众关注，获得经济效益	信息	提供治疗线索，包括免费治疗，医生选择	帮助发现

二、SWOT 分析

SWOT 分析，又称态势分析，是一种综合考虑组织内部条件和外部环境的各种因素，进行系统评价，从而选择最佳战略与策略的方法。SWOT 分别代表优势（Strengths）、劣势（Weakness）、机会（Opportunities）和威胁（Threats）。

（一）SWOT 分析法中的相关因素

1. 优势和劣势　优势和劣势属于内部环境因素，它们存在于组织内部或者组织和服务对象的关系之中。内部环境因素一般归属为管理的、组织的、经营的、财务的、销售的、人力资源的等不同范畴。优势指能使组织迅速发展、不断实现目标的内部因素。界定优势的关键问题是：我们擅长什么？我们在竞争中做得如何？我们的资源如何？等等。劣势是指给组织带来不利并导致其难以实现目标的内部因素。界定劣势的关键问题是：我们哪里做得不好？我们的服务对象对哪里不满意？等等。

2. 机会和威胁　机会和威胁属于外部环境因素。外部环境因素一般归属为经济的、政治的、社会的、人口的、产品和服务的、技术的、市场的、竞争的等不同范畴。机会是有利于组织实现目标的外部因素。界定机会的关键问题是：你希望看到若干年之后发生什么样的变化等。威胁是对组织发展不利并可能导致组织无法实现目标的外部因素。界定威胁的重要问题是：有什么东西是别人有而我们没有的？哪些未来变化会影响我们的组织？等等。

（二）SWOT 分析要解决的问题

（1）我们的目标是什么？
（2）我们的服务对象需要什么？
（3）我们与竞争对手的差异在哪里？
（4）我们应怎样改进服务？
（5）我们应怎样区分内部条件（优势和劣势）和外部环境（威胁和挑战）？

（三）SWOT 分析步骤

在对 SWOT 分析要解决的问题达成一致之后，利用头脑风暴法分别找出该组织的优势、劣势、机会和挑战，并对每一内容进行归纳总结，只有获得团队成员的基本认同方可通过。对于分析有难处的内容（如挑战），可以设计一个情境，把问题放在具体环境当中进行分析。

SWOT 分析不但要找出组织的优势、劣势、机会和威胁，而且要找出最小化或避免劣势和威胁，将劣势转化为优势，威胁转化为机会的方法，使得组织可以最大限度地发挥其潜能。

（四）SWOT 分析法的缺点

SWOT 分析法主观性较强，两个人很少能够提出相同的 SWOT 分析法。尽管 SWOT 分析方法可以将大量的环境因素简化为优势、劣势、威胁和机会四种情况，使操作起来比较容易，但是有可能过于简单。如医院独特的文化背景可以是优势也可以是弱势；技术变革可以是机会，也可能是威胁。

（五）SWOT 分析实例

门诊药房是医院药剂科（部）的重要组成部分，对维持医院正常的医疗秩序发挥着重要的作用。在目前的医疗体制改革背景下，医院门诊药房面临着前所未有的挑战。国内有学者对新形势下医院门诊药房内部环境所具有的优势与劣势，以及外部环境所面临的机会与威胁进行了 SWOT 分析。

内部环境优势分析：门诊药方紧密贴近临床，二者共同维护患者的健康，保证了医疗质量；药师具有较强的专业知识和专业技能，且具有一定的临床知识；药品品种齐全，而且药品集中招标采购使得药品价格大幅度下降；医院的特色制剂对患者有较强的吸引力。

内部环境劣势分析：当前医疗机构的组织结构、人事制度、经济体制仍沿袭着以往计划经济时代的模式，不适应社会的发展；医院药品的价格与一些社会药店相比可能存在偏高的现象；门诊药房的服务态度、服务意识存在不尽如人意的地方。

外部环境机会分析：国家相关法规保障了用药安全、有效、经济、合理，有利人民群众身体健康；医院门诊药房声誉较高，大多数患者都愿意在此配药、咨询；开展个体化给药。

外部环境威胁分析：国家有关法规和政策要求医院门诊药房进行药品零售企业的试点工作，对医院门诊药房的发展和医院药学人员的稳定带来了一定的挑战；患者对医疗服务的期望越来越高；社区医疗服务日趋完善和公民的自我保健意识的不断加强会造成医院门诊量减少，从而对门诊药房的成长发展构成威胁；市场竞争日益激烈。

三、循证决策分析

顾名思义，循证卫生决策是指根据"证据（evidence）"来制定医疗卫生政策和法规。一般说来，循证决策过程包括生产证据、总结和传播证据、利用证据进行决策三个环节。实施循证决策可以提高决策者收集、评估和利用证据的能力，营造一个有利于循证决策的文化和环境，在实践中可以根据新出现的现象和"证据"修订现行的卫生政策，使卫生改革与发展走上良性可持续发展的道路。传统的卫生决策很多是主观臆断决策，而非循证决策。

循证决策是卫生决策者常用的、客观的、也是一种重要的卫生政策研究方法。其目的是改变传统的主观臆断卫生决策,促进卫生政策和系统研究知识的应用与传播,改进卫生系统的绩效。世界卫生组织卫生政策与系统研究联盟指出:决策者往往会提出很多需要解决的政策问题,如用哪些最佳方法去减轻患者的疾病负担? 医务人员对不同激励机制如何反应? 改进医疗质量最有效的策略是什么? 在实际决策过程中,尽管存在一些客观证据,但这些证据也不易被决策者所采用。

循证决策方法是一种卫生政策研究工具,常用于政策制定。包含多种方法,如系统评价法(systematic review)、决策分析法(decision analysis)和基于需要的卫生评价(need-based health assessment)等。这里重点介绍系统评价方法。

(一)系统评价方法简介

系统评价的方法在循证决策研究中优点很多,而且能减少评价不同政策效果的偏倚。通过系统地收集文献和评价,可以给政策决策者快速提供相关政策问题的研究结论,提供执行政策及今后健康投资的方向。对政策研究者而言,也利于有效地利用时间,指出进一步研究的方向。但也有研究者认为,由于卫生系统自身存在问题,用系统评价方法有时也未必能做出正确的决策。

系统评价的方法是确定、选择和评价所有相关文献和收集、总结有关特殊研究问题的证据。这些文献应满足最低的质量标准。近年来,系统评价已对不同的卫生干预措施的文献库进行系统的回顾性检索,如从文献库中收集有关健康和卫生保健政策的文献,提供不同干预措施效果的信息,包括方法学、社会经济状况、不同干预措施等。研究方法可以定量,也可以定性,或者定量与定性相结合。

循证决策研究,主要是研究应用哪些创新的方法去评价政策或干预措施的效果。通过在卫生政策与系统研究方面促进研究人员与政策决策者的交流,建立一种机制,鼓励卫生决策者寻求和应用证据。同时,鼓励政策研究人员收集和总结有关证据,便于决策者利用和采纳。系统评价的结果能更全面地反映一种卫生政策执行的效果,避免了一次性调查结果的误导。

近20年来,在临床决策方面曾通过系统评价总结了许多临床的"最佳实践"。现在这些方法也被广泛用于公共政策决策。从证据的角度看,可有不同层次的多样证据,不同证据的重要性也各不相同,包括最重要的随机对照试验及其分析。但卫生政策和系统研究很少能直接采用随机对照试验方法,而系统评价主要依赖于分析非实验性的二手资料,或有对照的前后对照研究及采取有干预措施的时间系列研究,或采用定性方法开展研究。

系统评价资料来自已经发表的文献,也包括灰色文献、政策文件及互联网信息等。

(二)系统评价方法的种类

国外有学者提出了循证决策的四种方法,即推动法(push efforts)、拉动法(pull efforts)、交换法(exchange efforts)和整合法(integrated efforts)。

1. 推动法 是指由研究者、中介组织及其他研究承包商如沟通人员等,在政策决策者尚未意识到需要循证决策时,可通过交流的方式将政策研究结果与政策决策者沟通。常用方法是撰写综合报告、政策简报或其他各种书面形式供决策者参考。

2. 拉动法 是指当政策决策者发现在某些改革问题上信息不完全时,需要提供决策依据。常用方法是政策决策者自身应用相关研究去评价或研究主要的优先政策问题,撰写综合报告。可在卫生部内部建立起快速反应的机制或专家组,帮助决策者进行技术培训,提高决策者确定和应用循证决策研究方法进行评价的能力。通过发表政策文件,政府信息公开的方式使更多群众和团体参与。

3. 交换法 是指政策研究者与政策决策者之间形成合作伙伴关系,如支持举办论坛、学术研讨会或会议,促进信息交换。有的国家建立优先重点研究委员会,吸收与政府有联系的政策研究专家进入决策组织。

4. 整合法 是在国家或地区层面上,将上述三种方法结合起来。如支持南南合作,建立知识交换平台,使不同国家有相互学习的机会。

第三节 卫生政策的制定与实施

一、政策问题确认

(一)与政策问题有关的基本概念

1. 问题(issues) 指社会现状与社会期望之间的差距,以及对这种差距的主观认定。问题的存在会使相关人群产生心理紧张感,以及引发解决问题的期望和行动。按问题涉及的范围可以将问题分为私人问题、个别组织问题和社会问题。

2. 社会问题(social issues) 指由社会内部矛盾引起的人与人之间的关系或人与环境间关系的失调,对社会造成了广泛的影响,由此产生的现实状态与期望状态的差距。社会问题往往具有公共性,但公共问题并不都具有社会性,前者所涉及的范围更广。

3. 政策问题(policy issues) 指经过政府或其他公共权威机构认定,应该而且可以通过特定的公共政策加以解决的社会问题。因为政策问题具有公共性质,也被称为公共政策问题。卫生政策问题归于公共政策的概念,属于该范畴的特定领域之一。

（二）卫生政策问题的特征

1. 卫生政策是一种客观存在的状态 它是存在于客观社会的事实。

2. 卫生政策是一种能够觉察的认知状态 一般的卫生问题首先要引起社会的关注，才可能上升为政策问题。

3. 卫生政策是一种关系到大多数人的状态 政府代表着大多数人的利益，因而那些关系到大多数人的卫生问题，容易为政府所重视。比如，传染性非典型肺炎（SARS）流行期间，政府对 SARS 的防治给予重点倾斜，投入大量资源。

4. 卫生政策是由于与健康有关的利益冲突而产生的状态 卫生政策作为政府公共权威之一，其功能主要在于对卫生资源做出权威性的分配，保持合理均衡。

5. 卫生政策是一种有必要加以解决的状态 在资源有限的条件下，要政府做的事情很多，难以面面俱到。只有当某一与卫生有关的问题大多数人认为要解决，或者达到一定的重视程度，方能成为政策问题。

（三）政策问题确认

公众关注的问题成为政治性社会问题，国家权力机构或政府部门将问题的梳理和解决纳入政策制定过程，叫做政策问题的确认（confirmation of policy issues）。政策问题确认的目的在于"找准问题"，是政策制定过程的逻辑起点，也是政策制定的一个十分重要的环节。美国学者德恩（William N Dunn）特别强调了政策问题确认在整个政策分析过程中的极端重要性；即问题找准了，问题也就解决了一半。影响政策问题确认的因素有：

1. 大众传媒的力量 大众传媒往往是政策问题的中介，它可以把个别人关注的问题变成群体关注的问题，可以提高群众和政治精英的注意力，引起社会对某个问题的讨论。

2. 问题解决的可能性 只有有解决手段的问题才会被提上议事日程。最典型的例子就是当国际组织给予支持的时候，一些问题就会得到特别的重视，如口服补液、母乳喂养和计划免疫措施都是受到国家支持的项目。

3. 政策的倡导者 组织中个人特别是领导人的经历会影响组织倡导政策的宗旨，因此问题会有选择性地进入政策倡导者的视野。例如，自杀正在成为中国越来越重要的公共卫生问题，对此，公共卫生工作者更关注的是宏观社会环境的变化，临床医生更关注的是患者的内心世界。

4. 自然灾害 地震、水灾等自然灾害会引起人们对灾害应急预案和预警系统的重视。《突发公共卫生事件应急条例》就是在 SARS 流行下催生而来，其立法及实施速度非常快。

5. 政治时机 选举或者突发事件可以使一些始终没有进入政府议事日程的重大问题成为政府关注的重点。

6. 新的政治角色进入 政府人事更迭，如任命的新卫生部长，可能加快卫生改革速度，使某些拖了很久的法规可以迅速制定出来。

7. 社会文化的影响 主要受价值观和信仰的影响。如现在少数民族地区实行区别于汉族地区的计划生育政策。

8. 重要人物的影响 一个具有决定力量的领导者可能会使看上去不可能发生的事情成为现实。

（四）政策议程的建立

在"公共政策问题"到"公共政策决策"之间，离不开一个环节，即把问题列入政府的政策议程。在一个时期、一定的区域里，社会问题有千千万万，社会向政府提出大量的采取行动的诉求，而在这成千上万的诉求中，只有极少的诉求会引起政策制定者的重视。就是政府或社会已经注意到的问题，政府也无法全部采取适当的政策加以解决。只有那些被决策者所关注并感受到必须加以解决的问题才被提上议事日程。这样就提出了政策议程（policy agenda）的问题。所谓政策议程，通常是指有关公共问题受到国家权利机构或政府部门的高度重视并被正式纳入其政策讨论和被确定为予以解决的政策问题的过程。

二、卫生政策制定

政策制定是指提出解决问题的可接受方案或计划，并进而拟定出相应政策的过程。目标和方案是政策制定所必须具备的两个基本要素。确定目标是前提，拟订方案是基础，选择优化方案是关键。

（一）确定卫生政策目标

卫生政策目标是政策制定者要实现的一种理想状态和衡量目标实现的一系列指标。政策目标可以分解为总体目标和若干子目标构成的目标体系。例如，2003 年国务院启动的新型农村合作医疗试点，其政策总体目标为"有效解决农村居民看病难、看病贵，缓解农村居民因病致贫问题"。再如，新医改方案总目标是到 2020 年基本建立"覆盖城乡居民的基本医疗卫生制度"以及四项基本目标、八项基本措施。为保证政策目标的正确性，确定目标时应注意以下几点：

1. 政策目标具体明确 政策目标必须具有针对性，而且是具体明确的，否则制定政策方案就没有依据。目标要力求达到的状态、概念、时间、条件与数量等方面都要清晰界定。

2. 政策目标协调一致 一项政策往往是多目标的，这些目标有主要和次要、近期和远期、相互补充和相互对立之分。在确立一项政策目标时要着眼于整体,全面考虑,照顾对上下左右各项目标的影响,根据实际情况合理地确定目标结构,尽量减少各项目标相互之间的冲突和摩擦,使之相互配合、协调一致。

3. 政策目标与手段要统一 政策目标往往是由总目标和子目标构成的多层次目标体系。子目标是总目标实现的手段,下一级目标是上一级目标的手段。如初级卫生保健是实现"人人享有卫生保健"这个全球健康总目标的手段,它又是改水改厕、健康教育、计划免疫等手段的目标。

4. 政策目标切实可行 目标的制定应该高于现实水平,又必须是在现有条件下经过一定的努力可以达到的,即具有可行性。目标过高不具有实现的现实条件,过低又解决不了政策问题。不具备现实条件的目标只能是空想。

(二)设计卫生政策方案

设计卫生政策方案(policy alternatives),提出备选方案,即在明确政策目标的前提下,拟定和构建实现政策目标的各种可能途径。政策方案的设计是政策制定的中心环节,直接影响到政策的实施及其后果。人们一般把这个过程分成两个阶段:轮廓设计和细节设计。轮廓设计就是要从不同角度和不同途径提出尽可能多的方案。在进行政策方案轮廓构想时,最好不要受现实条件的制约,要大胆提出各种各样的方案,一般从经验和已有知识入手。细节设计就是将政策方案具体化,确定实现政策目标的具体途径、措施和手段。

(三)卫生政策方案的评估和选择

所谓卫生政策方案评估(health policy evaluation),就是对备选方案的科学性、可行性及实施可能收到的预期效果的综合评定,为方案选择提供科学依据。卫生政策方案的选择是在评估方案的基础上,对各种备选方案进行比较分析,最后决定出最佳政策方案。为了避免和减少政策决策失误,在进行政策方案选择时,可依据以下原则:①最大限度地实现政策目标;②消耗的各种政策资源最少;③实现政策目标的风险程度最小;④在政策实施中产生的负面效应最小。

(四)卫生政策方案的可行性论证

多种政策备选方案经评估择优后,为确保政策的顺利实施,还要对所选政策方案进行可行性论证,即围绕政策目标,运用定性和定量相结合的方法,对政策方案是否可进行系统分析和研究。政策方案的可行性评价内容一般包括政策在政治、经济、技术、社会文化、伦理这五个领域的可行性。如为深化医疗卫生体制改革,我国卫生部等政府相关部门组成了医改领导小组,开展了广泛深入的调查研究。先后深入到 20 多个省(市、区),就医疗卫生机构管理体制与运行机制、卫生

投入机制、医疗保障体制、药品生产流通体制等 4 个方面的问题进行了系统专题调研。组织开展了改革基本方向和总体框架、国家基本药物制度、政府卫生投入机制、医疗保障制度、医疗卫生机构管理体制和运行机制、发展非公有制医疗机构、药品价格形成机制等重点难点问题的专题讨论。委托世界卫生组织、世界银行、麦肯锡公司、国务院发展研究中心、北京大学、复旦大学、北京师范大学等国内外知名机构开展独立平行研究,分别提出医改总体方案,并举办了中国医药卫生体制改革国际研讨会,邀请国内外知名专家对平行研究报告进行深入研讨和比较论证。2008 年 11 月,通过国家发展改革委网站征求社会各方面意见,共收到意见和建议 15000 多条,来信 600 多封。2009 年 1 月 21 日,在国务院总理温家宝主持召开的国务院常务会议上,新医改方案才获得原则通过。

三、卫生政策实施

(一)卫生政策实施的基本内涵

卫生政策实施(policy implementation),简而言之,就是卫生政策方案被采纳后,政策执行者通过一定的组织形式,运用各种政策资源,以实施和宣传等行动方式将政策规定的内容转变为现实的过程,即把观念形态的政策转变为现实形态的政策的过程。美国学者艾利斯认为:"在实现政策目标的过程中,政策方案的功能只占 10%,而其余的 90% 取决于有效的执行"。由此可见,政策实施事关能否实现政策目标以及实现的程度与范围,任何政策必须通过实施环节才能发挥作用,政策实施是运用政策解决社会问题最直接的环节,是检验政策正确与否的重要途径。

美国学者史密斯(T. B. Smith)是最早建构影响政策执行因素及其过程模型的学者,他认为,政策执行过程中所涉及的重大因素主要有四个方面:①理想化的政策,指合理、正确的政策;②执行机构,指政府机构中负责政策执行的组织;③目标群体,亦即政策对象,政策的直接影响者;④环境因素,指政治、经济、文化等环境中那些影响政策执行的因素。

(二)政策实施的基本环节

1. 政策宣传 政策宣传是政策实施过程的起始环节和一项重要的功能活动。要使政策得到有效执行,必须首先统一人们的思想认识。政策宣传就是统一人们思想认识的一个有效手段。如我国在推行新型农村合作医疗制度初期,由于种种原因,农村居民对新农合存在误解,甚至是抵触情绪,开始时农民参合率较低。后来由于加大政策宣传力度,广泛动员群众,农民对新型农村合作医疗制度有了深刻认识,参合率逐年提高,到 2008 年,全国农村居民参合率达到 91.5%。

2. 政策分解 政策分解就是根据政策内容的要求和实际情况,把政策转化为具体的行动细节,使得政策实施活动有组织、有步骤地进行。制定执行计划,应遵循客观性原则、适应性原则和全面性原则。

3. 物质准备 物质准备是保证政策执行顺利进行的经济基础,是必不可少的环节。物质准备主要是指必需的财力(经费)和必要的物力(设备)两方面的准备。

4. 组织准备 组织准备工作是政策具体贯彻落实的保障机制,组织功能的发挥情况直接决定着政策目标的实现程度。组织准备包括确定政策执行机构、选人用人和制定必要的管理法规制度。

5. 政策实验 政策实验是政策实施过程中的重要步骤。政策实验既可以验证政策,又可以从中取得带有普遍指导意义的东西,为政策的全面实施取得经验。政策实验步骤大致包括选择实验对象、设计实验方案和总结实验结果三个阶段。

6. 全面实施 政策的全面实施是政策实施过程中操作性、程序性最强,涉及面最具体、最广泛的一个环节。全面实施政策要求严格遵循政策执行的基本原则,充分发挥政策执行的功能要素,以保证政策目标的圆满实现。

四、卫生政策评价

(一) 卫生政策评价的基本内涵

卫生政策评价是指依据一定的标准和程序,对卫生政策的效益、效率、效果及价值进行判断的一种政治行为,目的在于取得有关这些方面的信息,作为决定政策变化、政策改进和制定新政策的依据。政策评价对于科学地总结和分析政策实践中的经验教训,使政策不断完善和科学化,有效地发挥政策的功能和作用具有十分重要的意义。

(二) 卫生政策评价的作用

(1) 卫生政策评价可以检验政策实施的效果、效率和效益。

(2) 卫生政策评价有利于提高政策的科学化和民主化水平。

(3) 卫生政策评价可监督政策资源的有效配置。

(4) 卫生政策评价是决定政策修正、调整、继续或中止的重要依据。

(三) 卫生政策评价的标准

国内外学者一般认为,公共政策评价标准大致有八方面内容:

(1) 资源投入:各类资源投入的数量和质量、分配状况。

(2) 绩效:包括客观结果和主观满意度。

(3) 效率:政策效率指达到政策目标的程度。

(4) 充分性:满足人们需求、价值或者机会的有效程度,反映绩效的高低。

(5) 公平性:资源分配和绩效在不同社会群体间分布的公平程度。

(6) 适当性:是否体现社会价值期望。

(7) 执行力:衡量政策执行机构的组织、功能和能力。

(8) 社会发展总指标:对社会发展总的影响,通过一系列指标描述。

(四) 政策评价的过程及步骤

1. 评价准备阶段 包括确定评价对象、明确评价目的、选择评价标准和规定评价手段四项工作。

2. 评价实施阶段 包括采集整理政策信息、统计分析政策信息、运用评估方法获取评估结论三项工作。

3. 评价总结阶段 包括撰写对政策的总体评估报告和对政策评估活动做出总结两项工作。

第四节 全球主要卫生策略

一、"21世纪人人享有卫生保健"目标及策略

(一) "21世纪人人享有卫生保健"的内涵

在1998年第51届世界卫生大会上,世界卫生组织各成员国发表了题为"21世纪人人享有卫生保健(health-for-all policy for the twenty-first century)"的宣言。其主要内容是:

1. 重申健康是每个公民的一项基本人权 每个公民都有相同的权利、义务和责任,来获得最大可能的健康。

2. 人类的健康水平提高和幸福,是社会经济发展的终极目标 21世纪人人享有卫生保健是一个理想,即在人们的生存机会中,最大限度地实现每个人的健康。其社会基础是:①承认享有最大可能的健康是一项基本人权;②重视政策、研究和服务提供过程的伦理方面;③消除个人之间和群体之间的不公平、不合理现象;④消除性别歧视,强调性别平等。

(二) "21世纪人人享有卫生保健"的政策基础

21世纪人人享有卫生保健包括两个方面:

1. 健康是人类发展的中心 个人健康是家庭、社会和国家实现社会和经济目标的前提,以人的健康为中心,更多地重视躯体、精神和社会健康,才能够保证个人、家庭、社区和国家实现其社会和经济目标。

不仅要重视生命数量,更要重视生活质量。弱势人群的健康状况是衡量健康公平性和卫生政策正确性的重要指标,一个社会的人群健康状况能够对社会问题起到预警作用。

2. 卫生系统的可持续发展 可持续发展的概念在于加强基础建设,包括基础的新建和改制,目标是使当代和后代受益。基础建设的概念不仅仅是结构,更重要的是宗旨和功能。例如,原有设施的改建,原有人力资源的重组,新领域人力的吸收,某些功能的增加或减少,筹资体制的改革,服务提供方式的改变,人们为维护自己健康而改变观念等。要求卫生系统对人的一生健康和社会需求做出反应。卫生系统的改革,必须与整个国家的改革有机地结合,既不能超前,也不能滞后。

（三）总体目标与 2020 年应达到的目标

1. "21 世纪人人健康"的三个总体目标

（1）提高平均期望寿命的同时提高生活质量。

（2）在国家内部和国家之间改善健康的公平程度。

（3）卫生系统可持续发展,保证人民利用这一系统所提供的服务。

2. 到 2020 年具体目标

（1）确定孕产妇死亡率、婴儿死亡率、5 岁以下儿童死亡率和平均期望寿命的具体目标。

（2）全球负担大大减轻,与结核、艾滋病、烟草、暴力相关的发病和残疾上升趋势得到控制。

（3）消灭麻疹、丝虫病和沙眼。

（4）部门间行动的协调加强,重点在安全饮用水、环境卫生、营养和食品卫生以及住房环境方面。

（5）社区建立综合健康行为,促进计划并予以实施。

（四）"21 世纪人人健康"实施策略

世界卫生组织建议的四项重大行动是:

1. 与贫困作斗争 与贫困作斗争不仅仅是为贫困人口提供他们赖以生存所必需的物质,更重要的是寻找一种机制让他们能够通过自救改变生存的环境。采取卫生干预措施,打破贫困和不健康的恶性循环。

2. 促进健康 在所有的环境中促进健康,包括生活、工作、娱乐和学习所需的环境。通过社会行动促进健康,通过媒体形象倡导健康。

3. 部门间的协调、协商和互利 卫生部门要敏感地意识到各个部门的动机,以便与之协调,实现在促进人类健康目标上的一致性。

4. 将卫生列入可持续发展规划

二、初级卫生保健策略

（一）基本涵义

初级卫生保健是一种基本的卫生保健,它依靠切实可行、循证医学上可靠又为社会所接受的方式和技术,是社区居民与家庭通过积极参与,普遍能够享受的,费用是社区或国家在各个发展时期能够负担得起的卫生服务。它既是一个国家卫生系统的重要组成部分,也是整个社会经济发展的一个组成部分。它是个人、家庭、群众与国家卫生系统接触的第一环,使卫生保健尽可能接近于人民居住及工作的场所,是卫生保健持续进程的起始一级。

（二）基本原则

从阿拉木图宣言到现在的 30 多年来,初级卫生保健已促进许多国家逐步重视公共卫生政策。尽管现在的卫生形势更加复杂,群众健康需求多元化与多样化,参与卫生决策的利益相关者更多,初级卫生保健的具体策略需要适应形势发展而发展,但初级卫生保健的基本原则仍然需要坚持。

1. 社会公正原则 初级卫生保健要体现卫生服务和卫生资源分配与利用的公正性。人们接受卫生服务的机会必须是均等的,不能忽视乡村和某一地区的人口和城郊居民。

2. 社区与群众参与原则 在改善人民健康的过程中,必须充分发挥社区和人民群众的作用,依靠群众的参与改变不良的卫生习惯和生活方式,提高自我保健能力。

3. 成本效果和效益原则 即以成本最小化或效果/效益最大化的方式来分配和利用资源,卫生资源的投放应该从以医院和专科服务为主转向基本医疗卫生服务和基础卫生工作。

4. 部门协同原则 实行初级卫生保健不能只依靠卫生部门,而必须是卫生部门和其他部门的共同行动,并协调一致的关系。

2005 年世界卫生组织在其报告《塑造未来》中,提出了初级卫生保健的一个新的重要原则,即初级卫生保健的"普遍可及"(universal coverage),进一步强调了广大群众获得卫生服务的公平性。同时,该原则也强调了利用卫生服务的地理方便程度和支付能力。

（三）基本内容

1. 增进健康 通过开展健康教育与健康促进,保护环境,合理营养,促进心理卫生,养成良好的生活方式,增强自我保健能力,保持心理和身体健康。

2. 预防疾病 研究社会人群健康和各种疾病的客观规律,研究人群所处的内外环境,采取积极有效的措施,来预防各种疾病的发生、发展和流行。

3. 医治病伤 早期发现疾病,提供及时的医疗服务和安全有效药品,控制病情的发展与恶化,促进早日痊愈。

4. 康复服务 患者症状和体征已经出现,防止并发症和残疾的发生,恢复功能,早日康复。

（四）具体内容

（1）对当前流行的卫生问题以及预防和控制方法宣传教育。

（2）改善食品供应及适当的营养。

（3）安全饮用水的适量供应及基本环境卫生。

（4）妇幼卫生保健，包括家庭计划。

（5）主要传染病的免疫接种。

（6）地方病的预防及控制。

（7）常见病伤的妥善处理。

（8）基本药物的提供。

1981 年在 WHO 第 34 届大会上，除上述 8 方面内容外，又增加了"使用一切可能的方法，通过影响生活方式和控制自然和社会心理环境来预防和控制非传染病和促进精神卫生"内容。至此，初级卫生保健具体内容共 9 个方面。

三、千年发展目标

2000 年 9 月，在联合国千年首脑会议上，世界各国领导人就消除贫穷、饥饿、疾病、文盲、环境恶化和对妇女的歧视等问题，商定了一套有时限、也能够测量的目标和指标。这些目标和指标被置于全球议程的核心，统称为千年发展目标（millennium development goals，MDG）。首脑会议的《千年宣言》在人权、民生和民主方面也做出了广泛承诺。

2002 年，在墨西哥蒙特雷举行的发展筹资问题国际会议上，发达国家和发展中国家领导人开始根据这些承诺调集资源，采取行动，这标志着全球协议形成，即发展中国家持续的政治和经济改革将得到发达国家以援助、贸易、减免债务和投资等形式提供直接资助。

千年发展目标为世界各国达成共同目标提供了框架，并取得了进展，但这些进展既不均衡又过于缓慢。绝大多数国家实现千年发展目标，要依靠外部的大力支持、倡导，并提供专门知识和资源。无论在发达国家还是在发展中国家，全球所面临的挑战都是调动财政支持和政治意愿，要求政府再次做出明确承诺，调整发展优先事项和政策，进行能力建设，以及获得民间社会和私营部门伙伴的支持。

> **视窗 11-1**
>
> **联合国千年发展目标**
>
> 1. 消除极度贫困和饥饿（eradicate extreme poverty and hunger）。
>
> 2. 普及全球初等教育（achieve universal primary education）。
>
> 3. 促进性别平等和提高妇女权力（promote gender equality and empower women）。
>
> 4. 减少儿童死亡率（reduce child mortality）。
>
> 5. 提高母亲的健康水平（improve maternal health）。
>
> 6. 与艾滋病、疟疾和其他疾病作斗争（combat HIV/AIDS，malaria and other diseases）。
>
> 7. 保证环境的可持续发展（ensure environmental sustainability）。
>
> 8. 为促进发展建立全球性的合作关系（develop a global partnership for development）。

第五节　中国主要卫生策略

新中国成立后，特别是改革开放三十多年，我国卫生事业发展取得了令世人瞩目的成绩。但制约卫生事业发展的体制性、机制性、结构性问题仍未根本解决；卫生事业发展滞后的问题仍然比较突出；我国人口总量仍在持续增长，老龄化进程加快，群众卫生服务需求不断提高；城市化、工业化引发的人口流动、环境污染、职业卫生和意外伤害等一系列社会问题等；使卫生服务体系和医疗保障体系面临严峻挑战。针对这些挑战，我国政府出台了诸多相关政策，本节重点介绍当前我国《关于深化医药卫生体制改革的意见》和《健康中国 2020 战略》中的相关卫生策略。

（一）关于深化医药卫生体制改革

2009 年中共中央、国务院下发了《中共中央国务院关于深化医药卫生体制改革的意见》（以下简称《意见》），随后下发了《关于印发医药卫生体制改革近期重点实施方案（2009～2011 年）》，要求 2009～2011 年重点抓好五项改革二十三项措施，旨在着力解决群众反映较多的"看病难、看病贵"问题，落实医疗卫生事业的公益性质，增强改革的可操作性，突出重点，带动医药卫生体制全面改革。深化医药卫生体制改革遵循的基本原则是：坚持以人为本，把维护人民健康权益放在第一位；坚持立足国情，建立中国特色的医药卫生体制；坚持公平效率统一，政府主导与发挥市场机制作用相结合；坚持统筹兼顾，把完善制度体系与解决当前突出问题结合起来。

1. 总体目标　深化医药卫生体制改革的总体目标是：建立覆盖城乡居民的基本医疗卫生制度，为群众提供安全、有效、方便、价廉的医疗卫生服务。到 2020 年，覆盖城乡居民的基本医疗卫生制度基本建立。普遍建立比较完善的公共卫生服务体系和医疗服务体系，比较健全的医疗保障体系，比较规范的药品供应保障体系，比较科学的医疗卫生机构管理体制和运行机制，形成多元办医格局，人人享有基本医疗卫生服务，基本适应人民群众多层次的医疗卫生需求，人民群众健康水平进一步提高。

2. 近期五项重点改革及二十三项具体措施

（1）近期五项重点改革之一：加快推进基本医疗保障制度建设，①扩大基本医疗保障覆盖面；②提高基本医疗保障水平；③规范基本医疗保障基金管理；④完善城乡医疗救助制度；⑤提高基本医疗保障管理服务水平。

（2）近期五项重点改革之二：初步建立国家基本药物制度，①建立国家基本药物目录遴选调整管理机制；②初步建立基本药物供应保障体系；③建立基本药物优先选择和合理使用制度。

（3）近期五项重点改革之三：健全基层医疗卫生服务体系，①加强基层医疗卫生机构建设；②加强基层医疗卫生队伍建设；③改革基层医疗卫生机构补偿机制；④转变基层医疗卫生机构运行机制。

（4）近期五项重点改革之四：促进基本公共卫生服务逐步均等化，①基本公共卫生服务覆盖城乡居民；②增加国家重大公共卫生服务项目；③加强公共卫生服务能力建设；④保障公共卫生服务所需经费。

（5）近期五项重点改革之五：推进公立医院改革试点，①改革公立医院管理体制、运行机制和监管机制；②推进公立医院补偿机制改革；③加快形成多元办医格局。

（6）近期五项重点改革之六：保障措施，①加强组织领导；②加强财力保障；③鼓励各地试点；④加强宣传引导。

（二）健康中国 2020 战略

在 2008 年全国卫生工作会议上，卫生部正式提出了实施健康中国 2020 战略，并就此进行了部署。这既是全面建设小康社会的必然要求，也是促进基本医疗卫生服务均等化的根本途径，符合国际卫生发展的潮流和规律。

1. 健康中国 2020 战略的目标与核心内容　健康中国 2020 战略是以提高人民群众健康为目标，坚持预防为主，防治结合的方向，采用适宜技术，坚持中西医并重，以危害城乡居民健康的主要问题和健康危险因素为重点，通过健康促进和健康教育，坚持政府主导，动员全社会参与，切实加强对影响国民健康的重大和长远卫生问题的有效干预，确保到 2020 年实现人人享有基本医疗卫生服务的重大战略目标。

2. 实施健康中国 2020 战略的基础和支撑体系
健康中国 2020 策略是在总结近年来我国卫生工作经验的基础上，针对我国居民健康问题提出的，具有良好的实施基础和条件。一是有党的十七大精神的正确指引和各级党委、政府的正确领导，这是策略实施的重要组织保障和政治基础。二是有各地多年来的工作探索和经验积累，这是行动计划的工作基础。三是我国经济持续快速发展，财政收入稳定增长，这是行动计划的重要经济基础。四是人民群众迫切希望改善生活，提高生命质量，这是行动计划的群众基础。有了这四大基础，健康中国 2020 策略就能具有强大的生命力，对提高全民健康水平发挥巨大的作用。

为实施健康中国 2020 策略，必须建立和发展相应的体制与机制、投入、人才、科技、文化和国际合作等支撑和保障体系。一是立足我国国情，加快改革创新步伐，建立中国特色医药卫生管理体制和运行机制，积极推进基本医疗卫生制度建设。二是建立稳定的经费保障机制，投入增长机制和财政转移支付机制，促进卫生事业全面协调可持续发展。三是立足人才培养，建立卫生人才教育培养培训体系、配置流动机制和激励约束机制，为卫生事业发展和人民群众健康提供人才保障。四是坚持"科技兴卫"，建立医学科技创新体系、医学科研协作体系、卫生适宜技术推广体系和科普宣传体系、卫生信息体系和高新技术评估、准入和监管体系，发挥科技在防病治病中的第一生产力作用。五是实施"以德固卫"，加强卫生系统的职业道德和文化建设，坚持为人民健康服务的根本宗旨。六是加强国际交流合作，充分吸纳和利用各种国际资源，造福于人民健康。

3. 实现战略目标的步骤

（1）第一步，到 2010 年，制订和完善健康中国 2020 战略的规划，初步建立覆盖城乡居民的基本医疗卫生制度框架，实现《卫生事业发展十一五规划纲要》规定的各项目标。

（2）第二步，到 2015 年，继续落实健康中国 2020 战略的各个行动计划，使我国医疗卫生服务和保健水平进一步提高，人民群众获得卫生服务的方便性和公平性得到持续改善。

（3）第三步，到 2020 年，建立起比较完善、覆盖城乡居民的基本医疗卫生制度，人民群众获得基本医疗卫生服务的权利得到充分保障，全民健康水平接近中等发达国家。

要实现三步走的战略目标，必须针对我国居民的主要健康问题及其危险因素，根据其可干预性和干预的成本效果选择经济有效的干预措施，考虑我国对重大传染病控制等相关国际承诺，确定优先干预领域和重点，在充分考虑经济和技术可行性基础上制订相应的行动计划和策略，分步骤实施。行动计划不仅要重视卫生服务的提供，还要深入分析病伤的危险因素，特别关注影响健康的各种社会、政治、经济、环境和人口因素，从营造有利的健康环境入手，制定公共政策，落实相应卫生服务和干预措施。确保行动计划能够全面有效地实施，必须以政府为主导，以城乡基层卫生服务机构为基础，以公共卫生机构和大中型医院为支撑，动员家庭、学校、企事业单位和全社会共同参与，形成良好的工作机制和发展环境，从而实现全民健康的最终目标。

Summary

1. Health policy means a statement of a decision regarding a goal in health care and a plan for achieving that goal. It also means a field of study and practice in which the priorities and values underlying health resource allocation are determined, so health policy is political, complicated, temporal and systematic. In this chapter, the concepts, methods of health policy analysis, the establishment and implementation of public policy, global and China health promotion strategies are introduced in detail. The readers can use foundational knowledge on public policy analysis and apply this knowledge to health policy issues.

2. When studying this chapter carefully, readers will be able to use the knowledge of health policy and determine how this knowledge of policy analysis might apply in the future decision making. It will not only help readers develop their critical and systematic thinking, literature review and critiquing skills, but also help them develop knowledge of health policy in response to economic, cultural, technological, political, ideological, and globalization factors and forces. More specifically, it will help readers experience the whole public policy process as they apply the foundational knowledge on public policy making to a current major health policy issue in a province or county.

思 考 题

1. 卫生政策的构成要素有哪些?
2. 简述卫生政策的主要功能。
3. 简述卫生政策制定的基本程序以及政策实施的基本环节。
4. 影响政策问题确认的因素有哪些?
5. 举例说明利益相关集团分析方法。

（徐凌忠　孙　龙　刘婷婷）

第十二章 慢性病的社会医学防制

🎓 **学习目标**

通过本章的学习，重点掌握慢性病的概念、流行趋势以及慢性病流行中的社会因素；熟悉在慢性病预防控制中分别用于全人群和高危人群的社会医学策略；了解慢性病防制的公共卫生措施和临床措施；了解当前流行的几种重要慢性病如恶性肿瘤、心血管疾病和糖尿病的预防措施。

案例 12-1

"夫妻癌"

夫妻一方得了癌症，不多久，另一方也被查出患了癌症，这是偶然吗？不是。癌症的"夫唱妇随"真实地存在着，而且并不罕见。据世界卫生组织、上海癌症研究合作中心的一份资料数据统计：上海男性每年死亡人数中，近 1/3 死于恶性肿瘤；女性每年死亡人数中，近 1/4 死于恶性肿瘤。按这两个数据，保守地计算：100 对死亡夫妻中至少有 5 对夫妻癌。夫妻癌这个不争的事实，近年来有增多的趋势，以 60 岁以后多见，年纪越大，发病率越高。近年来，有学者将这种现象称为"夫妻癌"。请看以下真实案例：

他和她，夫唱妇随 30 载。去年 10 月，一向身体健朗的丈夫王师傅忽然病倒了，到医院一查是胃癌！仅仅 3 个月后，老伴接踵病倒了，也是胃癌！同样的全胃切除手术，同样的化疗方案。有几个疗程，老两口竟然住在肿瘤科的同一间病房里。泪眼相对中，他们痛彻心扉：难道癌症也会传染？

他和她，同甘共苦 20 年。丈夫是教师，生性较为孤僻，房子、职称一直没能解决，如巨石长期压在心头。后来妻子下岗，他更觉苍天不公，健康状况每况愈下。今年初单位组织体检，竟然已患晚期肺癌！妻子强忍悲痛，每天奔波于医院和家中。没想到半年后，她竟也被查出患了肝癌！不久，两人双双去世，孩子成了孤儿。

既然上述现象并不罕见，那么，怎样的夫妇易患夫妻癌呢？

消极悲观型

有位银行女职员，生性孤僻，人际关系不好。其丈夫是某机关的秘书，时常深更半夜边赶材料边吞云吐雾，也不管妻子的心情如何。女职员被查出患了乳腺癌后，再也受不了丈夫的烟而与他分居，本来抑郁的心情更加抑郁，终至投湖自尽。这一来，做丈夫心里很内疚，加之公安部门立案调查了一段时间，他的情绪更是极度消沉，不愿见人，头痛了很长时间也不肯去看病。后到医院一查，是脑瘤，不久也去世了。这种夫妻癌与不会调整心理状态，消极面对生活，挫折感不断，负面情绪又彼此影响有关。

膳食不合理型

李涛夫妻俩在菜场卖水产品。李涛是胃癌，妻子是乳腺癌。问题出在饮食上。夫妻俩嗜食海鲜，可消化能力又差，造成营养过剩。沿袭宁波人的生活习惯，他们常吃腌制的咸鱼、咸蟹、咸菜，大大增加了患癌的危险。

环境污染型

滕胜一家的癌症令人记忆深刻。最初，夫妻俩是带着 7 岁的儿子来医院治脑瘤的，4 年后，他们居然也接踵患上了脑瘤。后经专家分析后发现，他们的病与居住环境放射源的污染不无关系。长期生活在有害的环境里，环境中潜伏的致癌因素最终导致了夫妻癌甚至是"家庭癌"的发生。

讨论：

1. 解读"夫妻癌"的意义何在？
2. 如何有效防制"夫妻癌"？

第一节 概 述

一、慢性病的概念

随着社会经济的发展、人们生活水平的提高以及卫生事业的进步，人类疾病构成发生了重大变化。人类疾病谱正经历着从急性传染性疾病转向慢性非传染性疾病为主的过程。慢性病与急性病主要区别见表 12-1。

表 12-1 慢性病与急性传染病的比较

区别点	慢性病	急性传染病
病因	病因不甚明确,与多种因素有关	有特异性的生物学病因
预防措施	不需采取综合性的预防措施,直接效果不明确,需要长时间评价,观察	特异性预防有效,直接效果明确、迅速、可测量
发病机制	复杂、不易阻断	相对单纯,容易阻断
病程及所需	长,甚至终生带病,需要连续性的预防、卫生服务、保健、康复服务	短、治愈或死亡,所需服务时间较短
传播	多为传染性,人群预防与个人预防结合,卫生服务、保健、康复服务	具有传染性,人群预防的效果、效益极佳,预防手段以公共卫生人员和政府的行为为主
预后	多器官、多系统损害,需要连续性、综合性的康复服务	多数后遗症少,需要单一的躯体功能康复

慢性非传染性疾病(non-communicable chronic diseases,NCDs),简称"慢性病"或"慢病",不是特指某种疾病,而是对一组起病时间长、缺乏明确的病因证据、一旦发病即病情迁延不愈的非传染性疾病的概括性总称。慢性病是多因素长期作用的结果,它的病程是缓慢的,并逐渐加重,其病理变化常具有退行性、不可逆性,可引起功能障碍而需要长期治疗、保健和康复,严重者甚至导致死亡。

1987年,美国慢性病委员会首先提出,具有以下一种或一种以上特征的疾病可视为慢性病:

(1) 患病时间是长期的。

(2) 病后常留下功能障碍。

(3) 疾病的原因常可引起不可逆的病理变化。

(4) 因病情不同,需要不同的医疗处置。

(5) 因病情差异需要不同的康复训练。

常见的慢性病有:

(1) 恶性肿瘤,如胃癌。

(2) 营养代谢性疾病,如糖尿病。

(3) 心脑血管疾病,如高血压、心脏病、脑卒中。

(4) 慢性呼吸系统疾病,如慢性支气管炎。

(5) 慢性肝、肾疾病,如肝硬化。

(6) 精神、心理障碍,如过劳症、抑郁症。

(7) 口腔疾病,如龋齿、牙周病。

(8) 慢性职业病,如矽肺。

(9) 其他各种器官的慢性、不可逆性损害。

慢性病对全球公共健康已经构成重大威胁。在2002年世界卫生报告中,WHO首次全面系统的分析全球疾病负担和主要危险因素,明确了慢性非传染性疾病不论是在发达国家还是在发展中国家都是主要的负担。

二、慢性病的流行趋势

(一) 全球流行概况

世界卫生组织(WHO)在2005年10月5日发表的一个全球性报告《预防慢性病:一项至关重要的投资》中指出:目前,心脏病,心血管病、癌症和糖尿病等慢性病已经成为全球头号杀手,慢性病造成的死亡约占所有死亡的60%,所有慢性病死亡的80%发生在低收入和中等收入国家,并且其影响在稳步增大。报告预测,全球每年约有1700万人因慢性病过早死亡。

慢性病在全球的分布,大致可以分为两种不同的流行模式:发达国家模式与发展中国家模式。

1. 发达国家模式 在过去的一个世纪里,发达国家的慢性疾病,尤其是心血管疾病已成为主要的卫生问题。据WHO估算,1990年心血管疾病引起死亡的人数占全世界总死亡人数1/4,为死因的首位。其中发达国家心血管疾病死亡数占其总死亡数的50%,而发展中国家只占16%。1999年,全世界总死亡人数为5596.5万,其中心脑血管病死亡人数为1697万,占总死亡人数的30.3%。2005年,WHO在《预防慢性病:一项至关重要的投资》的报告中指出,到2005年底,死于慢性病的人数为3500万,占全球总死亡人数的60%以上,是死于传染性疾病、怀孕与分娩等并发症和因饥饿死亡人数总和的两倍。美国在2002年公布的"全国生命统计报告"中指出1999年和2000年两年前10位的死因为:心脏病、恶性肿瘤(癌症)、脑血管病、慢性下呼吸道疾病、事故、糖尿病、流感与肺炎、老年痴呆、肾脏疾病和败血症(表12-2)。

表 12-2 美国前 10 位死因及其所占比例

疾病名称	顺序	2000 年 死亡数	2000 年 百分数(%)	1999 年 死亡数	1999 年 百分数(%)
心脏病	1	710760	29.6	725192	30.3
恶性肿瘤	2	553091	23.0	549838	23.0
脑血管病	3	167661	7.0	167366	7.0
慢性下呼吸道疾病	4	122009	5.1	124181	5.2
事故	5	97900	4.1	97860	4.1
糖尿病	6	69301	2.9	68399	2.9
流感与肺炎	7	65313	2.7	63730	2.7
老年痴呆	8	49558	2.1	44536	1.9
肾脏疾病	9	37251	1.5	35525	1.5
败血症	10	31224	1.3	30680	1.3
所有死亡	…	2403351	100.0	2391399	100.0

2. 发展中国家模式 由于发展中国家正处于疾病模式从以传染病为主向慢性病和传染病双重负担转

变的过程中,因此其流行模式与发达国家的截然不同。一方面,传染病、寄生虫病与自然疫源性疾病为发展中国家疾病负担的主要部分;另一方面,慢性病在发展中国家疾病负担中的比重越来越高。一些先进的发展中国家,如中国,随着现阶段经济的迅速发展与人民生活水平的不断提高以及卫生事业的不断发展,传染病的发病、死亡比重正在迅速下降,而慢性病迅速上升。卫生部统计资料显示:2008 年中国慢性病患者达到 2 亿多人,占到了中国总人口的 15% 以上,慢性病死亡人数占到了中国当年因病死亡人数的 78.08% 以上。2009 年发布的《2009 中国卫生统计年鉴》显示:我国居民高血压患病率为 5.49%,估计全国现患病人数为 7300 多万,比 1993 年增加 5700 多万;我国糖尿病患者已超过 1400 多万人,并且每年还以 150~200 万人的幅度递增,专家估计,如果糖尿病得不到有效控制,到

2025 年,我国的发病人数将达一个亿。

(二)中国流行概况

当前,我国正处于疾病模式从急性传染性疾病转向慢性非传染性疾病为主的过程中,慢性病在我国的发病与流行呈现出几个方面特点。

1. 慢性病在死亡中占绝大部分 2008 年卫生部统计中心发表的资料表明:城市地区前 4 位死因依次是恶性肿瘤 166.97/10 万,心脏病 121.00/10 万,脑血管病 120.79/10 万,呼吸系统疾病 73.02/10 万;农村地区前 4 位死因依次是恶性肿瘤 156.73/10 万,脑血管病 134.16/10 万,呼吸系统疾病 104.20/10 万,心脏病 87.10/10 万。按上述死亡率及城镇和农村人口估计的每年死亡人数:恶性肿瘤 214.4 万,心脏病 136.2 万,呼吸系统疾病 119.5 万,脑血管疾病 170.1 万(表 12-3)。

表 12-3 2008 年我国居民主要慢性病死亡情况

疾病名称	人口数(万人)			死亡率(/10 万)			总死亡人数(万人)
	总人口	城镇	农村	总死亡率	城镇	农村	
恶性肿瘤	132802	60667	72135	161.41	166.97	156.73	214.4
心脏病	132802	60667	72135	102.59	121.00	87.10	136.2
呼吸系统疾病	132802	60667	72135	89.96	73.02	104.20	119.5
脑血管疾病	132802	60667	72135	128.05	120.79	134.16	170.1

2008 年全国恶性肿瘤死亡率为 161.41/10 万;男性明显高于女性,分别为城男 205.66/10 万、城女 134.84/10 万、农男 204.59/10 万、农女 107.06/10 万;城市略高于农村,分别为 166.97/10 万、156.73/10 万;前四位为肺癌(40.76/10 万)、肝癌(26.90/10 万)、胃癌(22.80/10 万)和食管癌(17.59/10 万)(表 12-4)。

表 12-4 2008 年我国居民主要恶性肿瘤死亡情况

疾病名称	城镇死亡率 (/10 万)	农村死亡率 (/10 万)	总死亡率 (/10 万)
肺癌	48.25	34.46	40.76
肝癌	22.36	30.72	26.90
胃癌	18.60	26.33	22.80
食道癌	9.33	24.54	17.58

2. 发病人数多,发病增长速度快 由于我国人口基数大,加之慢性病的发病率和死亡率较高,因此其发病或死亡的绝对数很大。如高血压现患人数达 7300 万以上,糖尿病患者 1400 万。

我国慢性病增长速度较快。1993~2008 年,恶性肿瘤患病率上升了 100%,肺癌上升了 100%,肝癌上升了 50%。1993~1998 年,高血压每年新发病例为 112 万,1998~2003 年每年新发病例为 276 万;2003~2008 年,高血压每年新发病例达到 762 万。

2008 年与 1993 年比,糖尿病患病率上升了 5.63 倍,城市糖尿病患病率由 6.4‰ 增加到 27.5‰,农村由 0.4‰ 增加到 4.8‰,估计到 2025 年患病人数将达到 1 亿,为目前的 2.5 倍。脑血管疾病和心脏病的患病率从 1993 年的 4.0‰ 与 13.1‰,上升到 2008 年的 9.7‰ 与 17.6‰,15 年时间分别增加了 142.5% 和 34.35%(见表 12-5)。

表 12-5 1993 年和 2008 年我国居民主要慢性病患病情况

	1993 年		2008 年	
	患病人数 (万)	患病率 (‰)	患病人数 (万)	患病率 (‰)
恶性肿瘤	118.5	1.0	266	2.0
糖尿病	225	1.9	1421	10.7
高血压	1410	11.9	7291	54.9
心脏病	1553	13.1	2337	17.6
脑血管疾病	474	4.0	1288	9.7

3. 农村增长幅度大于城市 我国慢性病的发病率和死亡率城市虽然高于农村,但增长幅度农村却高于城市。与 2003 年相比,2008 年糖尿病和高血压患病率城市分别升 53% 和 32%,而农村分别上升 128% 和 36%。

4. 疾病谱正在发生变化 高血压、糖尿病患病率明显增高。恶性肿瘤中与贫穷相关的肿瘤,如宫颈

癌、食管癌等的发病率下降,而与生活方式密切相关的肺癌、乳腺癌等的发病率明显上升。

5. 主要危险因素的暴露水平不断提高 主要表现在以下几个方面:①吸烟率与量:目前中国人吸烟模式的特点是:人群吸烟率上升;男性依然显著高于女性;30岁以前的人群吸烟率呈上升趋势;与12年前比较,每日平均吸烟量增加2支;开始吸烟的年龄提前3岁。②食物结构改变:2002年城乡居民肉、蛋、奶的消费比1992年分别增加了33.4%、48.1%和77.9%,而谷类和薯类的消费分别下降了8.6%和43.3%(见表12-6)。③体力活动减少:由于经济的发展、工作与生活条件改善,城市地区约有20%居民每天体力活动不超过20分钟,每周不超过三天。④肥胖:2002年的城乡居民超重率和肥胖率比1992年分别增加了38.6%和80.6%;城镇男性分别增加了34.2%和77.6%,城镇女性分别增加了3.9%和

6.7%,农村男性分别增加了92.1%和143.8%,农村女性分别增加了37.3%和108%(见表12-7)。⑤城市化趋向:2008年城镇人口为6.06亿,占总人口的45.7%,乡村人口为7.21亿,占54.3%;与1998年相比,城镇人口增长了12.3%。⑥人口老龄化:目前60岁以上人口已达1.6亿,预计2050年将达4亿。

表12-6 1992年和2002年城乡居民每人每日食物摄入量(克)

	1992 年			2002 年		
	城市	农村	城乡	城市	农村	城乡
畜禽类	100.5	37.6	58.9	104.5	68.7	78.6
蛋及其制品	29.4	8.8	16.0	33.2	20.0	23.7
奶及其制品	36.1	3.8	14.9	65.8	11.4	26.5
谷类	405.4	485.8	439.8	366.0	416.1	402.1
薯类	46.0	108.0	86.6	31.9	55.7	49.1

表12-7 1992年和2002年城乡居民的超重率和肥胖率

	1992 年				2002 年			
	城男	城女	乡男	乡女	城男	城女	乡男	乡女
超重率	19.0	20.3	7.6	11.8	25.5	21.2	14.6	16.2
肥胖率	4.9	7.5	1.6	2.5	8.7	8.0	3.9	5.2
超重率+肥胖率	23.9	27.8	9.2	14.3	34.2	29.2	18.5	21.4

三、慢性病流行中的社会因素

慢性病是一类多因素、多效应、多阶段、多基因致病的疾病。遗传因素、环境因素、精神因素以及相关的社会因素等多种危险因素均可引起慢性病患病和死亡。这些危险因素具有潜伏期长、特异性弱、联合作用强及广泛存在等特点。

(一) 社会因素对慢性病作用的规律

社会因素主要是通过心理感受这个中心环节对慢性病发生作用的,它以人的感知觉系统为门户,神经-内分泌-免疫系统为中介,中枢神经系统(大脑)为调节器和控制器,最终使人们产生心理反应及行为、社会适应和躯体机能的变化,从而改变人们的健康状况。社会因素对慢性病的影响具有如下规律和特点。

1. 非特异性 非特异性又称泛影响性或作用的发散性。一种社会因素可导致多种慢性病的发生,如吸烟可导致慢性支气管炎、肺气肿、肺心病、肺癌等慢性病的发生;一种慢性病的发生是由多种因素综合决定的,如糖尿病可由不良饮食习惯、肥胖、缺乏运动等多种因素引起。

2. 恒常性和积累性 社会因素广泛地存在于人们的现实生活中,决定了社会因素作用于人体导致慢性病的发生具有广泛而持久的作用,即作用的恒常性;社会因素长期作用于人体可形成应答累加及功能损害累加,从而导致慢性病的发生,即作用的积累性。

3. 交互作用 社会因素常常是以交互作用的方式作用于人体导致慢性病的发生,这主要是由其因果的多元性所决定。

4. 双向作用 不良社会因素与慢性病之间的作用呈现恶性循环趋势。一方面,不良的社会因素对慢性病的发生起着促进作用;另一方面,慢性病的发生同样对社会经济、文化的发展和进步起着阻碍作用。

(二) 社会因素对慢性病作用的表现形式

慢性病是多因素长期作用的结果。主要包括社会经济、人口因素、社会关系及其他社会因素几个方面的因素。

1. 社会经济对慢性病的作用 随着社会经济的发展,人们的整体健康水平得到了提高,寿命得到了延长;但另一方面,社会经济的发展也给人类带来了新的健康问题,加重了慢性病的发生和发展。主要表现在以下几个方面:

(1) 环境的污染与破坏:科学技术的飞速发展和全球经济的迅速增长,使人类"征服"自然的足迹踏遍全球,人类活动正在改变地球的生态系统,出现了一系列环境问题。全球环境问题包括:气候变化、臭氧层破坏、森林破坏与生物多样性减少、大气及酸雨污染、土地荒漠化、国际水域与海洋污染、有毒化学品污

染和有害废物越境转移等。环境污染给人类带来了新的健康问题,主要表现为慢性病和多发病发病率的增加,慢性病病情的加重,人类抵抗力和免疫力的下降等。

(2) 不良的生活方式:随着社会经济的发展,人类的主要健康问题已不再是来自贫穷,而是来自不良的生活方式。不良生活方式是慢性病最重要的致病因素。WHO的专家们早在 1993 年就指出:"大约 20 年以后,发展中国家和发达国家的死亡方式将大致相同,生活方式疾病将成为世界头号杀手。"

(3) 心理因素与慢性病:随着社会经济的发展以及知识经济时代的到来,激烈的竞争、紧张单调的工作、快节奏的生活方式以及复杂的人际关系,引起了人们持续的情绪紧张和精神负担,并且通过心理中介对人们的身心健康造成不利影响,成为慢性病的致病因素之一。

> **视窗 12-1**
> **世界卫生组织提出的 16 种不良生活方式**
> (1) 吸烟,尤其是每天吸 20 支以上者;
> (2) 饮食习惯不卫生;
> (3) 过量饮酒;
> (4) 缺乏运动;
> (5) 工作过度劳累;
> (6) 焦虑、忧郁,精神紧张;
> (7) 司机饮酒;
> (8) 食物、饮水不洁;
> (9) 药物成瘾;
> (10) 对有毒废物不处理;
> (11) 失眠或睡眠少于 7 个小时;
> (12) 过度医疗;
> (13) 膳食结构不合理;
> (14) 婚姻生活不和谐;
> (15) 社会行业适应不良;
> (16) 迷信行为、赌博行为。

2. 人口因素对慢性病的影响　人口因素对慢性病的影响也不容忽视。我国老龄化进程速度快,且经济不发达,这将使我国慢性病问题更加突出;虽然现在慢性病主要患病人群是中、老年人,但年轻人的比例却呈上升趋势。在现代大城市,许多青少年喜食高糖、高脂食品和快餐,从而导致肥胖;还有一些青少年有吸烟、酗酒等不良生活习惯;随着科技的发展,电脑的逐渐普及,许多孩子整天待在家里上网、玩游戏,缺乏运动。肥胖,吸烟、酗酒,缺乏运动可大大增大心脑血管疾病、心脏病、高血压、糖尿病等主要慢性病的患病率。

3. 社会关系与慢性病　人生活在由一定社会关系构成的社会群体之中。社会关系的好坏直接影响

人的心理状态和情绪反应,因此与慢性病的发生有着重要联系。社会关系包括社会支持和家庭关系两个方面。社会支持(social support)是指一个人从社会网络所获得的情感、物质和生活上的帮助,主要受人际关系、社会网络和社会凝聚力三方面因素的影响。家庭是以婚姻和血缘关系组成的社会基本单位。通常家庭成员之间有着相似的生活方式,家庭结构、功能和关系是否完好均与慢性病的发生、发展有着重要联系。

4. 其他社会因素与慢性病　其他社会因素包括卫生服务、文化教育等因素。在现代社会,卫生服务被列为社会保障的范畴,主要通过预防保健、治疗、康复和健康教育等措施,降低人群慢性病的发病率和死亡率,维护人群健康,提高生命质量;文化的各个方面直接影响着人们的生活环境、劳动条件、生活方式和心理状态,对人的生理健康和心理健康均产生广泛影响,进而对人类控制慢性病起到积极作用。

第二节　慢性病防制的社会医学策略

慢性病从发生、发展到最后的结果是多因素长期作用,相互影响的产物。随着工业化、城市化进程的加快,社会经济的迅猛增长,人们生活水平提高和环境的改变,一方面造就了人类的文明,另一方面却在某种程度上直接或间接的引发了所谓的"现代文明病"(diseases of modernization)或"生活方式疾病"(diseases of lifestyles),也即某些慢性非传染性疾病。在发达国家和某些发展中国家,人群疾病谱已从急性传染性疾病为主转变为慢性非传染性疾病为主或正在经历着这种转变。心脏病、脑血管病、恶性肿瘤、糖尿病等主要慢性病的高发病率、高致残率、高死亡率已成为影响这些国家、地区人群健康的主要疾病,而随着对慢性病的防治研究的深入,仅仅停留在临床研究阶段已不能适应社会发展的需要。因此需要从公共卫生角度开展研究,特别是应用社会医学的理论与方法,研究生物、心理、社会等因素在个体及群体慢性病的发生、发展间的相互关系及其防制规律,制定综合性的社会卫生策略,以减少和控制慢性病危害人群身心健康,限制人群社会活动能力,从而提高人群的健康水平。

预防策略及措施的制定应遵循 3 项原则:①有效性:从三级预防入手,对疾病进行综合防治。针对病因及危险因素,做到早发现、早诊断、早治疗,同时积极改善患者的躯体和心理状况,减少疾病危害;②可行性:成本-效益达到最大化,在取得政府立法和经济支持的同时,又能为大部分居民与患者所认可;③可用性:卫生资源合理分配,能在社区中广泛应用,与社

区中已经建立的行政、经济、卫生和安全等其他措施不冲突且能相互促进。

为达到有效控制慢性病的发生和流行的目的，应制定合理有效的慢性病防制策略及措施。慢性病的预防策略，可以分全人群策略和高危人群策略；慢性病的预防措施可分为：公共卫生措施和临床措施。

一、全人群策略

全人群策略（population strategy）是指针对人群中的每一个个体进行干预，期望通过有效的干预改变人群中危险因素的分布，起到防止慢性病发生的目的。慢性病全人群策略为：针对整个人群，通过健康教育及健康促进，开展社区卫生服务，动员社区群众广泛参与，各部门加强合作，政府制定相关卫生政策等途径，倡导有利于健康的环境，改善目前已知与慢性病的发生和发展有关的生活方式和环境因素，控制主要的危险因素，降低全人群暴露于慢性病危险因素的水平，预防和减少疾病的发生与流行。

（一）健康教育、健康促进是预防与控制慢性病的有效手段

健康教育是通过有计划、有组织、有系统的社会教育活动，帮助个人和群体掌握卫生保健知识，自觉地采纳有益于健康的行为和生活方式，树立正确的健康观念，以消除或减少影响健康的危险因素，预防疾病，促进健康，并对教育效果作出评价。其核心问题是教育人们树立健康意识、促使个体改变不健康的行为和生活方式，尤其是组织行为改变，以降低或消除影响健康的危险因素。基本内涵是知、信、行的统一。其中，知识是基础，信念是动力，行为是结果，是健康教育的最终目标。多年实践经验说明，随着个人健康知识的积累，其健康意识也逐步增加，对健康需求也越发迫切。所以，无论是个体还是群体，健康知识都可以对健康产生相当大的促进作用，这对于预防和控制疾病显然是一种极为重要的卫生资源。因此，应充分利用"世界高血压日"（5月第二个星期六）、"世界心脏日"（9月最后一个星期日）"世界无烟日"（5月31日）、"世界糖尿病日"（11月14日）、"全国爱牙日"（9月20日）、"全国学生营养日"（5月20日）、"全国爱眼日等"（6月6日），使用舆论宣传、健康教育、巡回展览、专栏报道、分发健康教育资料等多种形式开展持续的健康教育咨询活动。

健康促进是一种以社区为基础，大范围、长时间的以保护环境、促进健康、减少疾病为目标，运用行政的或组织的手段，由政府提供政策与经济支持，广泛协调社会各相关部门动员社会各方面参与，共同维护和促进健康的一种社会行为和社会战略。因此，健康

促进包括健康教育、社区参与、政府立法、财政拨款、医疗服务、饮食指导、适当运动、媒体宣传等。如控制中学生肥胖的健康促进活动需要以下几方面的内容：普及肥胖相关知识，加强中学生控制肥胖意识；改善中学生与肥胖相关的不良行为，提高其正确控制体重的技能；在学校开展健康教育课程，心理辅导课程和针对肥胖中学生的体育锻炼课程；加强学校教师及相关职员的健康培训，改善教学环境；家庭参与和社会参与相结合。

健康教育与健康促进具有最佳成本效益比。预防与治疗费用相比，前者仅为后者的数十分之一甚至数百分之一。美国疾病预防控制中心指出：只要做到不吸烟、不酗酒、合理膳食、适量运动等，美国男子平均寿命可延长10年左右，而如果单靠加大高精尖医疗技术的投入，延长寿命1年则需花费几百或上千亿美元。健康促进与健康教育，已在不少国家取得明显效果。1965～1975年，美国行为干预试验使冠心病患病率下降35%，脑血管病患病率下降48%。英国政府牵头，食品和饮料制品工业部门合作，使加工食品中的盐含量降低了四分之一。日本政府倡议开展健康教育，加强对高血压患者的治疗，人群中的脑卒中率已下降了70%。在毛里求斯，经过政府努力，大多由替代棕榈油作为居民的主要烹调用油，从而大大降低了食物中胆固醇的含量。

（二）开展社区卫生服务促进社区参与是实现慢性病防制的最佳途径

开展社区卫生服务可充分利用与患者及家属接触的每一次机会进行健康教育，帮助居民认识慢性病的病因、危险因素、危害及预防方法，掌握正确的生活方式及行为，提高自我保健能力，也便于社区医生与居民建立长期、稳定的健康服务与被服务关系，起到一级预防的效果。同时，通过社区卫生服务及时发现患者，在疾病早期得以诊断，并制定合理有效的治疗和康复措施，预防和控制并发症的发生，改善生存质量。这样使三级预防有机地结合起来，能有效地预防和控制慢性病。

现代公共卫生规划，特别是关系到生活有关疾病的，必须要得到社会的广泛理解与支持，并且通过融合到当前社会和卫生服务结构中去而受益。因此，应广泛开展社区宣传动员群众，提高人群参与率，加强部门间协作。社区参与在慢性病的防制方面有很多优势。我国已制定了"全国社区慢性病综合防治方案"，以社区为单位，广泛开展社区慢性病防治。至2000年，在全国建立了24个示范点，已陆续开展了不少活动（表12-8）。如在主要危险因素的控制方面进行了控烟、合理膳食、运动、高血压防治、牙病预防、心理卫生、糖尿病防治、肿瘤防治、慢性阻塞性肺疾患防治、预防环境污染等10项内容。

表 12-8　慢性病社区综合防治示范点开展的项目及内容

项目	内容
社区诊断	确定、收集及分析信息，做出报告
社区动员	认定社区，获得承诺，创建组织机构制定相关政策，创造支持性环境
制定综合防治规划培训	确定综合防治目标，策略和措施 国家级 市级 区级
建立监测系统 社区干预	社区环境监测、行为危险因素监测、发病监测、死因监测 控烟、合理膳食、运动、高血压防治、牙病防治、心理卫生、糖尿病防治、肿瘤防治、COPD 防治、防污染
干预评价	过程评价 效果评价

（三）协调各有关部门，保证经费充足，重视人才培养，建立专业队伍是慢性病防制工作开展的重要保证

慢性病防治是一个复杂的系统工程，具有广泛的社会性，仅靠卫生部门难以完成如此重任。要以"大卫生"的观念，积极争取各级政府对慢性病防制的重视和支持，在政府领导下协调各有关部门和社会各界，密切协同作战，建立起内外协调协作机制，形成慢性病防制的合力，推动慢性病防制工作顺利开展。经费短缺是制约慢性病工作深入开展的受限因素，政府要加大对慢性病防制工作的投入，给予专项经费，同时争取社会各界对慢性病工作的支援，各方面共同努力筹措资金，将其用于慢性病防制工作的基础设施建设及健康教育等活动中，使居民得到更好的保健服务，从而使医疗费用的开支也能减到最低的限度。由于我国慢性病防制工作起步晚，专业人才缺乏，为适应慢性病防制工作的需要，急需增强队伍的战斗力，各级疾控部门要定期组织业务人员的培训，使其掌握慢性病发展的趋势、慢性病防制知识及我国慢性病制治策略等相关知识，同时各社区要配备有丰富临床经验及预防保健常识的全科医生，这样才能提供社区居民预防保健、治疗、康复为一体的全科医疗服务，使全科医生成为社区服务的主体。

重视慢性病防制全人群策略，开展以健康教育和健康促进为主要手段的慢性病综合防制，争取公共政策的支持，以卫生部门为主协调各部门共同努力，加大经费的投入，注重人才的培养，加大防病知识的宣传力度，提高群众自我保健意识，降低危险因素的暴露水平，达到预防与控制慢性病的最终目标。

二、高危人群策略

高危人群策略（high risk strategy）是指采用一定

的技术和方法筛查出某种慢性病的高危险个体，然后将干预措施施加到这些高危险个体。高危人群策略的主要内容是对高危人群进行重点的三级预防。针对高危人群的人群特点与有关疾病的特点，对主要危险因素实施干预和监测，进行人群筛检，早期发现病人；对患者实行规范化治疗和康复指导，提高痊愈率，减少并发症和伤残。

（一）初级预防

初级预防（primary prevention）又称一级预防或病因预防，主要是针对病因或危险因素采取的措施，以达到预防慢性病的发生和降低慢性病患病率的目的，主要包括自我保健、健康教育、保护和改善环境等。促使高危人群进行健康生活方式和合理膳食。如鼓励高危人群不吸烟，不酗酒，多参加户外活动和体育锻炼；鼓励他们多食蔬菜、水果，减少肉类、蛋类等脂肪饮食的比例等。

国际上研究表明，通过改变不良生活方式可预防80％的冠心病和90％的 2 型糖尿病的发生；通过合理的饮食，坚持体育锻炼和保持正常体重可以预防三分之一的癌症。

我国在这方面已取得了一些成效。天津市率先实施健康教育和健康促进，喊出"不吸烟、少吃盐、经常运动、合理膳食"的口号，控制慢性病的主要危险因素，经过 7 年的综合干预，脑卒中发病率男性下降16.3％，女性下降 14.8％；冠心病发病率也有下降。

（二）二级预防

二级预防（secondary prevention）又称"三早"预防或临床前期预防，是在疾病的潜伏期为了阻止或延缓疾病的发展而采取的措施，包括早期发现、早期诊断和早期治疗。

目前许多慢性病病因尚未完全明确，因此很难开展有效的一级预防。但大多数慢性病发生和发展时期较长，如能做到早发现、早诊断和早治疗，可以明显改善预后。

普查、筛查、定期健康检查、高危人群重点项目检查以及设立专科门诊等是慢性病早期发现的具体方法。例如，对接触致癌因素的人群进行普查和定期健康检查以早期发现癌前期病变；在糖尿病高危人群中进行糖尿病和 IGT 者的筛查；通过测血压、心电图检查、血脂检测等早期发现高血压、冠心病；在胃肠道癌症的高发区，进行大便隐血等筛查试验，早期检出癌症患者等。

早期诊断是二级预防的核心，尽可能采取方便易行，效率高而灵敏的方法，有利于更好地达到早期诊断的目的，如诊断呼吸道癌，除进行胸部 X 线检查外，还应考于痰液细胞涂片检查。细胞学家认为支气管上皮细胞从纤毛柱状上皮过渡到鳞状上皮的改变（化生），对支气管癌有预示作用，痰的检查属无损伤性检查方

法,有一定的早期诊断意义,有经验者还能鉴别出细胞类型,有时比X线及纤维支气管镜检查更敏感。

有下列症状者应提高警惕,易于早期发现、早期诊断疾病。这些症状是:乳腺、颈部、腹部等部位出现肿块,尤其是逐渐增大者;舌、颊、皮肤等处没有外伤而发生的溃疡,特别是经久不愈;中年以上妇女出现不规则阴道流血或分泌物增多;进食时胸骨后闷痛、灼痛、异物感或进行性加重的吞咽不顺;久治不愈的干咳、声音嘶哑或痰中带血;长期消化不良,进行性食欲减退,消瘦,又未找出明确原因时;大便习惯改变或有便血;鼻堵、鼻出血、单侧头痛或伴有复视时;赘生物或黑痣突然增大或有破溃、出血,或毛发脱落时;无痛性血尿等。

降低人群血压水平,对预防心脑血管疾病具有重要的意义。通过定期健康检查,对血压偏高的人群,进行综合防治,保持血压相对稳定。具体措施如下:消除不良社会心理因素和长期噪声的刺激,使血容量、心肌收缩力和血管紧张度处于平衡状态;限制钠盐的摄入量;控制饮酒和杜绝酗酒,必要时应用药物降低血压等。

有些遗传病的预防,目前除可通过遗传咨询,宣传禁止近亲婚配外,还可进行产前检查,如染色体异常的检查及隐形致病性基因携带者的检测,做出早期诊断,进而终止妊娠,以预防遗传病患儿的出生。

（三）三级预防

三级预防(tertiary prevention)又称临床预防,是在各种慢性病的临床期(发病期)为了减少疾病的危害而采取的措施,包括对症治疗、防治伤残和康复治疗。主要通过药物及其他综合手段对症治疗,改善状况,防止疾病恶化,减少疾病的不良作用,防止复发转移,预防并发症和伤残;对已丧失劳动力或残废者,通过康复治疗,促进其身心方面早日康复,使其恢复劳动力,病而不残或残而不废,保存其创造精神价值和社会劳动价值的能力。

对慢性病患者应进行及时有效的治疗,同时应配合心理和躯体的康复措施,提供社会的、心理的和精神上的支持,减少并发症与致残,提高其生活质量,延长寿命。上海在社区中对慢性病患者开展了"慢性病自我管理(chronic disease self-management)项目"的实践活动,使慢性患者增加了自我管理意识,培养了健康行为,改善了疾病症状和情绪,树立了信心,积极面对未来,提高了生活质量。

视窗 12-2

世界癌症日:癌症同样可以预防

"世界癌症日"由 UICC 于 2000 年发起,活动时间定于每年的 2 月 4 日,旨在倡导新的方法促进各组织间的合作,加快癌症研究、预防及治疗等领域的进展,为人类造福。

2010 年世界癌症日主题是:"癌症同样可以预防"。要求卫生工作者和社会各界普及疫苗注射,广泛宣传超重、肥胖对癌症发病的影响,宣传摄取平衡膳食、保持充足运动的科学知识,鼓励大众进行合理防晒以及在社会各阶层进行戒烟宣教活动。

"癌症同样可以预防"是 UICC"今天的孩子,明天的世界"抗癌活动第三年的活动主题,目的在于联合抗癌机构、医生和志愿者,组成一个有力的全球团队,共同消灭癌症这项危及子孙后代的主要威胁。

每年全球 1200 万人被确诊为癌症,760 万人死于癌症。如果不采取行动,预计 2030 年全世界将有 2600 万新增病例,死亡人数达到 1700 万人,而其中大多数将发生在中低收入发展中国家。

所幸的是,专家估计约有 40% 的癌症有预防的潜质。降低患癌症几率可以通过控制烟草吸入、限制大量饮酒、避免紫外线过度照射和治疗肥胖来实现。同时,还应该鼓励适量体育锻炼及均衡饮食等健康行为。此外,宫颈癌、肝癌、胃癌等是由于慢性感染等疾病造成的癌症,人们可以通过疫苗、抗生素、先进的医学措施、掌握简单的干预方法等手段来避免感染,从而预防相关癌症的发病。

第三节　主要慢性病的防制措施

一、公共卫生措施

慢性病种类繁多,病因及危险因素复杂,病程长,要从根本上控制慢性病的发生发展,应加强疾病监测做好卫生监督,各个卫生部门应密切配合,按照计划免疫相关规定进行预防接种使人们从婴幼儿时期开始就避免和减少对各种致病因素的暴露。在此,主要介绍公共卫生措施主要内容。

1. **环境卫生**　制定合理的饮用水卫生标准并严格执行,预防对水源的各类污染,改善生活用水的质量;控制大气污染,提高空气的洁净度,减少有毒有害工业气体的排出;防止土壤污染,做好"三废"的处理;从各方面防止对环境的污染,保护生态环境,维持生态平衡。

2. **食品卫生**　严格食品工业的执法,防止有毒有害物质污染,加强食品安全检测力度,防止食物中毒;规范食品加工制作过程和运输、储存、销售方式,宣传正确的食品储藏方法,避免二次污染;做好随时消毒和卫生监督。

3. 劳动卫生 贯彻卫生标准与规范，采用先进的工艺流程，防止和减少有害物质的排放；加强劳动生产环境的监测，防止职业有害物质超标；建立与健全有关卫生档案，对就业人员实施健康监护，加强个人防护，以防止和减少职业暴露；给予健康膳食，提高机体抵抗力；定期做健康检查，及早发现职业病，同时进行职业流行病学调查，明确暴露因素和方式。

4. 学校卫生 加强学生营养，注意合理的膳食结构；加强体育锻炼，防止运动伤害；教室合理通风采光；定期进行体格检查，监测生长发育情况，防治青少年常见疾病；及时进行心理知识和性知识的教育，注意良好行为的养成。

5. 妇幼卫生 加强宣传教育，保证孕妇营养和产前检查，防止出生缺陷；改善农村卫生条件，全部实施住院分娩和新法接生；合理进行喂养，进行营养指导和生长发育评价，保证计划免疫的实施，预防婴幼儿常见病，切实保证优生优育。

二、临床措施

临床医学和临床医生在慢性病的三级预防中起着不可忽视的作用，主要包括：协助评价危险因素与识别病因，建立筛检方法与实施筛检试验，研究切实有效的治疗途径与选择最佳的治疗方法，观察与评价康复措施效果等。本节主要介绍慢性病筛检的相关内容。

美国慢性病委员会在1951年提出筛查（screening）的定义为"通过快速有效的检验、检查或其他措施，将可能有病但表面健康的人，同可能无病的人区别开。"近年来，筛查较多用于发现高危人群，以减少发病率。筛检试验是二级预防的重要内容。当然，如果通过筛检发现高危个体，并从病因学的角度加以预防，即减少发病率，则达到了一级预防的效果。通过筛检试验，能及时发现患者甚至高危个体，改善预后，提高生存率。

一项好的筛检试验应具有3个特征：①敏感度高，特异性好；②成本低、效益好；③操作简便，无损伤，能为群众所接受。具体说来，筛查的疾病应为本地区危害较大的慢性病，特别是心脑血管疾病、糖尿病等应为筛查的重点。筛查的人群以高危人群为主，所检出的疾病有可靠的诊断和治疗方法，并能取得良好的治疗效果。此外，应可能选择廉价和无创伤性的方法，如大便隐血试验筛查40～50岁人群中结肠癌。欲达到上述条件，需要临床学家与公共卫生专家共同进行研究。

有不少国外学者应用病例对照研究的方法，对一些筛检试验的效果进行评价，如宫颈涂片检出宫颈癌，乳房照片检出乳腺癌和X线胸透检出肺癌等。现以宫颈涂片为例，描述其方法和特点。

1. 研究的设计与研究的方式 根据筛检试验的目的，这种研究可以分成两类：一类检出癌前病变；一类仅能检出早期癌症。因此，病例组病例的病情可以有2种情况：①检出癌前状态（precancerous state），病例组病例应为侵袭性疾病（invasive disease）患者；②筛检试验的目的是防止病情进展、防止死亡，病例组病例为早期（early stage）癌症的患者。对照应选自普通人群，不应包括早期癌症患者，因为这些患者往往已做过筛检试验，或者实际上就是筛检试验做出诊断的患者。

暴露史即筛检史的记录，无论是病例还是对照组，均应一直记录至病例诊断前的日期。统计分析时，比较病例组与对照组之间筛检率的差异，计算其OR值。

2. 乳腺癌筛检试验的研究 Verbeek报告了首次使用病例对照研究评价乳腺癌筛检的效果（表12-9）；随后又有一些类似的报告。从表中的3个报告表明，乳房的筛检有一定的作用，OR值为0.3～0.53，结果比较一致，反映乳房照片能检出早期患者甚至癌前病例。当然研究中存在着一些偏倚。

3. 研究中常见的偏倚 评价筛检试验效果的病例对照研究中常见3种偏倚。

（1）领先时间偏倚（lead-time bias）：指筛检试验诊断时间和临床诊断之间的差异被认为因筛检所演唱的生命时间。乳房照片检出的侵袭性疾病病例包括在病例组时，更易产生这种偏倚。

（2）病程长短偏倚（length bias）：恶性程度较低的肿瘤临床前期较长，生存期也较长。较长的临床前期导致其被筛检出的可能性增高，从而造成了筛检者生存期较长的假象。同时，又有另一种情况，如表12-9中Florence的研究，其筛检时间是在1970～1981年，而选择的死亡病例却在1977～1984年间，因此很可能排除了一些进入研究后不久死亡的病例，从而造成病程长短偏倚。

（3）选择偏倚：选择的研究对象较普通人群在某些特征上存在差异，从而导致发生被研究的癌症或由此而死亡的危险性更高或更低时就可能产生。常见于进行筛检试验的人群群体没有通过随机抽样选择，而是随意指定，如志愿者偏倚。再如对照选择来自同一筛检人群中未进行筛检的人们，与对照来自非筛检的人群所得的OR值不一致，也反映存在着选择偏倚。

表 12-9 乳腺癌筛检试验效果评价的病例对照研究

	Nijmegen	Utrecht	Florence
年龄组（岁）	＞35	50～69	40～70
筛检时间	1975/1976	1975/1977	1970/1981
病例死亡时间	1975/1981	1975/1981	1970/1981
病例组筛检率	57%	20%	49%
对照组筛检率	70%	43%	65%
OR	0.48	0.30	0.53
（95%CD）	（0.23～1.00）	（0.13～0.70）	（0.29～0.95）

三、恶性肿瘤的预防措施

我国恶性肿瘤总体发病趋势兼具发达国家及发展中国家癌谱双重特征。恶性肿瘤发病率20年间上升50%,膳食模式西化、活动量减少及人口老龄化是发病率上升主因。肿瘤的预防分为三级:一级预防主要针对致癌危险因素;二级预防着重于"三早":早发现,早诊断和早治疗;三级预防着重于改善肿瘤患者的生命质量等。现阶段,恶性肿瘤的预防措施主要是一级和二级预防,即未发病前预防和在癌前病变阶段力争早发现,早诊断,早治疗。根据已知证据,对比较明确的致癌因素采取针对性的预防措施,能有效防制癌症。

(一) 积极地开展人群一级预防,能有效的控制和消除癌症的主要危险因素

1. 加强防癌健康教育 首先,要改变不良的生活方式。例如,吸烟是较明确的为人们所熟知的致癌因素。烟焦油中含有多种致癌物质和促癌物质,如多环芳香烃、酚类、亚硝胺等,当烟草燃烧的烟雾被人吸入时,焦油颗粒便附着在支气管黏膜上,经长期慢性刺激,可诱发癌变。吸烟主要引起肺、咽、喉及食管部癌肿,同时也可使其他许多部位发生肿瘤的危险性增高。在全人群开展戒烟运动可有效预防肺癌等与烟草相关的疾病、提高人群健康水平和降低国家疾病负担。有科学家认为,饮食改善、营养摄入量增加及适当的食物保存方法能有效降低恶性肿瘤发病率及死亡率,具体来说,要营养平衡,减少脂肪、胆固醇摄入量,多吃含维生素 A、维生素 C、维生素 E 和纤维素丰富的食物,不吃霉变、烧焦、过咸或过热的食物;此外,饮酒要适量,特别避免又吸烟又饮酒;注意休息,消除过度紧张。其次,应加强体育锻炼。有学者认为,缺乏运动所导致的疾病和死亡数量,也许仅次于吸烟。缺乏运动可能导致的疾病包括心血管疾病、中风、高血压、糖尿病、骨质疏松症、肥胖症、结肠癌等疾病。2000年的全国国民体质监测调查结果显示,在30～55岁的男性人群中,不参加体育锻炼的人数占60.1%。在相关人群的体质调查中也发现,能够规律地参加体育锻炼的人比例很低,仅为25.8%,偶尔参加运动的比例仅为49.9%,基本不参加运动的占11%。世界癌症研究基金会和美国癌症研究所提出了14条通过膳食预防癌症的建议,并且把保持体重稳定和坚持体力活动分别放在第2位和第3位,说明了它们目前在防癌方面的重要作用。

2. 环境保护和职业防护 加强环境保护,减少和(或)消除环境中的致癌因素。避免接触化学致癌物和放射物,避免过度日晒,制定有关大气、饮水的安全标准,并严格执行,应尽量避免妊娠期妇女的诊断

性照射,以防止白血病、骨肉瘤、皮肤癌等的发生;消除职业致癌因素,例如吸入石棉粉尘可导致肺癌,接触苯胺染料可导致膀胱部的癌症,接触苯可致白血病等。尤其应加强对已经确认可以引起肿瘤的物质的检测、控制与消除,以预防职业性肿瘤的发生。对于职业危险因素,应尽力去除或取代,在不能去除这些因素时,应限定工作环境中这些化合物的浓度,提供良好的保护措施,尽力防止工人接触。对已经明确可引起肿瘤的物质的检测、控制和消除,是预防职业性肿瘤的重要措施。对经常接触致癌因素的职工,要定期检查,及时诊治。

3. 控制感染 感染因素与癌症关系密切,如,幽门螺旋杆菌与胃癌,HBV 感染与原发性肝癌等。在我国,胃癌的死亡率占所有恶性肿瘤死亡的23.02%,居各类癌死亡的第1位;在世界范围内,胃癌的死亡率在恶性肿瘤中居第2位。目前大多数人认为:胃癌可能是幽门螺杆菌长期感染与其他因素共同作用的结果。在慢性胃炎-胃黏膜萎缩-肠化生-异型增生-胃癌这一癌变模式中,Hp 可能起着先导作用。早在1994年幽门螺旋杆菌已经被世界卫生组织国际癌症研究机构(IARC)列为 I 类致癌原。加强随访和根除Hp 感染,继续寻找有效治疗慢性胃炎及促进肠化生逆转的新药物以及开发新型疫苗将是今后的研究重点。此外,我国乙型肝炎的控制刻不容缓,乙型肝炎表面抗原携带率在我国高达 10% 以上,是造成慢性肝炎、肝硬化和肝癌的主要原因。乙型肝炎的控制措施比较明确,主要是为新生儿接种乙型肝炎疫苗切断母婴传播和保证输血安全。来自江苏启东肝癌高发区乙型肝炎疫苗干预研究的初步结果表明,肝癌的发病率在 30 岁以下人群中已呈下降趋势。

(二) 二级预防

二级预防主要是应用可靠的筛检、诊断及有效的治疗方法,对高危人群进行预防性筛检,对早期患者进行积极治疗,阻断癌变发生发展。人体所患的恶性肿瘤约 75% 以上发生在身体易于查出和易于发现的部位,因此,首先要重视癌症十大危险信号:①体表或表浅可触及的肿块逐渐增大。②持续性消化异常,或食后上腹部饱胀感。③吞咽食物时胸骨不适感乃至哽噎感。④持续性咳嗽,痰中带血。⑤耳鸣、听力减退、鼻出血、鼻咽分泌物带血。⑥月经期外或绝经期后的不规则阴道出血,特别是接触性出血。⑦大便潜血、便血、血尿。⑧久治不愈的溃疡。⑨黑痣、疣短期内增大、色泽加深、脱毛、痒、破溃等。⑩原因不明的体重减轻。

其次是对人群进行筛查。适合筛检的癌症要求:①高发病率、高死亡率,危害严重;②具有有效的筛检及诊断方法发现高危人群或早期病变;③具有有效的手段根治方法,早期治疗的预后明显优于中晚期治

疗;④符合低成本高效益的原则。几种常见的恶性肿瘤的筛检方法包括:①乳腺癌的监测:对 30 岁以上妇女应推行乳房自我检查,40 岁以上妇女应每年做 1 次临床检查,50 岁以上妇女每年应进行临床及必要时的 X 线摄影筛查;②宫颈癌的监测:一切有性生活的妇女均有发生宫颈癌的危险,应从有性生活开始每 2～3 年进行 1 次宫颈脱落细胞涂片检查;③结肠、直肠癌的监测:40 岁以上人群每年进行 1 次直肠指检,50 岁以上人群,特别是家族肿瘤史、家庭息肉史、息肉溃疡史及结肠直肠癌史者,应每年进行 1 次大便隐血试验;每隔 3～5 年做 1 次直肠镜检查。

三是治疗癌前病变。黏膜白斑、皮肤角化症、皮肤慢性溃疡、瘘管、黑痣等皮肤和黏膜癌前病变;常发于肠、胃、食管子宫颈等部位的息肉;子宫颈糜烂、外翻;萎缩性胃炎、胃的胼胝体溃疡;肝病如肝硬化等。

最后,应加强对易感人群的监测及防癌宣传。有癌症遗传易感性和癌症家族史的人群是癌症易感人群。这个人群要定期主动或被动地接受监测。癌症早期一般没有明显症状,许多患者在出现症状到医院就医时已属中、晚期,故需开展广泛防癌宣传。

（三）三级预防

三级预防,也称临床(期)预防或康复性预防,其目标是防止病情恶化,防止残疾。其任务是采取多学科综合诊断和治疗,正确选择最佳诊疗方案,以尽早扑灭癌症,尽力恢复患者的各种生理功能,提高生活质量。三级预防主要涉及制定和完善癌症诊断、治疗和随访方案,提高诊治水平;应用多种手段进行综合治疗,解除疾病痛苦,减少并发症,防止致残;提高患者的生活质量,对晚期患者实施止痛和临终关怀等。

四、心血管疾病的预防措施

心血管疾病发病率和死亡率不断上升,正成为我国国民健康的重大威胁。心血管疾病的流行与社区内存在不利于心脏健康的危险因素或生活方式有关,因此控制心血管疾病的最有效方法是社区综合治疗。心血管疾病的社区综合治疗就是充分合理利用社区内的各种资源,针对多个心血管疾病或多个危险因素进行干预。

（一）一级预防

心血管疾病的一级预防是指从儿童和青年时期起,采取有益健康的生活方式和行为控制危险因素,进行社会整体人群的预防,从根本上防止或减少疾病的发生。它要求采取综合性的社区卫生防治措施,针对心血管疾病危险因素提出经济有效的干预方法,做好环境保护、改善卫生设施,建立良好的行为生活方式。它通过全人群策略和高危人群策略的双向策略来实现,两者相互结合,互为补充,实现有效降低心血

管疾病发生率的目标。

世界卫生组织 1992 年在加拿大维多利亚召开的国际心脏健康会议上发表的《维多利亚宣言》指出,保证健康心脏的主要措施有:合理膳食、禁烟限酒、适量运动和心理平衡。

1. 合理膳食　合理膳食是防止心血管病的重要措施。应遵守中国居民平衡膳食宝塔要求,即每天摄入:谷类 300～500g,蔬菜和水果要分别为 400～500g 和 100～200g,禽类肉类 50～100g,蛋类 25～50g,鱼虾类 50g,奶类和豆类及其制品分别为 100g 和 50g,油脂类 25g。在此基础上,要注意如下 5 项饮食原则:①合理供给蛋白质;②控制胆固醇及脂肪的摄入量;③注意增加含纤维素多的食物;④摄入必需的微量元素及足够的维生素;⑤限制食盐的摄入。总脂肪摄入量应限制在不超过总热量的 30％,其中动物性脂肪不超过 10％,胆固醇每日不超过 500mg 甚至 300mg。

2. 禁烟限酒　吸烟是冠心病的主要危险因素。吸烟者和不吸烟者比较,发病率和死亡率增高 2～6 倍,并且和每日吸烟的支数成正比例。吸烟时烟雾中的尼古丁可以直接作用于心脏和冠状动脉,引起动脉痉挛和心肌受损。此外,香烟中的尼古丁或烟草化学物质是强自由基,会损害心脏血管,如果血管出现裂痕,胆固醇就容易积聚起来,血管壁就会逐渐变厚、硬化。但酒对身体的影响比较复杂,至今尚无科学结论。长期饮酒对人体肝脏、神经系统、血压和心肌都是不利的。大量饮酒对心脏危害也很大。酒精的长期刺激可使心脏积聚脂肪,减低心肌的弹性和收缩力,破坏心脏肌肉细胞及减少心脏血液输出量,从而使心脑血管病的发病率增加,大量饮酒还可促发脑出血和猝死。因此,应提倡节制饮酒,WHO 把少量饮酒有利健康的观点改为"酒越少越好"。

3. 适量运动　有规律的有氧运动不仅可减重,增强身体机能及免疫力,还能预防和治疗高血压,降低心血管疾病的发病率和死亡率。美国研究 2300 名年龄在 40 岁以上,至少患有糖尿病、心脏病和高血压等两种慢性病患者,历经 3 年观察,运动每周少于 30 分钟患者的死亡危险比每周运动至少 30 分钟的同龄患者高 3 倍。所谓"流水不腐,户枢不蠹"。人体就像机器一样,要不停地运动才能保证不"生锈"。锻炼可使人体各个器官新陈代谢旺盛,推迟器官衰老,促进血液循环,降低胆固醇生成,促进能量消耗,起到减肥的效果。锻炼的强度与时间应当因人而异,一般以 30～60 分钟为宜,每个人根据当地经济和环境状况,以及自己的身体状况、居住条件、工作性质、个性特点挑选适宜的有氧运动。

4. 心理平衡　在心血管疾病防治中,要强调心理平衡对保护心血管健康的重要性。研究发现,性情急躁者易患心血管疾病。如果心理长期处于压抑、悲观、忧愁状态,常常会精神萎靡不振,郁郁寡欢,焦躁

不安,久而久之,严重影响健康。因此,应广泛开展心理咨询和辅导,帮助人们学会调整自己的情绪,正确对待来自社会、家庭、学习和工作中的各种问题。

(二) 二级预防

心血管疾病的二级预防就是对已患心血管疾病患者采取"三早"措施,以防止或减少心血管病的发展或急性复发以及并发症的发生。落实二级预防的主要方法和措施有①加强卫生宣传和健康教育,普及动脉粥样硬化、高血压、冠心病、脑卒中的预防知识,增强群众自我检查、早期发现疾病和就诊的意识;②培养专业的社区医务人员,能正确指导群众自我防病,帮助群众实现主动约束和调控自己,减少危险因素,增加有利于健康的因素,教育居民要经常性自我检查,便于早期发现疾病,帮助社区居民树立心脑血管疾病可以防治的信心,让患者能耐心接受长期的防治措施,主动配合治疗等。③提高社区医务人员医疗水平,使用科学规范的现代化诊治技术,严格掌握适应证和控制并发症,防止疾病的进一步发生发展或复发。

(三) 三级预防

主要是针对心血管疾病的患者采取的康复性措施,以防止病情恶化,减少伤残的发生,预防严重并发症。其目的是通过相关措施改善患者心血管功能,使其逐渐适应社会生活环境,并介入到所处的环境和社会中去,最终提高患者的生存质量,尽量延长健康期望寿命。对伤残和丧失劳动能力者,除了选择最佳的诊疗方案外,还应积极开展心理康复指导,减少患者的孤立感和社会隔离感及其心理负担,使患者尽量恢复生活和劳动能力,提高他们的生活质量。

视窗 12-3

"四多"饮食可预防心脑血管疾病

1. 多食鱼 鱼肉富含甲硫氨酸、赖氨酸、脯氨酸及牛黄氨酸,有改善血管弹性、顺应性及促进钠盐排泄的作用。富含ω-3多不饱和脂肪酸的鱼油有保护血管内皮细胞、减少脂质沉积及改善纤溶的功能。

2. 多吃富含精氨酸的食物 富含精氨酸的食物可补肾填精,有助调节血管张力、抑制血小板聚集,减少血管损伤。可多吃海参、泥鳅、鳝鱼及芝麻、山药、银杏、豆腐皮、葵花子等。

3. 多吃富含叶酸的食物 膳食中缺乏叶酸及维生素B_6、维生素B_{12},会使血中半胱氨酸水平升高,易损伤血管内皮细胞,促进粥样硬化斑块形成。补充叶酸对降低冠心病和脑卒中发病率有重要作用。专家建议中老年人尤其是心血管患者,应多摄食富含叶酸的食物,如红苋菜、菠菜、龙须菜、芦笋、豆类、酵母及苹果、柑橘等。

---

4. 多摄入天然抗凝与降脂食物 摄食此类食物有助减少心肌梗死与缺血性中风。抑制血小板聚集、防止血栓形成的黑木耳及含吡嗪类物质如大蒜、洋葱、青葱、茼蒿、香菇、龙须菜及草莓、菠萝也有一定的抗凝作用。番茄、葡萄、橘子中含少量类似阿司匹林的水杨酸抗凝物质。降脂食物有螺旋藻、香芹、胡萝卜、山楂、紫菜、海带、核桃及橄榄油、芝麻油等。

五、糖尿病的预防措施

有资料显示,目前全球已有糖尿病患者1.75亿,至2025年将达3亿。随着人们生活水平的提高和生活方式的改变,中国糖尿病患病率亦在急剧增高,从1993年至2008年增加了4~5倍,估计现有糖尿病患者1400多万,成为世界第二大糖尿病国家。糖耐量异常者是最重要的糖尿病高危人群,每年有1.5%~10%进展为糖尿病。中国内地及香港地区的报告,中国糖耐量异常向糖尿病转化危险居世界前列,达8%~11%。

(一) 一级预防措施

糖尿病的一级预防是预防糖尿病的发生,它的目标是:纠正和控制的糖尿病的危险因素,降低糖尿病患病率。一级预防措施的对象是一般人群。

糖尿病的发生虽有一定的遗传因素,但起关键作用的还是后天的生活和环境因素。通过健康教育和健康促进手段,提高全社会对糖尿病危害的认识,树立正确的进食观并采取合理的生活方式,最大限度地降低糖尿病的发生率。热量过度摄入、肥胖、缺少运动是发病的重要因素。因此,提倡膳食平衡,注意蛋白质、脂肪和碳水化合物摄入的比例,做到低糖、低盐、低脂、高纤维、高维生素,是预防糖尿病的最佳饮食配伍。对体重进行定期监测,将体重长期维持在正常水平,对有高血压、高血脂的个体,在控制体重的同时,要注意治疗高血压,改善血脂异常,膳食中要特别注意控制脂肪和食盐的摄入量。要加强体育锻炼和体力劳动,使运动成为生命的一个重要组成部分,终生的习惯。要戒烟和少饮酒,并杜绝一切不良生活习惯。

(二) 二级预防措施

二级预防针对高危人群,定期检测血糖,以尽早发现无症状性糖尿病。凡有糖尿病的蛛丝马迹,更要及时去测定血糖,以尽早诊断,争取早期治疗的宝贵时间。要综合调动饮食、运动、药物等手段,将血糖长期平稳地控制在正常或接近正常的水平。

对具有下列危险因素:①年龄≥45岁,BMI≥24,

以往有 IGT 或 IFG 者。②有糖尿病家族史者。③有高密度脂蛋白胆固醇降低（≤35mg/dl 即 0.91mmol/L）和（或）高甘油三酯血症（≥250mg/dl，即 2.75mmol/L）者。④有高血压（成人血压≥140/90mmHg）和（或）心脑血管病变者。⑤年龄≥30 岁的妊娠妇女；有妊娠糖尿病史者；曾有分娩巨大儿（出生体重≥4kg）者；有不能解释的滞产者；有多囊卵巢综合征的妇女。⑥常年不参加体力活动者。⑦使用一些特殊药物者，如糖皮质激素、利尿剂等。应通过筛检试验早发现，早治疗，防止糖尿病的进展。

（三）三级预防措施

三级预防的目的是防止或延缓糖尿病慢性并发症的发生和发展，减少伤残和死亡率。对已诊断的糖尿病患者进行管理，定期进行糖尿病并发症筛查，了解病人有无糖尿病的并发症以及有关的疾病或代谢紊乱，如高血压、血脂紊乱或心血管疾病等，以全面达到治疗，防止病情恶化的目标。糖尿病人很容易并发其他慢性病，且易因并发症而危及生命。因此，对于所有的糖尿病患者，应加强糖尿病并发症教育，如并发症的种类、危害性、严重性极其危险因素等。在糖尿病治疗方面，应该强调：①非药物治疗的重要性：无论 1 型还是 2 型糖尿病患者，生活方式调整是基础治疗。根据患者的实际情况，如工作、生活条件等，来决定适合的饮食和运动治疗方案。②对于每个糖尿病患者，都应要求达到血糖控制目标。③对 1 型糖尿病患者，应该尽早地开始行胰岛素治疗，在加强血糖监测的基础上，控制好全天的血糖，保护残存的胰岛 B 细胞功能。④必须强调糖尿病治疗要全面达标，即除了血糖控制满意外，还要求血脂、血压正常或接近正常，体重保持在正常范围，并有良好的精神状态。循证医学的研究已经证实，良好地控制血糖可以使糖尿病微血管并发症发生率明显下降，而要使大血管病变发生率下降，除控制高血糖外，对血压的控制和血脂紊乱的纠正以及戒烟等也至关重要。⑤加强糖尿病教育，使患者掌握有关知识。积极开展和推广自我血糖监测技术，教会患者如何监测血糖以及如何掌握监测的频度，对用胰岛素治疗的患者，应学会自己调整胰岛素用量的方法。⑥加强糖尿病专业与有关专业的协作，开展多学科协作进行糖尿病临床和研究工作，为糖尿病患者提供有科学依据的高质量的和便捷的综合服务，减轻患者的经济负担。

糖尿病三级预防的关键是尽早和尽可能地控制好患者的血糖、血压、纠正血脂紊乱和其他危险因素，并应采取更严格的标准（表 12-10），预防糖尿病并发症。要对糖尿病慢性并发症加强监测，做到早期发现。早期诊断和早期治疗糖尿病，常可预防并发症的发生，使病人能长期过接近正常人的生活。

表 12-10　糖尿病患者控制其他危险因素的标准

危险因素	达标标准
血压	<130/80mmHg
LDLC	<2.6mmol/L
甘油三酯	<1.7mmol/L
HDLC	>1.1mmol/L（男），>1.3mmol/L（女）
糖基化血红蛋白	<7%

视窗 12-4

慢性病——10 种广泛存在的误解

误解 1 人总得死于某种疾病

误解 2 "我的祖父吸烟，超重——他活到 96 岁"

误解 3 慢性病的预防和控制太贵

误解 4 慢性病无法预防

误解 5 慢性病是不健康的"生活方式"所致，自己应该负全责

误解 6 慢性病主要危害男人

误解 7 慢性病主要危害老年人

误解 8 慢性病主要危害富人

误解 9 慢性病主要危害高收入国家

误解 10 低收入和中等收入国家应该先控制传染病，然后再应对慢性病

Summary

1. Non-communicable chronic disease generally means a group of diseases with long course, unclear evidences and difficulty to cure. Non-communicable chronic disease, caused by many kinds of factors over a period of time, is the main product of social development. It has many profiles such as long and slow-developing course, gradual exacerbating, and degenerative, non-reversible pathological changes etc. So the patien with Non-communicable chronic disease requires long-term treatment, health care and rehabilitation in case of dysfunction, even to death.

2. Prevention strategies of chronic diseases can be divided into two levels: whole population strategy and high risk strategies. In whole population strategy, health education and health promotion are effective measures to prevent and control chronic diseases. Carrying out community health services to promote community participation is the best way to achieve controlling the chronic diseases.

The important guarantees of doing preventions of chronic diseases include coordinating each department concerned, assuring sufficient funds, attaching importance to the personnel training and establishing the professional groups. The high-risk group strategy carries on the three-level preventions to it. What's more, it is crucial that we should aim at the characteristic of high-risk group and the related diseases, in order to intervene the primary hazard and monitor; carry on the crowd screen, in order to discover patients as early as possible. We should use standardized treatment and recovery guidance to patients, so it is possible to enhance the healing rate and reduce the complication and the disability.

3. Prevention measures of chronic diseases can be divided into: public health measures and clinical measures. Public health measures include environmental health, food hygiene, labor hygiene, school health and maternal and child health. Clinical measures mainly include screening tests and rehabilitation measures.

思 考 题

1. 社会因素影响慢性病的特点。
2. 简述当前我国慢性病的流行特点。
3. 试述慢性病的三级预防措施。

（汪　洋　林长坡　朱　航）

第十三章 社会病防制

通过本章的学习，重点掌握社会病的概念与特点，伤害性社会病、吸毒与网络成瘾等成瘾性社会病、性传播性疾病的概念与防制，以及精神性疾病的社会心理致病因素；熟悉伤害性社会病和成瘾性社会病的定义与分类，吸毒的社会根源，网络成瘾的类型和诊断标准，性传播性疾病的社会根源，精神性疾病的防制措施；了解伤害性社会病的流行现状，成瘾性物质的种类，网络成瘾的原因与危害。

案例 13-1

河南的"艾滋病村"

悲惨家庭

记者来到豫南平原一个村庄的李家门前，门上紫纸白字的春联，上联是"水流东海永不归"，下联是"日落西山还相见"，横批是"思念双亲"。李家房内空空荡荡，走出来一位老太太。两年里，这位李老太经历了两次白发人送黑发人的巨大悲痛，如今，这位 73 岁的老人守着 12 岁的孙子和 10 岁的孙女。前年，老人的儿子李某得了"感冒"，低烧不退，一直拉肚子，头发脱落，一天天消瘦，原来 70 多公斤的汉子，终于瞪着不甘心的双眼抛下老母和妻儿离开人世，死时体重不足 40 公斤。去年，同样的厄运又降临到他妻子周某身上。李老太虽然知道儿子、儿媳的病并没有治好的希望，但还是尽全力去延长病人的生命。结果，病人的命没延长几天，生者却因此陷入了极度的贫困中，连生计也成了问题。李某夫妇得的是艾滋病！

惊人数据

河南省上蔡县的这个小村庄得艾滋病的人"很多"，以至于这个村子成了远近闻名的"艾滋病村"。据该村计生专干骆某介绍，1999 年他们村有 42 人去世，2000 年是 44 人，其中青壮年占到 30%，几乎都是死于艾滋病。1999 年，湖北医科大学的桂教授接到当地医疗工作者的求援，来到该村考察，第一次在村里有选择地抽取了 11 份血样，化验结果 10 份呈 HIV 阳性；第二次在自愿化验的村民中抽取了 155 份血样，竟有 96 份 HIV 呈阳性，艾滋病感染率高达 61.9%。

卖血种祸根

从 20 世纪 70 年代末到 90 年代中期，由于主管部门疏于管理，血站这一以"救死扶伤、为民服务"为宗旨的社会公益事业被一些利欲熏心、牟取暴利的人看中。血站如雨后春笋般破土而出，仅上蔡县城就办了 4 个。其中有公办的、私营的、卫生医疗部门办的，也有行政、企事业单位办的。有技术、有条件的办，无技术、无条件的也办。卖血被当成了一种有效的致富门路。当时，上蔡县城一个小型血站登记挂号的卖血者竟达 5500 多人，血站每天接待卖血者达 444 人至 500 人。另外，还形成了一批庞大的外出卖血人群。80 年代末期，卖血队伍出现了所谓的"血头"，血头一般由三种人担任：卫生防疫部门的工作人员；卫生防疫部门工作人员的亲友；有头脑、有关系的卖血者。他们实际上都是采血后再高价转卖，以赚取利润的生意人。为了赚钱，采血时不体检、不化验，有血就抽，来者不拒。抽血器具消毒不到位，抽血时共用针具，如此交叉感染，一病百病，在大张旗鼓的卖血中酿成了这场大祸。

"艾滋病村"的现状

2001 年 2 月 10 日，记者艰难跋涉在泥泞的村路上，一位妇女的话语不经意地飘过来："昨晚我做了个梦，梦见我得了艾滋病！"记者震惊：艾滋病的阴影，死亡的阴影就这样时时刻刻笼罩着村里人的心头。当你环顾四周，总可以看见几个艾滋病患者的时候，这种阴影又怎么可能消除！所有当年卖过血的人都忧心忡忡。这里的人们在饱尝了贫困之后，还得去品尝比贫困和艾滋病本身更大的痛苦，他们在无助、迷茫和痛悔中生活着……

讨论：

如何从社会医学的角度来看待河南出现"艾滋病村"的现象？

人类健康不仅受到生物学因素、自然生态环境的影响，更重要的是受到社会因素的影响。生物因素及自然生态因素也常通过社会因素影响健康。现代社会进步和科学技术的发展,一方面给人类带来了多方面物质和精神财富,另一方面也使我们面临一系列影响健康的新问题。由社会因素起主导作用的社会病,已经成为当前危及人类生命和健康的主要威胁。如何从社会医学的角度分析社会病的病因和致病机制,提出防制社会病的原则和措施,以增强人们防制社会病的意识,提高全民的健康水平,成为社会医学的重要研究内容。

第一节 概 述

一、社会病的概念

社会病(sociopathy)是指社会因素起主导作用,与现代生活方式与行为模式密切相关的社会病理现象。这些现象与人群的健康有着密切的联系,一般须采用社会性防治措施才能加以控制。主要有伤害、自杀、性病、艾滋病、吸毒、吸烟、酗酒、少女妊娠、精神疾病、离婚、遵医行为不良等。

与社会病密切相关的一个词是"社会问题(social problem)",两者既有联系又有区别。费孝通先生将社会问题定义为:"社会问题是社会关系或环境失调,致使社会全体成员或部分成员的正常生活乃至社会进步发生障碍,从而引起了人们的关注,并需要采取社会的力量加以解决的问题。"由此可见,社会问题涉及的范围很广,包括了社会构成要素(人口问题、环境问题、民族问题等)、社会关系(婚姻家庭问题、独生子女问题、社会养老问题等)、制度和体制(物价问题、教育问题、社会保障问题等)等众多方面。而社会医学讨论的"社会病",属于社会问题的范畴,是在社会因素的作用下,与个人的生活方式、行为习惯密切相关,影响范围扩展到整个社会的公共卫生问题。

二、社会病的特点

1. 社会病必须具有公共性 个人或者少数人的不良生活方式或行为,一般不会对社会发展和社会稳定造成重大影响,通过分析个人的生理和心理状态,以及生活的局部环境,可以了解其原因,因此不能称之为社会病。而社会病往往是某个区域或者某个阶层的人群,广泛存在了这种不良生活方式或行为,并对社会有了较大影响,那就需要从该区域和阶层的政治、经济和社会体制方面进行分析。

2. 社会病产生根源的复杂性 社会病的产生有个人行为的原因,也有社会制度、社会文化等方面的原因,不是单一的因果关系。如性传播疾病,与个人的不良行为、社会的性开放、性道德观念、社会人口的流动都密不可分。

3. 社会病对社会具有严重的危害性 这种危害性可以表现为破坏社会稳定,阻碍社会经济的发展,也可表现为对社会生活质量的直接影响。如吸毒先是导致了吸毒者自身发生疾病,而最终完全丧失了劳动力,更重要的是,他们的行为还造成了社会财富的巨大损失和浪费。同时吸毒活动还造成了社会环境恶化,严重扰乱了社会治安。

4. 社会病的防制需要全社会的综合努力 包括改变完善不合适的社会公共政策,建立健康的社会文化,进行公民素质教育、法制教育、健康教育等。建国初期,我国采取一系列强有力的社会措施,较好地解决了卖淫、吸毒等问题,就很好地说明了这一点。

第二节 伤 害

随着医学模式的转变以及人类社会和医学科学技术的发展,人类传染性疾病的发生与流行得到有效控制,而伤害却因其死亡率高、潜在寿命损失率大、造成总体损失和社会代价高而逐渐成为影响居民健康的主要公共卫生问题,也是世界各国的主要死亡原因之一。

一、伤害的定义和分类

伤害(injury)是严重威胁人类健康与生命的重要公共卫生问题,具有常见、多发、死亡率高、致残率高的特点。伤害所造成的直接和间接经济损失巨大。根据WHO报告,伤害与传染病、慢性非传染性疾病已成为危害人类健康的三大疾病负担。目前,伤害的预防与控制已成为全世界大部分国家一项重要的公共卫生工作,受到了越来越多的关注。

1. 伤害的定义 由于运动、热量、化学、电或放射线的能量交换超过机体组织的耐受水平而造成的组织损伤或由于窒息而引起的缺氧,以及由此引起的心理损伤等统称为伤害。

2. 伤害分类 伤害的分类方法较多,按照造成伤害的意图伤害可分为两类:

(1)故意伤害(intentional injuries):指有意识地加害于个人或他人,并常伴有暴力行为。如虐待儿童,强奸,家庭暴力,恶性殴打,他杀,自杀,自虐,自残等。

(2)意外伤害(unintentional injuries):指无目的性、无意识地伤害,包括车祸,跌落,烧烫伤,切割伤,动物叮咬,溺水,中毒,医疗事故等。

3. 伤害发生的基本条件 从病因论的观点来看伤害发生的基本条件包括:致病因子、宿主、环境。

(1)致病因子:包括动能,热能,电能,辐射能,化学能等。

(2)宿主:从人口学和心理行为方式两个方面考虑。①人口学特征,包括年龄、性别、种族、职业等。

②心理行为特征,包括饮酒、安全带、心理因素。

(3) 环境:主要包括社会环境、自然环境、生产环境和生活环境。

二、伤害的流行现状

据WHO统计,全球每年约有超过500万人死于各种伤害,是大多数国家居民的前5位死因之一,而青少年约占半数,是1~14岁儿童的首位死因。世界各地每年每3~4个人中就有1人发生伤害,其中有3%~5%遗留躯体功能损害,1%~3%致残。伤害发生率高,造成的经济损失和社会负担远远超过任何一种传染病或慢性非传染性疾病。在我国,每年有7000万人发生伤害,其中死亡80万,200万人遗留功能障碍,190万人终生残疾。伤害在死因顺位中居第5位,死亡率为65.24/10万,而且每年需急诊和入院治疗的伤害患者估计可能超过2000万人。

通过对我国疾病监测系统1991~1995年5年的监测资料统计,引起伤害死亡的前三位原因分别是自杀、交通事故和溺水。其中,城市人群中伤害的前三位原因是交通事故、自杀和跌落,而农村人群则以自杀、交通事故和溺水为主,溺水是儿童伤害的第一位死因。另外,在农村婴儿中,意外机械性窒息在伤害中也是主要死因之一,以女婴更为突出。伤害死亡率具有农村高于城市,西部高于中部,东部最低的特点。伤害总死亡率男性大于女性,农村人群高于城市人群。据资料表明,农村的自杀、溺水和失火所造成的伤害高于城市人群,分别是城市人群的4.12、3.49、3.02倍。

常见伤害有以下几种,分述如下:

1. 道路交通伤害 2004年世界卫生日的主题是道路安全,其口号为"道路安全、防患未然",可见其对道路安全的重视。随着社会机动化程度的提高,人们的出行更加方便快捷,然而由机动化引起的道路交通伤害却日益严重。据世界卫生组织统计,全球每年超过100万人死于道路交通伤害,2000多万人因车祸致残。在2000年共有126万人死于道路交通意外伤害,死亡率为20.8/10万,其中,男性为30.8/10万,女性为11.0/10万。道路交通伤害已成为全球第10位死亡原因。

虽然我国的机动车数量仅占世界总量的1.6%,但道路交通伤害所致死亡人数却占全球的14.3%。在我国各类伤害的死亡率中,道路交通伤害占第二位,同时道路交通伤害死亡是我国男性和城市居民伤害死亡的第一位原因。2009年,全国共发生道路交通事故23.84万起,造成6.78万人死亡、27.51万人受伤,直接财产损失9.1亿元。

2. 溺水 溺水有较强的季节性和地域性,气候温暖的季节及河流湖海较多的地域溺水多发。1998年全球有44.9万人因溺水而死亡,死亡率为7.4/10

万,期中,男性为9.9/10万,女性为4.9/10万,男性高于女性。97%的溺水发生在中低收入国家。溺水是0~15岁年龄段的首位死因。

在我国,溺水是伤害的第三位死因。其中0~14岁是危险人群,溺水死亡中1~4岁幼儿超过了半数,死亡率男童为45.4/10万,女童为34.4/10万,男童高于女童,农村高于城市,且多见于夏季。在我国农村,溺水主要发生在河、湖、塘等,而城市溺水主要发生在浴缸、储水池、游泳池等场所。

3. 跌落 跌落是老年人和儿童常见的意外伤害事件,2000年全球共有28.3万人因跌落而导致死亡,跌落的死亡率为4.7/10万,其中,男性为5.6/10万,女性为3.8/10万。在所有年龄段中,70岁以上老人因跌落而死亡的人数最多,占总数的40%以上。2000年我国的跌倒死亡率为5.7/10万。跌倒以老年人居多,老年人跌倒后所造成的损伤情况比其他人群严重。

4. 烧烫伤 根据世界卫生组织的统计,2000年全球因烧烫伤死亡23.8万人,死亡人数中44岁以下所占比例最大。烧烫伤的死亡率是3.9/10万,其中男性为3.4/10万,女性为4.5/10万。我国烧伤的发生率是2.0%,死亡率为1.1/10万 2000年。每年死于烧烫伤的人数在1.5万人左右,其中死于火灾的占20%,火灾也是我国烧烫伤的主要原因。

5. 中毒 2000年全球共有31.5万人死于中毒,94%发生在中低收入国家。中毒的死亡率为5.2/10万,男性为6 7/10万,女性为3.7/10万。在所有年龄段中,15~59岁的死亡人数最多。2000年我国中毒死亡率为3.8/10万,其中以少年儿童居多。中毒的原因很多,有多发生在冬季的一氧化碳中毒以及化学品、有毒物品误服误用中毒,如在农村的农药中毒,但随着有关部门对农药管理的加强,农药中毒现象正有所下降。

6. 自杀 自杀在世界上是第12位死因,在中国是第4位死因(1998年)。据世界卫生组织数据,在2000年,全世界约有81.8万人死于自杀,自杀死亡率为13.5/10万,男性死亡率为19.6/10万,女性为21.2/10万。此外还有1000万~2000万自杀未遂。自杀已逐渐成为15~44岁年龄段的第4位死因。

在我国,每年约有28.7万人自杀死亡,死亡率是23.0/10万,占全球自杀死亡人数的1/4,全国死亡总数的3.6%,居伤害死因顺位的首位。自杀是15~34岁年龄段的首位死因,占其全部死因的19%。在我国各类伤害中自杀死亡率最高,而且自杀死亡率高于世界其他国家和全世界人群自杀的死亡率。可以说每年大约42%的自杀死亡发生在占世界人口25%的中国人中,同时农村自杀率是城市的3倍。此外我国的自杀情况又有其特性,世界上绝大多数国家因自杀而死亡的男性均高于女性,而在我国农村却恰恰相反,女性自杀率高于男性。

7. 他伤或暴力 2000 年全球共有 52 万人死于暴力，其中 95%发生在中低收入国家。他伤死亡率是 8.6/10 万，其中男性 13.2/10 万，女性 4.0/10 万。在死亡人数中，15～44 岁年龄段居多，占总数的 60%。2000 年我国的他伤死亡率是 2.3/10 万，在伤害的死因顺位中居第六位。据有关资料表明，他伤死亡男性多于女性，且 20～60 岁的青壮年居多。

三、伤害防制策略和措施

近年来发展中国家已充分认识到全球 70%的伤害和 85%的伤害死亡发生在发展中国家这个严峻的现实，而且这个比重在未来 20 年中还将继续上升。许多国家的实践经验证明，伤害是可以预防和控制的，国家完全可以把伤害的损失减少到最低限度。目前国内外常用于伤害防制策略研究的理论与措施有如下几个：

1. Haddon 模型 Haddon 将伤害的发生分为伤害发生前、发生中和发生后三个阶段。在这三个不同的阶段分别针对宿主、致病因子能量和环境采取相应的预防措施，即"三阶段、三因素"的预防理论。例如，以交通事故为例，在伤害发生前，针对宿主的措施是选择合格的汽车司机，对致病因子的措施是上路前检查刹车、轮胎和灯光等安全设施，对环境的措施是道路的状况与维修。

2. Haddon 伤害预防的十大策略 ①预防危险因素的形成，如禁止生产剧毒、致癌性杀虫剂；②减少危险因素的含量，如为了预防车祸，限制车速；③预防已有危险因素的释放或减少其释放的可能性，如浴盆不要太滑，以防跌倒；④改变危险因素的释放率及其空间分布，如儿童勿穿易燃衣料缝制的衣物，防止火灾烧伤；⑤将危险因素从时间、空间上与被保护者分开，如行人走人行道，戴安全帽；⑥用屏障将危险因素与受保护者分开，如用绝缘物把电缆与行人隔开；⑦改变危险因素的基本性质，如加固油箱防止撞车时油箱破裂，漏油引起火灾；⑧加强人体对危险因素的抵抗力；⑨对造成的损伤提出针对性控制与预防措施，如高速公路边设置报警求救电话；⑩使伤害患者保持稳定，采取有效治疗及康复措施。

3. 四"E"干预措施

（1）工程干预（engineering intervention）：目的在于通过干预措施影响媒介及物理环境对发生伤害的作用。如加强娱乐场所的消防安全设施的改造和建设，以防止火灾的发生和蔓延。

（2）经济干预（economic intervention）：目的在于用经济鼓励手段或罚款影响人们的行为。例如对超载、超速车辆进行处罚来防止车祸的发生。

（3）强制干预（enforcement intervention）：目的在于用法律及法规措施来影响人们的行为。如我国所颁布的《道路交通管理条例》规定摩托车驾驶员必须戴安全帽、汽车驾驶员必须使用座带。

（4）教育干预（educational intervention）：目的在于通过说理教育与普及安全知识影响人们的行为而减少意外伤害的干预措施。

此外，一旦伤害发生，尽早尽快地对伤员进行就地紧急救护和院前救治是减少死亡和伤残的关键，鉴于此我国学者在四"E"基础上增加了一个"E"，即 E-mergency care and first aid（即刻的紧急救护）。

第三节　成瘾性社会病

人类的成瘾问题源远流长。自从有了人类社会以后，成瘾问题就一直与人类的生活相伴随。成瘾是与人类文明共生的一种现象，它的发生至少有 5000 年的历史，现已发展成为影响人类心身健康的全球性灾难。成瘾患者的高速增长，将成为 21 世纪的一种危机。

一、"成瘾"概述

"成瘾"（addiction）的概念源自临床医学中的药物成瘾（substance addiction）现象，如成瘾者对吗啡、尼古丁或咖啡因等的依赖等。WHO 将"成瘾"定义为："由于对自然或人工合成的药物的重复使用所导致的一种周期性慢性的着迷状态，并引起无法控制想再度使用的欲望。同时会产生想要增加该药物用量的倾向、耐受性（tolerance）、戒断症状（withdrawal）等现象，因而对于药物所带来的效果产生心理与生理上的依赖。"

各类成瘾性药物通过多次作用于机体中枢神经系统，使机体对相应药物产生依赖。成瘾后，进行药物戒断，初期主要表现为以身体不适为主的戒断症状（withdrawal symptom），又称生理性成瘾（physiological addiction）。长期戒断（long-term abstinence）则主要激发对使用药物的心理渴望或压力诱导下的复发，又称心理性成瘾（psychological addiction），心理性成瘾表现在对相应成瘾物质所产生的渴求（craving）和在环境压力诱导下的复发（stress-induced relapse）。

随着研究的发展，基于药物摄入的成瘾定义已经受到了挑战。人们发现在一部分人身上存在着过度沉湎于某种事物或活动的行为，而在这些行为中并不像酗酒和吸烟那样包含有药物的摄入。在此基础上，人们不再固于传统的以药物摄入为核心和基础的成瘾概念。对应于药物成瘾，行为科学提出了行为成瘾（behavioral Addiction）概念，常见的有：赌博成瘾、网络成瘾、过量饮食、性乱成瘾、过量运动等。这些成瘾行为，并不涉及任何具有直接生物效应的物质，而是以某些具有强烈心理和行为效应的现象为基础。

二、成瘾的分类

任何成瘾现象都有致瘾源。致瘾源是一种能使易成瘾者产生强烈的欣快感和满足感的物质或行为。物质致瘾源，如鸦片、酒精、尼古丁等是通过人体生理基础而作用的物质致瘾源。精神致瘾源，如黄色书刊、武打电影、电子游戏、网络、赌博等是精神致瘾源。根据致瘾源的不同，将成瘾分为物质性成瘾和精神性成瘾两类。

（一）物质性成瘾

物质性成瘾是某种物质与机体相互作用所造成的一种精神或身体状态，它表现为一种强迫地连续或定期使用某种物质的要求和其他反应。引起成瘾的物质为成瘾性物质。物质性成瘾分为生理依赖性和精神依赖性两种。生理依赖性是由于反复使用同一物质而造成机体对该物质的适应状态，一旦停用该物质会产生一系列严重的"戒断症状"。精神依赖性也称心理依赖性，是使用该物质后产生一种满意和愉快的感觉，为了再获得及保持这种感觉，需定期、连续地使用该物质。

成瘾性物质一般可以分为七类：

1. 中枢神经系统抑制剂（depressants）　能够抑制中枢神经系统，如巴比妥类、苯二氮䓬类、乙醇等。这类物质具有广泛的可获得性，容易成瘾。

2. 中枢神经系统兴奋剂（stimulants）　能兴奋中枢神经系统，如咖啡因、苯丙胺、可卡因等。临床上主要用于振奋精神，可减少疲劳感，并可致欣快感，此类物质反复使用极易形成心理依赖。

3. 大麻（cannabis, marijuana）　世界上最古老、最有名的致幻剂，适量吸入或食用可使人欣快，增加剂量可使人进入梦幻状况，陷入深沉而爽快的睡眠之中。

4. 致幻剂（hallucinogen）　如麦角酸二乙酰胺（LSD）、仙人掌毒素等。此类物质使用后能改变意识状况或感知觉，产生类似精神病的表现，如生动的幻觉、片断的妄想及相应的情绪、行为改变，造成中等程度的心理依赖。

5. 阿片类（opioids）　包括天然和人工合成阿片类物质，如海洛因、吗啡、鸦片、美沙酮、二氢埃托啡、派替啶、丁丙诺啡等。这类物质在临床上用作镇痛剂，可引起欣快感，常用剂量连续使用2周便会成瘾，是当今最严重的成瘾物质之一。

6. 挥发性溶剂（solvents）　如丙酮等。

7. 烟草（tobacco）　是世界上成瘾最为广泛的物质。

在众多的物质性成瘾中，以吸毒为典型、最为广泛，对个人和社会危害也最为严重。

（二）精神性成瘾

精神性成瘾并不像物质性成瘾那样，在成瘾物质的作用下具有相应的生化机制和明显的生物学效应。精神性成瘾过程中并不存在任何成瘾物质的作用，它更多的是表现为对某一项活动或某些事物的精神依赖，常见的精神性成瘾有上网成瘾、赌博成瘾、购物成瘾、性成瘾等。人一旦染上精神性成瘾，就会表现为一系列的强迫行为或精神效应，由此导致意志力的失控，可能做出一些不利于自我、他人或社会的行为。

三、吸　毒

吸毒（drug addiction）是指成瘾性物质的非法滥用现象，主要包括阿片类、大麻、苯丙胺、可卡因等。

吸毒是全球性的社会病，严重威胁人类的身体健康和社会进步。据世界卫生组织统计，当前全球有130多个国家和地区出现毒品消费问题，吸毒人数已达2亿，每年有10万人因吸毒死亡，1000万人因吸毒丧失劳动力。从20世纪50年代开始，中国曾骄傲地被国际舆论界誉为"无毒国"。可是，随着国门的敞开，在中国销声匿迹近40年的毒品又死灰复燃，吸毒之风已由边境、沿海地区逐渐向内地蔓延，截至2009年底，全国现有登记在册吸毒人员133.5万多人，从性别分布看，男性占84.6%，女性占15.4%；从年龄分布看，35岁以下人员占58.1%。青少年、社会闲散人员和流动人口已成为我国吸毒的主要高危人群。

视窗 13-2

国际禁毒日的由来

日趋严重的毒品问题已成为全球性的灾难，世界上没有哪一个国家和地区能够摆脱毒品之害。1987年6月12日至26日，联合国在维也纳举行关于麻醉品滥用和非法贩运问题的部长级会议，会议提出"爱生命、不吸毒"的口号。为引起世界各国对毒品问题的重视，138个与会国家的3000多名代表一致同意将6月26日定为"国际禁毒日"。同年12月，第42届联合国大会通过决议，把每年的6月26日定为国际禁毒日。

（一）吸毒的危害

1. 吸毒严重损害吸毒者的健康　除了吸毒导致的依赖性和耐受性之外，吸毒直接和间接地损害吸毒者的健康，造成吸毒者的死亡率比同年龄组高近20倍。一个国家如果不能有效地遏制毒品问题，其国民的健康水平必将整体下滑，对国民综合素质的提高必然产生严重影响。

2. 吸毒成为艾滋病重要传播途径　由于注射毒品者常共用注射器和针头，导致艾滋病、乙肝等血液传播性疾病在吸毒者之间蔓延。同时吸毒者的性行为比较混乱，甚至女性吸毒者以淫养吸，通过性传播途径将疾病传播到非吸毒人群。

3. 吸毒破坏社会稳定　吸毒者需要大量的金钱，吸毒者面对高额的费用和强烈的诱惑，会不择手段，甚至铤而走险，进行抢劫、盗窃、诈骗、贪污、卖淫甚至杀人等违法犯罪活动。大量事实证明，吸毒已成为诱发犯罪、危害社会治安的根源之一。美国政府调查表明，约94%的毒资来自刑事犯罪活动。据调查，我国80%的女吸毒人员靠卖淫维持吸毒消费。

4. 吸毒造成国家财富流失和经济衰退　毒品问题对社会经济造成严重的损失。据有关资料显示，20世纪90年代美国每年用于治疗吸毒者、加强缉毒的费用达600亿美元。对于发展中国家来说，毒品造成的损失和扫毒所需的巨额经费更是沉重的负担。根据有关专家的估算，如果按每个吸毒者海洛因年消耗量约100克计算，全国每年海洛因消耗量约在100吨以上，以最保守的价格来估算，海洛因滥用每年消费高达200亿元。目前，大量滥用"摇头丸"及其他麻醉药品、精神药品的交易费用尚无法统计，更不用说由于毒品问题所引发的违法犯罪案件所造成的经济损失，以及对社会造成的其他严重危害与影响。

（二）吸毒的社会根源

1. 毒品的可获得性　在一个社会中，取得毒品的可能性越大，卷入吸毒行为的人数就越多，社会吸毒现象及其后果就越严重。从我国当前的毒品供应情况看，周边环境与内部环境均日渐严重。就周边环境而言，我国处于与多个毒品产地接壤的不利地理位置。随着国门的开放，中国已经成为国际贩毒的重要通道，毒品也逐渐向周边地区扩散，目前几乎扩展到全国所有地区。

2. 成长环境和生活环境的影响　家庭存在缺陷的青少年容易走上吸毒的道路，如单亲家庭、家庭成员有吸毒者、家庭成员之间缺乏交流、父母文化水平低等。青少年往往受周围吸毒人群的影响，处于好奇、追求刺激等动机而吸毒成瘾。

3. 社会文化对毒品的容忍程度　并非所有的国家都以严厉的态度对待毒品和毒品犯罪。甚至有些国家为了谋取经济利益，纵容和鼓励鸦片的种植和生产。目前，有不少人认为应该将吸毒合法化，德国政府甚至准备在多个城市分设吸毒点，允许瘾君子们在那里公开吸毒。此举反映了部分欧洲国家试图让吸毒合法化的一种趋势。

（三）吸毒的控制与预防

由于毒品的严重危害性，国家必须不断完善禁毒政策和法律，加强国际合作，坚持禁吸、禁贩、禁种、禁制，严厉禁止和打击一切从事毒品违法犯罪活动，从根本上解决毒品问题。同时，由于毒品的迅速蔓延和脱毒后的高复吸率，在我国需要加强对吸毒的"三级预防"。

一级预防：是对引起吸毒的原因和危险因素，对广大人群进行干预，避免吸毒现象的发生而采取的措施。一级预防可采取"双向宣教策略"（即向全人群宣教和高危人群宣教），以降低全人群和高危人群暴露于吸毒危险的平均水平。

二级预防：是对吸毒现象早发现、早诊断与早脱毒而采取的措施。宣传吸毒者常见的外部特征或迹象，树立全民的吸毒监测意识。二级预防采取尽早发现和诊断吸毒者、督促并帮助其顺利戒毒的"早期戒毒策略"，以促使吸毒者尽早脱离毒品。

三级预防：在戒除对毒品的生理依赖性后为进一步使戒毒者的身体与心理得以康复，并帮助其回归社会，自觉地抵御毒品，不再复吸而采取的措施。三级预防又称"新生工程"，采取"回归社会与家庭策略"，使戒毒者重新被社会与家庭接纳，并能稳定、较高质量地生活，不再吸毒。

> **视窗 13-3**
> **历年国际禁毒日主题**
> 1992年国际禁毒日主题：毒品，全球问题，需要全球解决
> 1993年国际禁毒日主题：实施教育，抵制毒品
> 1994年国际禁毒日主题：女性，吸毒，抵制毒品
> 1995年国际禁毒日主题：国际合作禁毒，联合国90年代中禁毒回顾
> 1996年国际禁毒日主题：滥用毒品与非法贩运带来的社会和经济后果
> 1997年国际禁毒日主题：让大众远离毒品
> 1998年国际禁毒日主题：无毒世界我们能做到
> 1999年国际禁毒日主题：亲近音乐，远离毒品
> 2000年国际禁毒日主题：面对现实，拒绝堕落和暴力
> 2001年国际禁毒日主题：体育拒绝毒品
> 2002年国际禁毒日主题：吸毒与艾滋病
> 2003年国际禁毒日主题：让我们讨论毒品问题
> 2004年国际禁毒日主题：抵制毒品，参与禁毒
> 2005年国际禁毒日主题：珍惜自我，健康选择

2006 年国际禁毒日主题：毒品不是儿戏

2007 年国际禁毒日主题：控制毒品

2008 年国际禁毒日主题：依法禁毒、构建和谐

2009 年国际禁毒日主题：毒品控制了你的生活吗？你的生活，你的社区，拒绝毒品

四、网络成瘾

科技发展与价值变迁带动互联网以迅猛的速度和规模拓展，对现代人的工作、学习和生活方式产生了划时代的影响。一方面，网络科技使人们以更迅速、更广泛、更高效的形式获取和交换信息，打破了空间距离的限制，网络已经成为人际交往的最新途径。另一方面，网络的这种便捷使用方式使得人们可以通过其虚拟的环境得到社会性需要的满足，从而大大减少了面对面交往的时间，这就会让长期使用者陷于孤立、孤独的境地，降低他们的心理健康水平，造成一系列不良后果，也引发了大量严重的社会心理问题，如：上网成瘾、网恋、网络犯罪等。有两个令人震惊的数字——在全中国，有 8000 万人沉迷于网络，250 万人成为网络成瘾者，这 250 万人中大部分都是正在接受教育的孩子。网络成瘾已经成为 21 世纪严重威胁青少年健康的重大问题，正在引起全社会的关注。

（一）网络成瘾的概念

美国纽约精神病学家 Goldberg 1994 年宣称自己在临床上发现了一种新的心理疾病，并把它命名为"internet addiction disorder，IAD"，指的是个体由于过度使用因特网而导致明显的社会、心理功能损害的一种现象，即网络成瘾。Goldberg 将其定义为：上网时间与频率超过自己预期并努力控制自己上网行为却失败，剥夺上网行为之后出现戒断症状。这一概念的提出迅速引起了临床心理学家的关注。Peter Mitchell 将其定义为：强迫性的过度使用网络和剥夺上网行为之后出现的焦虑和情绪行为。Griffiths 将其定义为：慢性或周期性的对网络的着迷状态，不可抗拒的再度使用的渴望与冲动，上网后欣快，下网后出现戒断反应，出现生理或心理的依赖现象。

（二）网络成瘾的类型

对网络成瘾类型的划分，国内外研究者的认识或结论是一致的。Armstrong 较早对它作出了划分，认为存在五种类型：

1. 网络色情成瘾（cyber-sexual-addiction）　指沉迷于浏览、下载和交换色情图片、电影、文字等内容，在线进行色情交易，或者进入成人话题的聊天室。

2. 网络交际成瘾（cyber-relational-addiction）　上网者利用各种聊天软件以及网站的聊天室进行的人际交流（包括网恋），将全部精力投注于在线关系或是虚拟感情中，用在线朋友取代现实生活中的朋友和家人。

3. 网络游戏成瘾（game addiction）　指网络用户不可抑制地长时间过度沉迷于计算机游戏。此类成瘾者通常见于青少年，他们将大量时间、精力和金钱花费在网络游戏中。

4. 信息超载（information overload）　指花费大量时间强迫性地浏览各种网页以查找和收集信息，包括强迫性地从网上收集无用的、无关的或者不迫切需要的信息。

5. 网络强迫行为（net compulsions）　指网络用户有一种难以抗拒的冲动去进行强迫性的在线赌博（net gaming）、网上拍卖、购物或进行股票交易等。

（三）网络成瘾的诊断标准

目前，权威的网络成瘾诊断工具尚未出台，现被广泛使用的诊断依据是美国匹兹堡大学心理学家 K. S. Young 制订的标准。Young 作为最早研究网络成瘾的心理学家，认为在《美国精神疾病分类与诊断手册》上列出的所有诊断标准中，病态赌博的诊断标准最接近网络成瘾的病理特征。因而他对赌博成瘾的 10 个诊断标准加以修订，形成网络成瘾的测量工具。该问卷有 8 道题：①专心于网络；②上网的时间越来越长；③不断试图减少网络的使用；④当减少网络使用时会出现退缩症状；⑤时间管理问题；⑥面临着环境的压力来自家庭、学校、工作；⑦对周围的人隐瞒自己的上网行为；⑧由于网络使用而导致情绪的改变。如果被试者对其中的 5 个题项给予肯定回答，即可确诊为网络成瘾。

视窗 13-4

Young 的网络成瘾评分量表

亲爱的同学，请根据你的实际情况如实填写：

1. 你觉得上网的时间比你预期的要长吗？
①几乎没有　②偶尔　③有时　④经常　⑤总是

2. 你会因为上网忽略自己要做的事情吗？
①几乎没有　②偶尔　③有时　④经常　⑤总是

3. 你更愿意上网而不是和亲密的朋友待在一起吗？
①几乎没有　②偶尔　③有时　④经常　⑤总是

4. 你经常在网上结交新朋友吗？
①几乎没有　②偶尔　③有时　④经常　⑤总是

5. 生活中朋友、家人会抱怨你上网时间太长吗？
①几乎没有　②偶尔　③有时　④经常　⑤总是

6. 你因为上网影响学习了吗？
①几乎没有　②偶尔　③有时　④经常　⑤总是

7. 你是否会不顾身边需要解决的一些问题而上网查 Email 或看留言？
①几乎没有　②偶尔　③有时　④经常　⑤总是

8. 你因为上网影响到你的日常生活了吗？
①几乎没有 ②偶尔 ③有时 ④经常 ⑤总是

9. 你是否担心网上的隐私被人知道？
①几乎没有 ②偶尔 ③有时 ④经常 ⑤总是

10. 你会因为心情不好去上网吗？
①几乎没有 ②偶尔 ③有时 ④经常 ⑤总是

11. 你在一次上网后会渴望下一次上网吗？
①几乎没有 ②偶尔 ③有时 ④经常 ⑤总是

12. 如果无法上网你会觉得生活空虚无聊吗？
①几乎没有 ②偶尔 ③有时 ④经常 ⑤总是

13. 你会因为别人打搅你上网发脾气吗？
①几乎没有 ②偶尔 ③有时 ④经常 ⑤总是

14. 你会上网到深夜不去睡觉吗？
①几乎没有 ②偶尔 ③有时 ④经常 ⑤总是

15. 你在离开网络后会想着网上的事情吗？
①几乎没有 ②偶尔 ③有时 ④经常 ⑤总是

16. 你在上网时会对自己说："就再玩一会吗？"
①几乎没有 ②偶尔 ③有时 ④经常 ⑤总是

17. 你会想方法减少上网时间而最终失败吗？
①几乎没有 ②偶尔 ③有时 ④经常 ⑤总是

18. 你会对人隐瞒你上网多长时间吗？
①几乎没有 ②偶尔 ③有时 ④经常 ⑤总是

19. 你宁愿上网而不愿意和朋友们出去玩吗？
①几乎没有 ②偶尔 ③有时 ④经常 ⑤总是

20. 你会因为不能上网变得烦躁不安，喜怒无常，而一旦能上网就不会这样吗？
①几乎没有 ②偶尔 ③有时 ④经常 ⑤总是

分值标准： 40～60 轻度
60～80 中度
80～100 重度

（四）网络成瘾的特征

Young 概括的主要特征：

1. 突显性（salience） 网络成瘾者的思维、情感和行为都被上网这一活动控制，上网成为其主要活动，在无法上网时会体验到强烈的渴望。

2. 情绪改变（hood modification） 如果停止使用可能会产生激怒、焦躁和紧张等情绪体验。

3. 耐受性（tolerance） 成瘾者必须逐渐增加上网时间和投入程度，才能获得以前曾有的满足感。

4. 戒断反应（withdrawal symptoms） 在不能上网的状况下，会产生烦躁不安等情绪体验。

5. 冲突（conflict） 网络成瘾行为会导致成瘾者与周围环境的冲突，如与家庭、朋友关系淡漠，工作、学习成绩下降等；与成瘾者其他活动的冲突，如影响学习、工作、社会活动和其他爱好等。成瘾者内心对成瘾行为的矛盾心态：意识到过度上网的危害又不愿放弃上网带来的各种精神满足。

6. 反复（relapse） 成瘾者为了满足自己的精神需要，会不断重复上网这一行为。

（五）网络成瘾的原因

Young 根据自己的研究提出了网络成瘾的 ACE 解释模型，认为是网络具有的匿名性、方便性和逃避现实性特点诱使个体沉溺于网络世界。Kiesler 和 Joinson 提出，"去抑制性"（disinhibition）是网络导致用户沉溺的最根本特性，它是指个体在网络社会中因受某种外加因素的影响所出现的抑制作用的减弱，因而其行为比现实生活中更不受约束。

生理学分析认为人脑中有"快乐中枢"，当网络成瘾者上网时会对大脑进行化学反应式的刺激，从而释放出多巴胺，进而使人产生快感。如果这种刺激是经常性的，大脑会强化自身的这种化学反应，从而产生成瘾行为。美国匹兹堡大学心理学教授基姆伯雷博士研究表明，网络成瘾的发生机理是由于沉溺者上网时间过长，使得大脑相关的高级神经中枢持续处于高度兴奋状态，并使血压升高。然后则令人更加颓废、消沉。这些劣性改变伴随着一系列复杂的生理和生物化学变化，尤其是植物神经功能紊乱、体内激素水平失衡，会使免疫功能降低，使肌体处于亚健康状态或疾病状态。

从心理学角度分析，英国大不列颠心理学会的近期调查结果显示，年龄在 20～30 岁之间、受过良好教育的学生群体是网络成瘾的易感群体。Kandell 的研究同样表明，青少年尤其是大学生，比其他群体更容易产生诸如网络成瘾等问题行为。为什么青少年会成为易感群体呢？这除了他们具备丰富的网络知识外，还与他们的心理特点有关。青少年时期是个体生理不断发育和心理趋向成熟的特殊阶段，他们的身体发育出现了剧烈变化，并以一定的方式影响着心理发展，从而呈现一些显著的心理发展特点，正是这些特点在一定程度上推动了青少年陷入网络成瘾之中。

但是，并非所有上网的青少年都会陷入网络沉溺，网络仅提供了成瘾的可能性。缺陷人格理论认为：网络成瘾与人格因素有关，是否沉溺，更取决于沉溺者自身的某些人格特质，一定的人格倾向使个体易于沉溺，网络只是沉溺的外界刺激之一。

（六）网络成瘾的危害

1. 对生理的影响 青少年长时间"泡"在网上，缺少必要的锻炼和休息，对其视力、成长中的骨骼等都有不同程度的危害。网络成瘾开始时出现精神上的依赖现象，到后来可能发展为躯体上的依赖，出现一系列的躯体症状。从生理上讲，这些症状的出现是由于上网时间过长，大脑中相关的神经中枢长时间处于亢奋状态，引起肾上腺素分泌异常，交感神经过度兴奋造成的,实际上是一种过度疲劳。除此之外,患者还会出现一些复杂的生理和生物化学变化,如神经功能紊乱、体内激素水平失衡等,可能导致免疫功能下降,引起其他的疾病。

2. 对心理的影响 首先,影响健康人格的塑造。上网者大多以假面具来伪装自己,可能使人失去自我感和现实感,形成软弱、虚幻的人格。其次,产生认知不协调。认知不协调的突出表现是浏览信息数量增多,但接触信息种类却在减少;上网时间增加,感受信息阈值却在递减。再次,导致人际交往心理变异。主要包括信息选择失度,情感自我迷失,道德意志弱化,行为角色混淆等。

3. 对其他方面的影响 目前,在校生因迷恋网络游戏造成学习成绩下降,甚至旷课、逃学的现象日益普遍。许多网络成瘾者为享受网上乐趣而不惜支付巨额上网费用,宁可荒废学业或事业,甚至抛弃家庭。有的人则沉溺于网恋之中不能自拔。网络成瘾患者由于长期脱离现实生活,给社会增加了不安定因素,目前,网络成瘾引起的暴力事件已日趋增多。

(七)网络成瘾的防制

1. 坚持预防为主的原则 对网络使用者、家长、教师及网吧业者进行网络卫生及心理健康教育,家庭、学校以及网吧等各方协调一致,制约青少年的网上操作时间;开设"网络成瘾症"的心理咨询热线,建立"心理健康咨询与指导中心",聘请专业心理工作者进行咨询指导;规范电子游戏市场,加强对网络的信息监控和信息过滤,组织开发内容健康而又情节生动的电子游戏产品,创建良好的社会文化环境;增加对未成年人的教育投入,大力开展青少年文化活动,吸引青少年对健康、科学、积极的社会生活和文化活动的兴趣,培育青少年的健全人格和健康心理。

2. 坚持标本兼治的原则 首先,要加强思想教育,完善自身素质,树立正确的世界观、人生观、价值观,从而从根本上解决治本的问题。其次,评估网络成瘾综合征之潜在成因,并加以矫正,规范、约束青少年的上网行为,指导、帮助上网青少年学会用"自我管理"的方法来增强自控能力和自律能力。再次,治疗网络成瘾综合征必须采取从生物、心理、社会三方面着手的综合治疗。对于有 IAD 症状的青少年,要注意及时、有效地开展心理治疗,必要时辅以药物治疗,防止严重化。

第四节 性传播性疾病

性传播性疾病(sexually transmitted disease, STD)是一组主要以性行为接触或类似性行为接触为主要传播途径的传染性疾病,过去称为"性病"(venereal disease, VD),曾包括梅毒、淋病、软性下疳、腹股沟肉芽肿、性病性淋巴肉芽肿五种病,称经典性病。近 20 年来,国际上对性传播性疾病的概念有所改变,把与性行为有关的各种传染病都纳入性传播性疾病范畴,性病范围明显扩大,有学者建议用性传播性感染(sexually transmitted infections, STI)这一术语替代它。目前已经发现,能够通过性行为途径传播的疾病达 30 多种。STD 发病率高,危害大,已经称为当今危害人群健康的主要疾病。

一、概 述

性传播性疾病在全世界很多国家中已成为严重的公共卫生问题,尤其是 20 世纪 80 年代出现的获得性免疫缺陷综合征(acquired immune deficiency syndrome, AIDS,艾滋病)给许多国家社会经济的发展带来消极影响,甚或已危及到整个民族的生存。据世界卫生组织(WHO)估计,全球每年新发可治愈的性病 3.33 亿,每天约有 1 百万人受到感染。目前,占居前 4 位的性传播性疾病分别为梅毒、淋病、衣原体和毛滴虫病。

性病在我国正在迅速蔓延,目前已跃居为第二大常见传染病。解放前所谓经典性病泛滥,当时全国有患者 1000 多万人。新中国成立后,由于政府十分重视性病的防治工作,性病曾在 20 世纪 50 年代中期迅速减少和消失。进入 20 世纪 80 年代,性病死灰复燃。1977 年全国报告性传播性疾病 13 例,1980 年全国报告 48 例性病,近些年发病迅速增加,2000 年全国报告病例达 859040 例,据估计实际病例数高达数百万之多,流行波及沿海、城市、内地、农村。患者多为青壮年,病种以淋病、非淋菌性尿道炎、尖锐湿疣、梅毒为主。

比传统性病危害更严重的是 AIDS,联合国 2008 年全球艾滋病状况报告:目前全世界共有约 3300 万艾滋病毒感染者,2007 年有约 270 万新增感染者,另有约 200 万人死于艾滋病。我国 AIDS 流行趋势也不容乐观,卫生部通报,截至 2009 年 10 月底,我国累计报告艾滋病病毒感染者和患者 319877 例,其中艾滋病患者 102323 例;报告死亡 49845 例。而据卫生部、联合国艾滋病规划署和世界卫生组织联合对中国 2009 年艾滋病疫情评估显示,截至 2009 年底,估计中国存活的艾滋病病毒感染者和患者约 74 万人,我国已经进入了流行病学所谓的"扩散期"。

性传播性疾病的发病率和患病率的准确数据难以获得,原因有三:第一,多数性传播性疾病是没有症状的,或者症状缺乏特异性。第二,由于社会歧视的存在,导致患者不求医或者秘密求助于非专业医疗机构。第三,在发展中国家,性传播性疾病的监测和报告系统存在缺陷。这三方面的原因会导致报告病例估计的发病率和患病率比实际情况要偏低。

二、性传播性疾病的社会根源

性传播性疾病作为一类传染性疾病,它发病的直接原因是病原体的感染。但社会医学认为,决定性传播性疾病传播和流行的主要因素是社会因素。

1. 性禁锢 现代社会中的性禁锢观念最初起源于原始社会中的种种禁忌,由于对自然知识认识的局限,原始人类对疾病、死亡、流血等现象极为恐惧,而这些现象又往往与性交、月经、分娩等有着紧密联系,于是逐渐形成了对某些性行为的恐惧。随着社会的发展,有权势者为了巩固自己在性行为方面的特权,利用各种性禁锢观念来对被统治者的性行为进行控制。这些因素的影响一直延续到今天。性禁锢更是与今天的性传播性疾病产生了一定的联系。一方面,性禁锢观念阻碍了人们获取必要的和正确的性知识和性传播性疾病防治知识,导致当今很多人在不安全性行为时未能采取适当的措施进行自我保护。另一方面,性禁锢导致了对性功能障碍和性传播性疾病社会歧视的存在,以至于得病后羞于到医院就诊,导致进一步传播。

2. 性放纵 西方社会在 20 世纪 30 年代和 60 年代兴起了两次大规模的"性解放"运动,这种运动有利于打破性的禁锢,有积极的一面,但也导致很多人在"性解放"的旗帜下开始了群婚、未婚同居、试婚、夫妻交换、卖淫嫖娼等不正当性行为。我国自 20 世纪 80 年代以来,受西方思潮的影响,逐渐出现性解放趋势,如卖淫嫖娼、一夜情、多性伴行为等非婚性行为大幅度增加,为我国性传播性疾病的传播和流行提供了温床。

3. 人口流动 经济全球化和交通事业的飞速发展,导致了世界范围内人口的大规模流动。而我国受经济飞速发展,社会城镇化趋势等因素影响,处于社会转型期的人口流动更具规模。流动人口大多数为性活跃人群,人口大规模的流动,为性传播性疾病的蔓延提供了机会。

4. 医疗条件 在很多发展中国家,由于医疗条件的限制,性传播性疾病患者难以得到及时有效的治疗。另有部分患者担心身份暴露,选择医疗条件不佳的非正规医疗机构就诊,结果导致 STD 长期不愈,甚至进一步传播。

三、性传播性疾病的预防和控制

(一) 倡导健康性观念和安全性行为

健康性观念和安全性行为基本可以概括为节制性欲、忠于配偶以及正确使用避孕套,概括为 ABC 三个方面。

A(abstinence):指节制性欲,即控制自己的性欲望。多个性伴、婚前和婚外性行为以及卖淫嫖娼是性传播性疾病的重要危险行为,而洁身自爱、遵守性道德是预防经性途径感染性传播性疾病的根本措施。

B(be faithful):忠实于自己的配偶。夫妻之间彼此忠诚,白头偕老;或性伴间相互忠诚,就可以保护双方免于感染性传播性疾病。

C(condom):正确使用避孕套。预防性传播性疾病的措施中,推广使用避孕套是最重要、最有效的方法,也是最为简洁、较易于实行的办法。泰国从 1991 年起在妓女中开展百分之百推广避孕套运动,到 1995 年,妓女中性传播性疾病的感染率已从原来的 30% 下降到 1%。

(二) 宣传普及性传播性疾病防治知识

让人们了解各种常见性传播性疾病的传播途径和临床表现及其治疗方法,推进正规医疗机构为患者服务。通过宣传,消除各种错误认识,改变社会歧视,使患者能够正视疾病,不再讳疾忌医。

(三) 加强性传播性疾病的监测

监测是性传播性疾病有效防治工作的前提,其目的在于及时掌握性传播性疾病的流行动态,考核防治效果,为制定相关策略提供依据。监测内容主要包括三个方面:重点人群的监测、重点疾病的监测和防治效果的监测。

(四) 加强对高危人群的干预

对性传播性疾病的高危人群进行干预,如商业性工作者、同性恋、吸毒人员等群体。由于该群体与主流社会有一定的心理距离,常规方式难以介入,以致效果不佳。因此需要采取特殊措施,使他们接受性传播性疾病防治知识,拒绝不安全性行为,加强自我保护,以达到防治性传播性疾病的目的。

第五节 精神性疾病

一、概 述

精神性疾病是指在各种生物、社会等有害因素的不利影响下,大脑出现紊乱,表现为精神活动失常,是脑功能失常的总称。精神性疾病分为精神病、神经官能症、人格障碍、精神发育迟滞四类。

精神性疾病对人们健康造成极大危害,并影响到整个社会经济的发展。1999 年 WHO 报告,全球有约 4 亿人患有精神性疾病;精神性疾病所造成的疾病负担占整个疾病负担的 12%,到 2020 年预计增加到 15%。据调查显示,我国目前约有各种精神病人 1600 万人,患病率由上世纪的 0.27% 上升至现在的 1.35%;预测 21 世纪后各类精神卫生问题将更加突出，到2020年精神性疾病的负担将上升到疾病总负担的1/4。

二、精神性疾病的社会、心理致病因素

（一）社会动荡

由于政治、经济和军事等因素造成的社会结构、组织和价值观念、生活状态的急骤变化，直接对人的精神健康产生不良影响。例如经济激烈震荡、战争、重大自然灾害等，可能导致原有社会、经济、文化和心理基础被破坏，或财产与亲人损失、失去人身自由、经历痛苦场面等精神应激的增加，或被动移民或难民面对新的经济困难、价值观念冲突等带来的不安全感和适应性焦虑。这些因素都可直接引起精神健康的损害。

（二）经济状况

精神性疾病与经济状况、职业有明显关系。经济水平低下和不在职人群的精神性疾病患病率明显高于经济水平较高的人群和在职人群，这可能与不同经济水平人群的食物营养状况、受教育水平、生活压力、居住条件有关。

（三）文化因素

研究表明，某些文化信仰、价值观可能增加对个体的刺激，由此导致个体的应激，对精神健康产生影响。例如，对同性恋是否认定为异常会因社会文化背景的不同而不同。中国明清时期的某些亚文化中，同性性行为是一种优雅而时髦的行为；四千年前的古埃及认为同性恋是人的一种天性；美国在20世纪70年代以前很长时间将同性恋列为精神障碍的范畴，但此后，逐渐将同性恋看做是一种正常人的不同生活方式。又如现代社会上"先进"、"标兵"、"英雄"，以及"罪犯"等积极或消极的标签，往往给当事人带来巨大压力，引起精神紧张，甚至致病。

（四）社会环境

随着人口的增长，以及城市化趋势，拥挤现象对人的情绪产生了很大的影响。住宅的拥挤、工作的快节奏、环境的污染，以及转型中的社会、经济乃至个人的不确定性因素与"焦躁"的社会心理相结合，导致诸多社会矛盾浮出水面，甚至激化，使人们的情绪显得紧张、焦虑、急躁，注意力不集中，工作效率低下等。

（五）生活事件

人的社会生活中，所遇到各种社会生活事件都会对心理状态产生一定的影响。虽然不是所有的社会生活事件所引起的心理紧张都会导致疾病，但有一些社会事件，如亲人伤亡、恋爱挫折、丢失工作等，会使生活和工作发生重大变动，在一定条件下可以导致精神性疾病。统计数据显示，精神分裂症患者在发病前有50%遭遇过生活事件刺激。

（六）家庭环境

婚姻、家庭是人生重要的组成部分，家庭不和睦或解体、经济受损失或困难、老人的孤独与失去家庭支持等，均可构成不良应激。例如，由于家庭规模不断缩小，以往的"金字塔"型家庭结构逐步被"倒金字塔"型代替，特别是"空巢家庭"的出现，使孤独成为困扰中国老人的主要心理问题。临床研究证明，长期孤独可能引发老年痴呆和老年抑郁。

（七）社会支持

相对正常居民，精神性疾病患者发病前通常在社会支持系统方面存在缺陷，包括夫妻关系、同胞关系、邻里关系，以及朋友关系等方面的不良状况。研究表明，在地震、洪水等自然灾害发生后，在同样应激的情况下，社会支持多的人较少发生精神损害，而社会支持少的人则发生精神障碍的较多。

三、精神性疾病的防制

精神性疾病的发生、发展与转归是心理、社会和生物等因素交互作用的结果，需要从三级预防着手，完善国民的心理、生理和社会功能，达到防制精神性疾病的目的。

（一）一级预防

一级预防旨在减少人群中精神性疾病的发生率，这需要减少或消除致病因素。但由于对精神性疾病的病因研究了解有限，通常从下面一些社会策略入手。①开展精神性疾病的流行病学研究，尽可能找出影响人们心理卫生的可能原因，制定预防措施，给予评价。②加强优生优育工作，如遗传咨询等，提高出生人口质量。③重视健康教育，大力宣传心理卫生。④对不同职业群体进行流行病学研究，制订职业心理保健措施。⑤政府部门有必要设置专门机构，有组织地开展预防。

（二）二级预防

二级预防旨在使轻度心理异常不至出现急性发作，尽可能缩短病程，减少因病带来的负面作用，也就是早期发现、早期治疗。通常需要开展以下工作：①加大专业人员的培训力度和在职人员的继续教育，这是早期发现和治疗的前提。②积极开展社区服务，完善各类精神性疾病防制机构，广泛开展心理咨询。③加强对儿童、青少年等重点人群的预防。④加强宣传，提高民众对精神性疾病的认知和预防能力。

（三）三级预防

三级预防旨在防制或减少精神伤残的发生，使严重精神性疾病患者能够保留一定的人际交往和工作

的能力。它包括三方面的工作:①积极治疗严重的精神性疾病,防止复发,有关机构加强对其监管和安置。②加强宣传教育,改变社会上对精神性疾病患者的歧视和偏见,呼吁社会接受精神性疾病患者,改善他们的生活环境。③努力开展弱智培训工作,尽可能提高其人际交往的能力。

Summary

1. Sociopathy is a disease and social pathologic phenomenon, which is dominated by social factors and closely related to the behavior and life style of individual, including accident, suicide, STD, AIDS, drug addiction, alcoholism, mental illness, teenage pregnancy, divorce, etc.

2. Harmful social disease is divided into three categories: (1) Accidental injuries are unintentional injuries, mainly including traffic injuries, falls, burns, poisoning, drowning, cuts, animal bites, medical malpractice, etc. (2) Suicide and self-injury refer to the self-conscious injuries, including suicide, self-torture, self-mutilation, etc. (3) Violence and homicide are deliberate injuries by others, including domestic violence, child abuse, rape, homicide, assault, etc.

3. Haddon divided the occurrence of injury into three stages which are the stage before the occurrence, the stage during the occurrence and the stage after the occurrence of injury. In these three different stages the appropriate preventive measures were taken aiming at the host, pathogenic factors and the environment, namely, "three-phase, three-factor"

theory of prevention. The interventions to control the harmful social disease include engineering intervention, economic intervention, compulsory intervention, and educational intervention.

4. The preventions and control measures to STDs include the advocacy of healthy attitudes and behavior to sex, the popularization of knowledge to prevent STDs, strengthening the surveillance of STDs and the intervention on high-risk groups.

5. Social and psychological risk factors of mental diseases include social unrest, economic status, cultural factors, social environment, life events, family environment and social support. The tertiary prevention should be applied to improve national population on psychological, physical and social function, so that mental illness could be controlled effectively.

思 考 题

1. 简述伤害性社会病的分类、流行特征及四"E"干预措施。

2. 试述成瘾性社会病的分类与防制要点。

3. 试述网络成瘾的危害和防制策略。

4. 试述性传播性疾病的社会根源与防制策略。

5. 试述精神性疾病的社会心理致病因素与防制策略。

（汪　胜）

第十四章 社区卫生服务

案例 14-1

新医改背景下的社区卫生服务—— 上海试点"户籍医生制"

作为新医改的一项重要新尝试,上海目前正在徐汇区枫林街道试点"户籍医生制"。从体检、看病、上门随访到疾病管理,每户居民100%拥有一个家庭责任医生。虽然目前仍处于试水阶段,但从全国范围来看,这或许是当前最接近新医改关于社区卫生服务定位和制度的理想的改革试验。

家庭医生主动上门

清晨,29岁的王丹医生背着出诊包来到东安四村。这是一个老式公房小区,有不少空巢老人正等着小王医生来看病、发药。王医生管着枫林街道下辖东四里委的2000多个居民。这些居民不论去社区卫生服务中心看病,还是在家候诊,不管白天有个头疼脑热,还是半夜急症发作,小王医生都是他们的责任医生。在枫林街道,现有约10万户籍人口,每个人都有家庭责任医生。居委会里,医生的手机号都在醒目的地方张贴着。其实,不用居民找,户籍医生也会主动找上门来。

"除了长期空关户,所有的居民我都上过门,每个人的健康状况、住院和患病历史,我都有记录。因为一直在跑,可以做到随时更新。"王丹医生说,每栋楼的楼长都是他的信息员,今天一楼有人发烧,明天五楼居民腹泻,他都能随时掌握并及时主动上门问诊。

"我们的服务电话是24小时畅通的,晚上家里没人陪伴的居民患了病,如果是小病,就带着药箱上门解决,中等疾病我们送他到社区卫生服务中心观察补液,情况严重的我们陪同送到附近三甲医院挂急诊。"枫林社区卫生服务中心主任张建中说。

预防比看病更重要

户籍医生不仅仅管看病,更重要的工作是帮助预防疾病发生。张建中介绍,中心把所有的居民都分了组,然后分期分批进行免费的身体和心理检查。根据体检结果,对有慢性病隐患、已患慢性病的和严重患病的居民按照三级进行疾病管理。管理内容包括:病人如何在家自我管理控制、家属在应急状况下的自救和处置、患者间互建团队实施互相管理。户籍医生为这些患者制订出治疗康复方案,用电话、短信或上门的方式实施精细化管理。

家住天钥新村125号的梅女士被列为二级高血压患者。她现在每月到社区卫生服务中心的健康家园去报到,那里的"群组式看病"活动让她很受益。一群高血压患者和医生坐在一起会诊,医生讲课、开药方,患者互相讨论治疗中出现的问题和解决方案。

对于健康居民,也有适合他们的"菜单"——社区卫生服务中心开设了健康超市,由全科医生、各专科高年资医生提供全天候健康咨询和保健处方,体质测试、饮食营养菜单、健康讲座、健身功夫等各种服务包罗万象。

为患者省钱成为评价指标

"一项改革能否进行到底,老百姓到底有没有真正得益,关键是政府托不托底,制度管不管人。"徐汇区卫生局长刘诗强表示,徐汇区居民人均年公共卫生费用已超过100元,远高于全国25元的期望人均费用和上海人均50~60元的水准。2009年,徐汇区财政投入到社区卫生服务的费用高达1.4亿元。有了财政托底,社区卫生改革不用担心奖金和药品收入,社区医生用不着开药挣差价,才能真正安下心来当户籍医生,一心一意帮老百姓省钱。"省钱"作为户籍医生的一项考核指标。一个户籍医生的"客户"如果当月医药费增长快了,说明医生工作不到位甚至失职,他的考核总分不是加分而是减分。刘诗强说,只要制度有优势,改革可以倒逼医生为患者省钱。

"考核背对背",杜绝作弊

健康档案有没有作假,是不是死档案?医生

能不能有叫必应？枫林社区卫生服务中心启动改革的同时，在制度设计上就配套了相应的公共卫生问责制。

"考核完全背对背，就是怕出现弄虚作假。"所谓公卫问责，就是每个户籍医生只对他的居民负责，出现居民投诉、公共卫生事故、看病差错，要找得到人来承担，杜绝了以往团队负责制的互相推诿现象。工作组随机打开户籍医生的电脑，随机抽取一定比例居民的电话，一个个打过去，核对工作记录和居民说的是否一致，甚至连最近的血糖、血压也一一核对。

讨论：

1. 你认为社区卫生服务的主要功能和特点是什么？

2. 你认为社区卫生服务要想真正有生命力，需要重点完善哪些方面？

第一节　概　　述

一、社区和社区卫生服务

（一）社区（community）

"社区"一词源于拉丁语，原意是亲密的关系和共同的东西。19世纪德国的社会学家 Tonnies 第一个提出：社区是指具有共同价值取向的同质人口组成的关系密切、出入相友、守望相助、疾病相抚、富有人情味的社会共同体。21世纪30年代，我国著名已故社会学家费孝通将社区定义为：若干社会群体或社会组织聚集在某一地域里所形成的一个在生活上相互关联的大集体。概括来说，社区就是在一定地域内，按照一定的社会制度和社会关系组织起来的，具有共同人口学特征的地域生活共同体。社区是人类社会的有机体组成部分，是宏观社会的缩影。

社区不等于行政区划，社区可大可小，"大"可以大到一个省（市），甚至一个国家或若干个国家；"小"可以小到一个乡（镇）、一个村、一个街道或一个单位。社区也不等于社会，它包括社会有机体最基本的内容，但是社会并非是众多社区的简单组合，社会具有超越各个具体社区的性质和特点。在我国，城市社区主要由两部分构成，一部分是功能社区，主要由机关、企事业单位等构成；另一部分是生活社区，即由居民家庭构成，也包括机关、企事业单位的家属区和居民生活区。

社区一般具有五个构成要素：①一定数量的人口。这些人不是孤立的、抽象的，而是在共同的社会活动中，形成一定的社会关系。②一定范围的地域空间。人们共同进行生产和社会活动，需要一定的地域

条件为前提。③一定规模的生活服务设施。社区是人们生活的基本场所，必须具有满足人们生活需求的各种生活服务设施。④一定特征的社区文化。社区成员特有的精神和物质生活方式，使他们对所属社区在情感上和心理上具有认同感和归属感。⑤一定的生活制度和管理机构。为了保障社区生活秩序，保障社区成员的安全和发展，必须建立健全社区的生活制度和管理机构。

（二）社区卫生服务（community health service）

社区卫生服务是卫生服务系统的枢纽和中心环节，是社区建设的重要组成部分，是在政府领导、社区参与、上级卫生机构指导下，以基层卫生机构为主体，全科医生为骨干，合理使用社区资源和适宜技术，以人的健康为中心、家庭为单位、社区为范围、需求为导向，以妇女、儿童、老年人、慢性患者、残疾人等为重点，以解决社区主要卫生问题、满足基本卫生服务需求为目的，融预防、医疗、保健、康复、健康教育、计划生育技术服务等为一体的，有效、经济、方便、综合、连续的基层卫生服务。社区卫生服务是一种基层卫生服务，是实现人人享有初级卫生保健目标的基础环节。我国将大力发展社区卫生服务作为深化城市医疗卫生体制改革、有效解决城市居民看病难、看病贵问题的重要举措，作为构建新型城市卫生服务体系的基础，为居民提供安全、有效、便捷、经济的公共卫生服务和基本医疗服务。

社区卫生服务的对象是社区内的全体人群，具体可分为五类：

1. 健康人群 世界卫生组织指出："健康不仅是没有疾病和虚弱现象，而且是一种躯体上、心理上和社会适应方面的完好状态"。社区卫生服务以健康人群为服务对象，充分体现了预防为先的特点。

2. 亚健康人群 介于健康与疾病之间，虽然没有明显的疾患，但呈现不同程度的体力、反应能力、适应能力等下降的人群。

3. 高危人群 即具有危险因素的人群，其患病率高于普通人群。如具有吸毒、酗酒等不良嗜好的人群，从事危险职业的人群，高危家庭中的成员等。

4. 重点保健人群 如妇女、儿童、老年人、残疾人以及疾病康复期的人群等。

5. 病人 患有各种疾病的人。如各种慢性病患者，需要急救的患者，常见病患者等。

（三）全科医生（general practitioner，GP）

全科医生又称全科/家庭医师或家庭医生，是社区卫生服务的核心。全科医生的定义可以概括为：是对个人、家庭和社区提供优质、方便、经济有效的、一体化的基层医疗保健服务，进行生命、健康与疾病全

过程、全方位负责式管理的医生。全科医生必须具有扎实的全科医学知识,他们所受的系统化、规范化训练使他们能够从事内科、外科等若干领域的服务,对于社区的成员,不论其性别、年龄或所发生的生理、心理及社会方面的问题,均能以其独特的态度和技能,为其提供连续性和综合性的卫生保健服务。全科医生着重解决社区中常见的健康问题,是与病人首次接触的医生,他们以家庭、社区为场所,以门诊和出诊为主要服务方式,是病人及其家庭所需卫生保健服务的最佳协调者,是高质量初级卫生保健的最佳提供者。对全科医生的素质要求主要有以下两个方面:

1. 应具备的职业道德 全科医生应该具有强烈的人文情感,热爱全科医疗、社区卫生服务事业,有为之奉献的精神,关心社区居民健康,有高度的责任感、使命感和同情心,善于人际沟通和交流,尊重病人,任何情况下都不拒绝病人并乐于做他们的朋友。为病人保密,维护病人的个人权益。

2. 应具备的业务素质 全科医生应该具有宽而扎实的全科医学知识,知识结构应包括生物医学、临床医学、预防医学、行为医学以及社会科学等,认真学习、掌握,并熟练运用于自己的工作之中。全科医生应具有敏锐的观察力,积极而稳定的情绪,要有较强的医疗保健实践能力,能够解决社区80%以上的常见健康问题,使社区居民能够享受到优质的卫生服务。

视窗 14-1

中国计划到 2020 年培养 30 万全科医生

2010 年 3 月,国家发展改革委、卫生部、中央编办、教育部、财政部、人力资源和社会保障部等六部委联合印发的《以全科医生为重点的基层医疗卫生队伍建设规划》中指出:到 2020 年,我国将通过多种途径培养 30 万名全科医生,基本满足"小病在基层"的人力支撑要求。《规划》以全科医生为重点,围绕人才的培养、吸引、使用环节,着重提出了三大任务:大力加强基层医疗卫生人才的培养;积极鼓励和引导医疗卫生人才到基层服务;用制度和机制留住并用好基层医疗卫生人才。

随着经济的发展、社会的进步,传统的生物医学模式已为生物-心理-社会医学模式所取代,人们对健康和疾病的认识日益深化,健康的内涵也在扩大,从生理健康向生理、心理和社会健康过渡,以疾病为中心、以个体为对象的卫生服务模式越来越不适应社会发展的需要。社会医学提出的"四个扩大"正在逐步得到社会的认可,健康优先、预防优先的发展策略以及人人享有基本卫生保健,孕育了以健康为中心、以群体为对象的新型卫生服务模式——社区卫生服务。

当前,我国的卫生事业面临着许多新的问题,如随着人口老龄化进程的加快,使老年病、慢性非传染性疾病的防治日益成为迫切的问题;随着医学模式的转变及人人享有卫生保健战略的实施,人们对卫生服务的要求越来越高;随着高科技检测、治疗手段的应用,医疗费用不断上涨,但对改善人类总体健康状况却收效甚微,成本与效益严重失衡;随着医学专科的不断分化,对疑难重症的解决不断有所突破,但医患关系淡漠却成为越来越普遍的现象。在应对这些问题方面,社区卫生服务具有无可比拟的优势。从 20 世纪 80 年代末至今,经过引进、宣传、交流、研究和试点等一系列实践之后,社区卫生服务在我国得到了政府的大力提倡和支持。自 1997 年中共中央、国务院在《关于卫生改革与发展的决定》中明确提出发展社区卫生服务以来,不少城市积极试点探索,取得了一定的成效,同时也暴露出了一些问题。为了解决社区卫生服务试点中遇到的具体问题,1999 年和 2002 年卫生部等10 部委又分别下发了《关于发展城市社区卫生服务的若干意见》和《关于加快发展城市社区卫生服务的意见》,进一步促进了社区卫生服务的发展。特别是2006 年以来,国务院出台了《关于发展城市社区卫生服务的指导意见》,相关部委进一步制定了一系列的配套文件,完善了适应本国国情的社区卫生服务财政补助、价格税收、服务内容、机构标准等有关政策,为推进社区卫生服务发展奠定了政策基础。

二、社区卫生服务的特点

社区卫生服务是推行以社区为定向的基层医疗,即在社区中同时发展初级卫生保健和社区医学的有关项目,并将两者有机地结合到基层医疗实践中。具有以下特点:

(一) 系统性

社区卫生服务的实施是一项系统工程,包括医疗卫生保健的提供者——卫生部门与工、农、教育、社会福利等有关部门,也包括卫生服务的接受者——医疗卫生服务的受益者。两者相互联系、相互影响,构成了一个整体目标明确、层次分明、相互关联的系统。而社区卫生服务本身是医疗卫生工作的一个子系统,同时又是社区服务工作的一个子系统。

(二) 连续性

社区卫生服务是"从摇篮到坟墓"的连续服务过程,这种连续性意味着:①贯穿于人生的各个阶段,从围产期保健、婴幼儿保健、儿童期保健、青年保健、中老年保健等一直到濒死病人的临终关怀;②健康-疾病-康复的各个阶段的服务,从健康危险因素的监测,到机体出现功能失调、疾病发生、发展、演变、康复等各个阶段;③在任何时间地点对任何健康问题的服务。

（三）综合性

这一特点简明地体现了全科医学的"全方位或全主体"性，即：①就服务对象而言，不分年龄，性别和疾病类型；②就服务的内容而言，包括医疗、预防、保健、康复和健康教育等；③就服务层面而言，涵盖个人、家庭和社区，要照顾社区中所有的家庭和个人；就服务项目，涉及生理、心理以及社会文化等各个方面；④就服务方式而言，可以利用一切对服务对象有利的方式和工具。

（四）协调性

社区卫生服务是整个卫生保健网络的枢纽，全科医生的职责是向病人提供广泛而综合的基层卫生保健，有些服务单靠全科医生是无法完成的，需要与其他医疗或非医疗机构配合。社区卫生服务是协调各有关部门，动用社会、社区以及家庭的各种资源，通过会诊、转诊等协调性措施，调用其他医疗保健系统，共同完成对社区居民的医疗保健服务，因而它体现了一种协调性。

（五）可及性

社区卫生服务是可及的、方便的基本医疗照顾，可及性服务包括方便可靠的基本医疗设施、固定的医疗关系、有效的预约系统、下班后和节假日的服务、地理位置上接近、病情熟悉、医患关系亲密、经济上可接受等。这种可及性确保了社区居民在任何时间都能在所属社区内得到经济而周到的医疗保健服务。

（六）人格化

社区卫生服务强调"以人为本"，突出"生命至上"的宗旨，它把病人看做是有个性、有感情的人，而不是疾病的载体，其照顾的目的不仅限于寻找病理问题，还要从"整体人"的角度全面考虑其生理、心理、社会需求并加以解决，要把尊重人、关爱人、方便人、服务人的理念贯穿于社区卫生服务的全过程。

（七）以健康为中心

社区卫生服务强调以人的健康为中心，而不是以病人为中心，更不是以疾病为中心。这种变化需要大幅度改变过去的工作方式，仅仅依靠治疗个体疾病的医疗工作是远远不够的，要求社区卫生服务走进社区和家庭，动员每个人主动养成良好的行为生活方式，预防疾病和伤残，促进健康。

（八）以家庭为单位

家庭是社区组成的基本单元，一个家庭内的每个成员之间有着密切的血缘和经济关系，以及相似的行为、生活方式、居住环境、卫生习惯等，家庭成员在健康问题上存在着相同的危险因素。因此，社区卫生服务需要提供以家庭为单位的健康照顾。

（九）以社区为范围

社区卫生服务要以社区为基础、以社区内居民的卫生服务需求为导向，充分利用社区资源，将个体和群体的健康照顾紧密结合，为社区居民提供服务。全科医生既要利用其对社区背景的熟悉去把握个别病人的相关问题，又要对从个体病人身上反映出来的群体健康问题有足够的敏感性。

（十）以人群为对象

医院的服务对象是就诊患者，而社区卫生服务是维护社区内所有人群的健康，如改善社区的卫生环境、居住条件、消除不安全因素等，是以社区内所有人群的利益和健康为出发点的。

三、发展社区卫生服务的指导思想、基本原则和工作目标

（一）指导思想

以邓小平理论和"三个代表"重要思想为指导，全面落实科学发展观，坚持为人民健康服务的方向，将发展社区卫生服务作为深化城市医疗卫生体制改革、有效解决城市居民看病难、看病贵问题的重要举措，作为构建新型城市卫生服务体系的基础，着力推进体制、机制创新，为居民提供安全、有效、便捷、经济的公共卫生服务和基本医疗服务。

（二）基本原则

（1）坚持社区卫生服务的公益性质，注重卫生服务的公平、效率和可及性。

（2）坚持以政府为主导，鼓励社会参与，多渠道发展社区卫生服务。

（3）坚持实行区域卫生规划，立足于调整现有卫生资源、辅以改建、扩建和新建，不断健全社区卫生服务网络。

（4）坚持公共卫生服务和基本医疗服务并重，中西医并重，防治结合的原则。

（5）坚持以地方为主，因地制宜，探索创新，积极推进的原则。

（三）工作目标

到2010年，全国地级以上城市和有条件的县级市要建立较完善的城市社区卫生服务体系。具体目标是：社区卫生服务机构设置合理，服务功能健全，人员素质较高，运行机制科学，监督管理规范，居民可以在社区享受到疾病预防等公共卫生服务和一般常见病、多发病的基本医疗服务。东中部地区地级以上城市和西部地区省会城市及有条件的地级城市要加快发展，力争在二、三年内取得明显进展。

四、发展社区卫生服务的意义

（一）发展社区卫生服务是提供基本卫生服务，满足人民群众日益增长的卫生服务需求，提高人民健康水平的重要保障

社区卫生服务覆盖广泛、方便群众，能使广大群众获得基本卫生服务，也有利于满足人民群众日益增长的多样化卫生服务需求。社区卫生服务强调预防为主、防治结合，有利于将预防保健落实到社区、家庭和个人，提高人群健康水平。

（二）发展社区卫生服务是深化卫生改革，建立与社会主义市场经济相适应的城市卫生服务体系的重要基础

社区卫生服务可以将广大居民的多数基本健康问题解决在基层。积极发展社区卫生服务，有利于调整城市卫生服务体系的结构、功能、布局，提高效率，降低成本，形成以社区卫生服务机构为基础，大中型医院为医疗中心，预防、保健、健康教育等机构为预防、保健中心，适应社会主义初级阶段国情和社会主义市场经济体制的城市卫生服务体系新格局。

（三）发展社区卫生服务是建立城镇职工基本医疗保险制度的迫切要求

社区卫生服务可以为参保职工就近诊治一般常见病、多发病、慢性病，帮助参保职工合理利用大医院服务，并通过健康教育、预防保健，增进职工健康，减少发病，既保证基本医疗，又降低成本，符合"低水平、广覆盖"原则，对职工基本医疗保险制度长久稳定运行，起重要支撑作用。

（四）发展社区卫生服务有利于加强社会主义精神文明建设，密切党群、干群关系，维护社会稳定

社区卫生服务通过多种形式的服务为群众排忧解难，使社区卫生人员与广大居民建立起新型医患关系，有利于加强社会主义精神文明建设。积极开展社区卫生服务是为人民办好事、办实事的德政民心工程，充分体现全心全意为人民服务宗旨。

第二节 社区卫生服务的功能

根据卫生部等十部委文件《关于发展城市社区卫生服务的若干意见》，社区卫生服务应该具有"六位一体"的服务功能。"六位"是指健康教育、社区预防、社区保健、社区医疗、社区康复、计划生育指导；"一体"是指社区卫生服务站（中心）提供综合、连续性的服务。

一、健 康 教 育

健康教育是指通过有组织、有计划、有系统的信息传播和行为干预，促使人们自觉采纳有利于健康的行为和生活方式，消除或减轻影响健康的危险因素，预防疾病、促进健康和提高生活质量。健康教育是社区卫生服务的灵魂，是初级卫生保健的重要任务之一。健康教育的目的是发动和引导社区居民树立健康意识，关注自身、家庭和社区的健康问题，积极参与社区健康教育与健康促进规划的制定和实施，养成良好的行为和生活习惯。健康教育的开展需要注意把对整个人群的普遍预防和对高危人群的重点预防结合起来，既要开展面向全人群的健康教育，指导居民纠正不良的行为生活方式，又要明确健康教育的重点对象，消除高危人群的危险因素。同时，健康教育应具有科学性、针对性、启发性、直观性、灵活性，不能简单说教，应尽量引起群众的兴趣，最终实现"知、信、行"的改变，即通过健康知识的传播，使人们形成正确的健康观念，从而改变不良行为和生活方式。

健康教育的主要内容包括：党和政府的卫生工作方针、政策和法规，卫生公德和职业卫生道德，健康新概念，生理与心理卫生知识，体育锻炼和运动卫生知识，公共卫生和环境保护知识，平衡膳食和营养卫生知识，计划生育、优生优育和妇幼保健知识，吸烟危害及控烟知识，消灭病媒及除"四害"知识，常见病、地方病、传染病、职业病防治知识，意外伤害急救知识，常用药物及常用医技诊断常识，市民文明守则、行为规范和个体、群体的健康行为教育等。

社区卫生服务中的健康教育主要通过以下途径来实现：①建立完整的个人和家庭健康档案，包括基本信息、医疗保健记录、双向转诊记录、健康知识培训记录等；②社区主要疾病高危人群的健康监测以及预防性的干预教育；③深入社区所辖单位，如学校、工厂、机关及委员会，开展健康教育服务；④利用家庭病床进行健康教育；⑤推广使用健康教育处方；⑥结合门诊、会诊和双向转诊开展临床健康教育。

二、社 区 预 防

（一）社区卫生诊断

社区卫生诊断是社区卫生工作者运用社区调查资料，对社区卫生状况、社区居民的健康危险因素、人群对卫生服务的需求与利用等进行分析和判断，从而找出社区存在的主要健康问题，明确社区可利用的资源，为实施以社区为范围的卫生服务提供依据。社区卫生诊断是制定社区卫生计划的基础。医生看病，首

先要有一个正确的诊断,才能开出处方。要为社区居民提供良好的卫生服务,也必须对社区的人文环境、居民的健康状况、居民的卫生需求以及需要解决的最主要问题进行清晰的了解,这必须依赖于完整的社区诊断。社区卫生诊断的内容包括:

1. 发现社区主要卫生问题 通过对社区调查资料的分析,了解居民的疾病谱及其各种疾病的发病率、患病率、死亡率等。同时,明确不同人群、不同地区、不同时间疾病的分布状况和严重程度等。此外,要了解社区的环境状况,包括自然环境和人文社会环境。

2. 确定优先解决的社区卫生问题 一个社区或一个人群在一定时期内所面临的卫生问题往往具有多样性。由于卫生资源的限制,不可能面面俱到的解决所有卫生问题,因此,必须明确需要优先解决的问题。

3. 明确目标人群的有关特征 对优先问题所涉及的人群,应采用相应的流行病学和统计学方法,对其社会、经济、人口等方面的特征进行详细的描述和分析,以明确重点或高危目标人群,为进行干预提供必要的依据。同时,要收集社区人口学资料,如人口数量与结构、出生与死亡情况等;社区健康状况,如死亡率、发病率、患病率等;人群的主要危险因素,如吸烟、饮酒、求医行为等。

4. 明确社区可利用的资源 社区卫生资源不仅来源于卫生机构,社区其他组织甚至居民的资源都可以用于社区卫生服务。要搞清哪些资源是可利用的,哪些资源是尚待开发利用的。除通过各种渠道筹集必需的资源外,更为重要的是,要注重对社区已有资源的开发利用,充分提高其使用效率。

视窗 14-2
社区卫生诊断与临床疾病诊断的区别

	社区卫生诊断	临床疾病诊断
目标	社区主要健康问题	诊断疾病
	社区健康危险因素	病名1、2、3……
对象	社区人群和环境	个体
症状	人口、疾病和环境状况	头痛、发热、腹泻等
诊断依据	社区人口、疾病、环境等	病史、体检、实验室检查
防治方法	社区干预	治疗计划
评估	社区卫生效益评估	随访、复查

(二) 疾病预防

主要是对常见病、多发病、传染病、地方性疾病、寄生虫病、职业病、慢性非传染性疾病以及精神性疾病等的预防。主要措施包括:①开展计划免疫等预防接种工作;②严格执行法定传染病登记与报告制度;

③当有传染病流行时,配合有关部门处理疫情,控制和消灭传染病的发生和蔓延;④开展传染病、地方病、寄生虫病的社区防治;⑤做好对职业病的诊断、登记和报告工作;⑥对慢性病人群进行监测,做好健康指导和行为干预工作;⑦开展精神卫生宣传和教育工作;⑧对精神性疾病患者及时发现,及早治疗,对康复期精神疾病患者进行有效监护。

慢病性管理包括:①定期在社区内开展健康指导、慢性病筛查和行为干预;②定期进行重点慢性非传染性疾病的高危人群监测;③对重点慢性非传染病患者实施规范化管理;④对社区内处于恢复期的病人进行随访。

三、社区保健

(一) 特殊人群保健

社区保健工作范围主要是包括从小到老,即婴幼儿、青少年、成人及老年保健。从脆弱人群上看重点是婴幼儿保健、妇女保健和老年保健。

1. 儿童保健 儿童正处于迅速生长发育期,是决定一生体格、体质、人格、智力等的关键阶段。他们的身体素质、科学文化水平和人生观直接关系到民族的兴旺和国家的未来。儿童保健主要包括:新生儿保健、婴幼儿保健、学龄前期保健、学龄期保健以及意外伤害的预防等。

社区内开展儿童保健的方法包括:①建立新生儿健康档案。要求新生儿从出生时就填写有关表格,以后定期体检、记录,作为入学前的健康资料进行管理;②社区建立系统的教育程序。针对不同的健康问题,组织专门教育,包括家长、儿童、学校老师以及学校保健医生的培训等;③加强卫生保健的监督工作。对社区中的卫生问题进行调查研究,对相关的卫生保健工作进行评估和监督,以完善儿童少年的健康服务体系。

2. 妇女保健 妇女由于其生理上的特殊性,在人类社会进程中承担着社会生产与人类自身繁衍的双重任务。妇女在生命过程中要经历月经期、受孕期、产褥期、哺乳期及更年期这些需要特殊保健的时期。因此,在社区开展妇女保健工作,对保障和促进妇女的身心健康有着不可忽视的作用。妇女卫生保健应根据妇女的个体、群体特征,在不同的时期采取不同的方式、方法,如系统教育、专题讲座、咨询服务或个别访问等。

社区内开展妇女保健的方法包括:①建立婚前、产前检查制度,结合检查可以进行有关卫生知识的宣传教育;②建立妇女专科体检制度,或开展常见病的普查普治;③开展妇女保健知识教育咨询门诊;④社区内可有计划地组织专题讲座或学习班。

3. 老年保健 由于我国人口平均寿命逐渐延长,老年人逐年增多,因此,人口老龄化问题已成为我国社会的重要问题。老年保健的目的是从老年的生理特点出发,研究老年人生理、心理及社会因素对其健康的影响,并采取必要的措施以改善老年人的健康,提高老年人的体质,延长寿命。老年保健主要包括了解老年人的健康状况,定期进行家庭访视,指导老年人进行有针对性的疾病预防和自我保健,防止意外伤害、自杀等的发生。

(二)心理健康保健

心理健康保健也是社区保健的一个重要内容。现代生活节奏加快,市场竞争激烈,人际交往频繁,心理压力加大,精神疾病日益增多。社区卫生服务应做好社区居民的心理保健工作,对有心理问题的居民应及时进行心理疏导,增强心理健康,使社区居民具有良好的心理素质。同时社区心理健康保健要贯彻预防为主的方针,积极向公众普及精神卫生知识,提高个体心理耐受力和适应力,防止精神疾病的出现。此外,应加强特殊时期的心理保健工作,如非典型肺炎流行时期,进行心理宣传和指导,减轻心理恐慌,促进居民的心理健康,对战胜"非典"具有重要意义。

四、社区医疗

社区医疗是社区内的全科医生向本社区的居民及家庭提供的基本医疗服务。社区医疗主要提供的是门诊和出诊形式的基层医疗服务,是社区卫生服务功能的重要体现,同时,也是社区卫生服务其他工作的基础。与医院的医疗服务相比较,社区医疗最大的特征在于其所提供的服务是以社区为范围、以家庭为单位的连续性和人格化的医疗服务。

社区医疗主要包括五个方面的内容:①为社区居民建立首诊制,提供一般常见病、多发病和诊断明确的慢性病的医疗服务;②恰当处理疑难病症,对不能确诊的病例应及时做好会诊和转诊工作;③做好对危、急、重症病例的现场救护工作;④提供家庭出诊、家庭护理、家庭病床等家庭医疗服务;⑤开展医疗照顾,为临终病人及其家庭提供周到的、人性化的服务。在社区医疗中要特别强调使用适宜技术、中医中药等,以适应群众需要,减轻人们的医疗费用负担。

五、社区康复

社区康复是指患者/残疾者经过临床治疗阶段以后,为促进患者/残疾者身心的进一步康复,由社区继续提供的医疗保健服务。社区康复与医疗康复不同,它体现了医疗与预防保健于一体,身心全面兼顾,连续性、协调性的全科医疗服务。社区康复是社区医学的重要组成部分,是实现人人享有卫生保健战略目标的重要内容。根据 WHO 的定义,社区康复是指在城乡社区,调动和协调有关部门及包括康复对象和家庭成员在内的全体人员参与,充分开发和利用社区资源,在医疗康复的基础上,实现全面康复。所谓全面康复,包括四个层次,即医学康复、教育康复、职业康复和社会康复。

医疗康复是应用医学技术,进行功能诊断、治疗、训练和预防等,从而达到慢性病人、残疾人和老年人身心康复的目的;教育康复是在康复医学的指导下,对康复对象进行道德教育、文化教育、职业技术教育和普通教育,对智力、视力、听力及语言障碍者进行特殊教育,为康复对象参与社会生活,适应社会需要创造条件;职业康复是通过对康复对象进行就业咨询、职业能力测试、岗前职业教育、就业安置等,使康复对象解决就业问题;社会康复是通过社会和康复对象自身的共同努力,维护康复对象的尊严和权利,创造条件使康复对象在教育、婚姻、住房、娱乐等生活方面与正常人享有平等的待遇,充分参与社会生活,实现自身价值。

六、计划生育指导

计划生育是我国的基本国策,实行计划生育有利于控制人口数量、提高人口素质,使我国人口的增长同经济和社会的发展相适应。社区是我国基层活动的重要枢纽,社区的某些传统特征制约着人们的生育观念和生育水平,所以社区计划生育工作是我国计划生育工作的基础。社区计划生育可采取以下措施:①婚前检查。对直系血亲或三代内旁系血亲者应禁止其结婚。对患有性病、精神病以及患有某种法定传染病并在规定隔离期内者,应尽量劝阻其结婚。对某些遗传病患者可以结婚,但应劝阻其生育。②在夫妻双方知情和选择的前提下,指导夫妻双方避孕、节育。③提供避孕药具及相关咨询。通过宣传教育,提高对婚育知识的理解。

第三节 社区卫生服务的组织与运作

一、社区卫生服务的组织

(一)社区卫生服务组织的原则

目前,我国社区卫生服务的组织形式多种多样,但其内容都是一致的,不管采取什么样的形式,最终都是为了实现社区卫生服务的功能。因此,尽管各地社区卫生服务的组织形式不一,但一般都遵循以下原则:

1. 政府领导,多部门参与 社区卫生服务的组织应在政府的领导下进行,其他各有关部门应分别给以支持。各级政府要成立社区卫生服务协调组织,卫生、财政、劳动与社会保障、物价、民政、人事等有关部门应各尽其职,完善有关配套政策和措施,及时协调与解决社区卫生服务发展过程中遇到的问题和困难。

2. 合理设置社区卫生服务机构的布局 社区卫生服务机构的设置应根据本地区人口密度、卫生需求、地理位置等合理布局。有的专家提出,社区卫生服务半径以 0.7～1.0 公里为宜,而且应注意与社区医院和其他医疗机构要保持一定距离。

3. 合理配备医疗人员 在目前我国全科医师缺乏的情况下,应满足社区人员每万人至少配备 2 名全科医师,全科医生与社区护士的比例不低于 1:2,口腔医生、康复治疗技师、社会工作者等其他技术人员按实际需求配备。

4. 基本设施配备 社区卫生服务机构业务用房、床位、基本设备、常用药品和急救药品应根据社区卫生服务的功能、居民需求配置。

5. 健全各项管理制度 主要包括:医疗人员的培训、管理、考核和奖惩制度;服务差错及事故防范制度;会诊及双向转诊制度;财务、药品、设备管理制度;档案、信息资料管理制度;社区卫生服务质量管理与考核评价制度等。

(二)城市社区卫生服务中心基本标准

1. 城市社区卫生服务中心应按照国家有关规定提供社区基本公共卫生服务和社区基本医疗服务。

2. 床位 根据服务范围和人口合理配置。至少设日间观察床 5 张,根据当地医疗机构设置规划,可设一定数量的以护理康复为主要功能的病床,但不得超过 50 张。

3. 科室设置 至少设有以下科室:

(1)临床科室:全科诊室、中医诊室、康复治疗室、抢救室、预检分诊室(台)。

(2)预防保健科室:预防接种室、儿童保健室、妇女保健与计划生育指导室、健康教育室。

(3)医技及其他科室:检验室、B超室、心电图室、药房、治疗室、处置室、观察室、健康信息管理室、消毒间。

4. 人员

(1)至少有 6 名执业范围为全科医学专业的临床类别、中医类别执业医师,9 名注册护士。

(2)至少有 1 名副高级以上任职资格的执业医师;至少有 1 名中级以上任职资格的中医类别执业医师;至少有 1 名公共卫生执业医师。

(3)每名执业医师至少配备 1 名注册护士,其中至少具有 1 名中级以上任职资格的注册护士。

(4)设病床的,每 5 张病床至少增加配备 1 名执业医师,1 名注册护士。

(5)其他人员按需配备。

5. 房屋

(1)建筑面积不少于 1000 平方米,布局合理,充分体现保护患者隐私、无障碍设计要求,并符合国家卫生学标准。

(2)设病床的,每设一床位至少增加 30 平方米建筑面积。

6. 设备

(1)诊疗设备:诊断床、听诊器、血压计、体温计、观片灯、体重身高计、出诊箱、治疗推车、供氧设备、电动吸引器、简易手术设备、可调式输液椅、手推式抢救车及抢救设备、脉枕、针灸器具、火罐。

(2)辅助检查设备:心电图机、B超、显微镜、离心机、血球计数仪、尿常规分析仪、生化分析仪、血糖仪、电冰箱、恒温箱、药品柜、中药饮片调剂设备、高压蒸汽消毒器等必要的消毒灭菌设施。

(3)预防保健设备:妇科检查床、妇科常规检查设备、身长(高)和体重测查设备、听(视)力测查工具、电冰箱、疫苗标牌、紫外线灯、冷藏包、运动治疗和功能测评仪器等基本康复训练和理疗设备。

(4)健康教育及其他设备:健康教育影像设备、计算机及打印设备、电话等通讯设备、健康档案、医疗保险信息管理与费用结算有关设备等;设病床的,配备与之相应的病床单元设施。

7. 规章制度 制定人员岗位责任制、在职教育培训制度,有国家制定或认可的各项卫生技术操作规程,并成册可用。

8. 其他 各省、自治区、直辖市卫生行政部门可以此为基础,根据实际情况适当提高部分指标,作为地方标准,报卫生部核准备案后施行。由医院转型的社区卫生服务中心,可根据当地实际和原医院规模等情况,给予一定过渡期,逐步调整功能和规模,达到本标准要求。

(三)城市社区卫生服务站基本标准

1. 城市社区卫生服务站 应按照国家有关规定提供社区基本公共卫生服务和社区基本医疗服务。

2. 床位 至少设日间观察床 1 张,不设病床。

3. 科室 至少设有以下科室:全科诊室、治疗室、处置室、预防保健室、健康信息管理室。

4. 人员

(1)至少配备 2 名执业范围为全科医学专业的临床类别、中医类别执业医师。

(2)至少有 1 名中级以上任职资格的执业医师;至少有 1 名能够提供中医药服务的执业医师。

(3)每名执业医师至少配备 1 名注册护士。

(4)其他人员按需配备。

5. 房屋 建筑面积不少于 150 平方米,布局合理,充分体现保护患者隐私、无障碍设计要求,并符合国家卫生学标准。

6. 设备

(1)基本设备:诊断床、听诊器、血压计、体温计、心电图机、观片灯、体重身高计、血糖仪、出诊箱、治疗推车、急救箱、供氧设备、电冰箱、脉枕、针灸器具、火罐、必要的消毒灭菌设施、药品柜、档案柜、电脑及打印设备、电话等通讯设备、健康教育影像设备。

(2)有与开展的工作相应的其他设备。

7. 规章制度

制定人员岗位责任制、在职教育培训制度,有国家制定或认可的各项卫生技术操作规程,并成册可用。

8. 其他

各省、自治区、直辖市卫生行政部门可以此为基础,根据实际情况适当提高部分指标,作为地方标准,报卫生部核准备案后施行。

二、社区卫生服务的运作

社区卫生服务不同于门诊部,其运作也不同于过去的"坐堂问诊"形式。社区卫生服务的运作是一个系统、复杂的过程,需要多个部门的配合,共同实现其服务功能。社区卫生服务运作一般应包括以下四个步骤:

(一)进行卫生服务需求评价

这是社区卫生服务运作的前提,也是配备卫生人员、配置卫生资源的重要依据。只有了解了社区居民的卫生服务需求,才能制定出有效的卫生服务计划。一般来说,卫生服务需求评价应达到以下目的:了解社区居民的一般健康状况;了解社区居民的卫生需要和需求;确定社区内的主要卫生问题以及影响健康的主要危险因素等。

卫生服务需求的评价经常采用调查问卷的方法来收集资料,通过问卷形式一般可收集到丰富而可靠的资料。近年来,国内外不少学者采用人类学、社会学等学科的定性研究方法用于社区卫生服务需求评价,取得了良好效果,常用的定性方法有观察法、访谈法等。

(二)根据调查结果,配备相应卫生资源

根据社区居民的卫生服务需求,合理筹集资金、配备社区卫生服务人员以及医疗设备等。

1. 资金筹集

社区卫生服务担负着大量的公共卫生服务项目,这些非个人受益的服务必须由政府来拨款。因此,社区卫生服务的资金筹集应以政府投入为主,兼之以社区卫生服务自身开展的医疗卫生保健等业务费用。

2. 社区卫生服务人员的配备

目前我国的全科医师较为缺乏,因而,社区卫生服务机构不可能都招收医药院校毕业的全科医师。更为快捷的方法是对基层卫生机构中学历较低但实践经验丰富的卫生人员进行培训,以适应社区卫生服务的需要。其他医护人员的上岗也都需接受全科医学和社区护理等相关知识的培训。

3. 医疗设备配备

社区卫生服务机构至少应具有以下基本设备:听诊器、体温计、血压计、血糖仪、急救箱、抢救床、氧气瓶、氧气袋、气管插管、洗胃器、康复器材、健康教育设备、药品柜、档案柜、心电图机、紫外线灯、污物桶、出诊设备、出诊交通工具、电话;备基本药物 120 种以上,包括常用急救药品和中成药品。

(三)根据居民需求,利用卫生资源,对居民进行服务

社区卫生服务的形式多种多样,各地可根据本社区的具体情况,采取不同的服务形式。一般社区卫生服务形式有以下几种:

(1)在社区卫生服务中心和社区卫生服务站开展工作。

(2)上门服务,通过电话预约、卫生服务小分队等形式服务上门。

(3)社区医生责任制。由一名医生专门负责几个居民区的卫生保健、健康教育、医疗服务等。

(4)医疗咨询热线服务。开通热线电话,提供各类服务包括就医指南、健康心理咨询、联系住院、建立家庭病床等服务。

(5)社区卫生服务合同制。居民与某一医疗人员签订合同,由此医生专门负责自己和家庭的卫生保健,医生则根据合同提供定期或不定期的医疗卫生服务。英国的通科医生一般就是采取这种形式提供服务。

(四)进行社区卫生服务项目评价

各种卫生保健服务的提供并不是社区卫生服务的终结,社区卫生服务人员还应开展随访工作,对提供的服务进行评价。评价的目的在于:

(1)确定社区卫生服务所开展的活动的种类、数量,确定所开展的活动是否适合社区居民;

(2)确定社区卫生服务是否达到了预期目标;

(3)发现社区卫生服务运作过程中存在的问题,需要在哪一方面进一步改进;

(4)向有关领导部门提供评价报告,总结所取得的成果及不足之处,提供经验或教训。

社区卫生服务的运作是一系列用于社区卫生服务的管理机制、制度和规范,相互联系、相互作用、共同构成的完整体系,主要包括机构外部环境条件和内部运作机制。外部环境条件是指社区卫生机构正常运作所需的经济环境和政策、法规等社会条件;内部运作机制包括领导制度、人事制度、劳动组织制度、分配制度、经济运行和补偿制度等。

（五）社区卫生服务的运行机制

社区卫生服务的顺畅运作需要突出解决以下3个方面问题：

1. 实行社区卫生服务首诊制 社区首诊制包括：

（1）居民与社区全科医生或团队签约，首诊医生负责签约居民的健康；

（2）居民看病应首先找到首诊医生，充分发挥首诊医生"守门人"的作用，如需转诊，必须通过首诊医生介绍到上一级医疗机构，否则医疗费用在医疗保险部门的报销将受到限制；

（3）签约的全科医生应对居民健康全面负责，应提供医疗、预防、保健、康复、计划生育技术指导等"六位一体"的服务。

实行社区首诊制以后，大医院和社区卫生服务机构将各司其职，合理分流门诊病人。

2. 建立双向转诊制度 建立社区卫生服务的目的是为了实现结构调整、资源重组，合理配置和有效利用卫生资源，形成层次分明、职责明确、功能定位准确、各负其责、各行其是、相互配合、有机联系的卫生服务体系。做到大病去医院，小病在社区，也就是大医院负责危、急、重症病人的诊断和治疗，而多数常见病、多发病、诊断明确的疾病和康复期病人由社区卫生服务中心或社区卫生服务站负责。要做到这一点，关键是要按《中共中央、国务院关于卫生改革与发展的决定》要求，"把社区卫生服务纳入职工医疗保险，建立双向转诊制度"。

（1）双向转诊的基本涵义：双向转诊是根据病人的病情而进行的上下级医院间、专科医院间或综合医院与专科医院间的转院诊治过程。它有纵向转诊和横向转诊两种方式。纵向转诊，即下级医院的全科医生对于超出本院诊治范围的病人或在本院确诊、治疗有困难的病人转到上级医院就诊；反之，上一级医院对病情得到控制后相对稳定的病人也可视情况转到下级医院继续治疗。横向转诊，即综合医院的全科医生可根据病人的病情将病人转至同级专科医院，专科医院也可将出现其他症状的病人转至同级综合医院，同样，不同专科医院之间也可进行上述转诊活动。

（2）建立双向转诊制度的基本条件：建立双向转诊制度的基本条件是：①合理的区域卫生规划和卫生机构设置规划。将一个地区的卫生机构和卫生技术力量进行统筹安排、合理配置、组成结构适宜的卫生服务体系。②对不同的卫生机构功能进行定位，分级分工，完善卫生服务体系。根据《医疗管理条例》及有关规定，医疗机构划分为医院（包括一级、二级、三级综合医院和专科医院）、职业病院、防治所、保健院、门诊部、诊所、卫生院等。其功能和任务分别是：一级机构承担社区预防保健和常见病、多发病的诊疗工作，二、三级机构主要承担区域内的常见病、多发病和部分疑难危重病人的诊治任务，同时，还负担着高等医学院校的教学和科研活动。③完善的标准和程序。制定出各级各类医疗机构的诊治范围、诊治标准和诊治程序，如：抢救成功标准、急性病出院标准、转院标准等。

（3）双向转诊的影响因素：目前，社区卫生服务中心或站在遇到危重病人时都会向相应的上级医院转诊，而大医院在接受普通常见病人或收住的危重病人进入康复期以后，却一般不会考虑向社区卫生服务中心或站转诊，结果造成卫生资源的很大浪费。其原因一是医院希望留住病人以追求更高的经济收入；二是医疗保障制度缺少规定；三是病人对大医院形成的依赖心理；四是社区卫生服务还不够完善和全科医生水平偏低。所以，双向转诊实际上只是单向转诊在进行，这既不有利于社区卫生服务的发展，也不利于优化配置卫生资源。解决这个问题的可行途径要依靠医疗保障制度的改革，可对住院病人的急性期与康复期制定不同的自付比例。对危、急、重症病人在一、二、三级医院住院治疗分别建立不同的报销比例，对医院住院病人实行时间-自付比例累积的方法等，从而使病人自觉调整流向，主动按病情轻重选择医院与社区卫生服务中心或站，积极实施双向转诊。

3. 社区卫生服务的筹资方式 现阶段，各社区根据自身的经济水平和业务状况，采取不同的政策和方法，进行多渠道、多层次的社区卫生服务筹资。主要途径包括：政府筹资、企业筹资、社会保险和私人保险、消费者付费、社区筹资、集体集资等。

第四节 社区卫生服务的可持续发展

自20世纪60年代起，许多国家开始重视社区卫生服务的组织建设和功能完善。进入21世纪，针对人口老龄化、医疗费用居高不下、非传染性慢性病增多等一系列的医学难题，开展社区卫生服务，促进社区卫生服务的可持续发展已成为新时期全球卫生体制改革的必然趋势。截至目前，社区卫生服务已在世界很多国家相继开展。

一、国内外社区卫生服务发展概况

（一）国外社区卫生服务发展概况

社区卫生服务是在20世纪60年代在国外首先实行。目前，许多发达国家如英国、德国、澳大利亚、美国、加拿大等国的社区卫生服务均代表了世界先进水平，亚洲开展得比较好的国家是泰国、日本、新加坡等。一般认为，英国的社区卫生服务代表了今后社区卫生服务发展的方向。

综合国外社区卫生服务的发展,一般都具有以下几个共同点:

1. 政府重视　如澳大利亚政府意识到社区卫生服务是减轻财政压力的重要手段,对社区卫生服务给予较大的政策倾斜,不仅从财政上给以支持,而且重点强调对社区卫生服务的组织和管理,以保证社区卫生服务的规范化和实施效果。

2. 资金到位　如英国政府每年至少有 40% 的卫生经费用于社区卫生服务,对社区保健和基层卫生服务的投入比例相当大。

3. 人员充足　如美国 90% 以上的医学院设有家庭医学系或科,有 300 多所医院作为家庭医生(全科医生)的进修学院。英国和德国的全科医生分别占全国医生总数的 30% 和 40%。

4. 转诊方便　如美国根据疾病诊断治疗分类标准(diagnosis related groups,DRGs),明确规定某种疾病或手术到了一定的康复阶段或住院天数,病人必须转往社区卫生服务机构或回家接受社区卫生服务。否则,超出时间的住院费用由病人自己负担。

5. 布局合理　如英国卫生法规定,每名全科医生的服务对象为 1800～3200 人,全科医生服务饱和的地区限制其他社区卫生服务机构的设立。对条件较差、服务不足的地区,适当提高卫生服务的报酬,鼓励全科医生开业。

6. 利用率高　如英国的社区卫生服务占总卫生服务提供的 90%,医院服务仅占 10%;德国的医院一般不开设门诊部,只提供住院服务,一般的门诊服务由全科医生提供,全科医生与医院建立有转诊和其他业务合同。

7. 重视老年保健　如日本社区卫生的核心就是老年保健。日本专门实施了针对老年人的"促进老年保健,福利十年计划",简称"黄金计划",采取各种措施加强老年人的健康保健。

(二)我国社区卫生服务发展概况

社区卫生服务在我国已经得到了重视,1997 年《中共中央、国务院关于卫生改革与发展的决定》已明确指出:"改革城市卫生服务体系,积极发展社区卫生服务,逐步形成功能合理、方便群众的卫生服务网络。"1999 年卫生部等十部委印发了《关于发展城市社区卫生服务的若干意见》,明确了社区卫生服务的基本原则、总体目标和相应配套措施。2000 年 10 月和 12 月,卫生部又相继出台了《城市社区卫生服务基本工作内容(试行)》的通知和《卫生部关于 2005 年城市社区卫生服务发展目标的意见》,提出了城市社区卫生服务发展的总体目标。2006 年又出台了《国务院关于发展城市社区卫生服务的指导意见》,更加明确了社区卫生服务在我国医疗卫生服务中的重要地位。可以说,经过近几年的努力,我国发展社区卫生

服务的"国家级"的基本宏观政策已经形成。

国家的宏观政策在各地也分别得到了细化和深化。据不完全统计,2006 年,全国 95% 以上的地级以上城市、86% 的市辖区和一批县级市开展了城市社区卫生服务。全国已建立社区卫生服务中心 3400 多个,社区卫生服务站将近 12000 多个,创建了 108 个全国社区卫生服务示范区,初步形成了一支从事社区卫生服务的医疗卫生队伍。截止到 2009 年底,全国 31 个省、自治区、直辖市印发了省级社区卫生服务的基本文件,共建有社区卫生服务中心(站)2.7 万个,床位 13.1 万张,占全国医疗机构床位的 3.0%,全国所有的地级城市都开展了社区卫生服务工作。城市社区卫生服务机构发展取得了巨大的进步,部分农村地区也在积极探讨发展社区卫生服务的策略和措施。目前,我国社区卫生服务发展比较好的城市有北京、上海、深圳、广州、济南等,它们以国家宏观政策为导向,结合本地实际情况,积极研究、探索发展社区卫生服务的思路,取得了不少成功的经验。如济南的社区卫生服务,于 1996 年刚刚起步,如今已在四个城区建立起覆盖全部居委会的社区卫生服务网。

二、我国社区卫生服务发展过程中存在的问题

尽管我国社区卫生服务的发展取得了不少经验成果,但同时也暴露出了一些问题。这些问题严重制约着我国社区卫生服务的可持续发展。

(一)思想认识上存在偏差

目前我国对社区卫生服务的性质还没有明确定位,一些地方政府对发展社区卫生服务的重要性、紧迫性认识不足,组织领导和推动力度不够,有的地方甚至还没有将社区卫生服务发展提到议事日程。

(二)资金落实不到位

我国现有卫生事业经费的投入主要着力于大型医院建设上,而对社区卫生服务方面的投入不足。尽管国家一再宣传社区卫生服务的重要性,但社区卫生服务的实际发展却不尽如人意。

(三)社区卫生服务人员不足

许多医学院校毕业生不愿到基层卫生单位工作,而目前对全科医师的培养又显得不足,致使基层卫生技术人员尤其是全科医生极为缺乏。

(四)功能不到位

社区卫生服务应以健康教育和社区预防为主,但实际上许多地区的社区卫生服务仍仅限于社区医疗这一功能,预防保健工作缺乏经费保障,只能靠医疗收入来补偿,从而出现防保工作无人愿做的现象。

（五）布局不合理

有的地区把社区卫生服务当成一种时髦,一哄而起,一、二、三级医院都在搞;有的地区的社区卫生服务站则单纯是医疗机构"伸腿设点"。这些情况致使社区卫生服务机构林立,卫生资源设置重复,效率不高。

（六）居民利用少

有的居民缺乏对社区卫生服务具体内容的认知,有的居民是由于费用得不到报销而不愿利用社区卫生服务,有的居民则对健康和疾病意识淡薄,宁愿把钱花费在烟酒方面,而不愿接受社区医护人员的健康服务。种种原因导致社区卫生服务利用率低下。

三、社区卫生服务发展过程中要处理的几个关系

作为我国基本医疗卫生服务的重要组成部分,社区卫生服务的发展并不是孤立的,在发展的过程中要处理好以下几方面的关系:

（一）社区卫生服务机构与大医院的关系

首先,社区卫生服务机构与大医院是相互依存、相互合作的关系。其次,两者又是有区别的。社区卫生服务机构的医生,不仅要让社区居民相信,也要让一线的医生和护士相信社区医生就是专家,特别是在健康管理和维护、与社区居民的沟通、健康咨询、对常见病和多发病的诊治,尤其是规范化治疗方面更是专家。

（二）社区卫生服务机构与公共卫生机构的关系

2006年国务院10号文件明确提出,要改革现有预防保健机构的职能,适宜在社区开展的公共卫生和预防保健任务,将由社区卫生服务机构承担。这也意味着今后的公共卫生体系乃至传统公共卫生的职能要做出相应的调整。发展社区卫生服务,不仅要把着力点放在医疗服务上,更重要的是要把公共卫生的体系进一步理顺,重新定位职能。

（三）基本医疗与公共卫生的关系

基本医疗是开展社区公共卫生服务的载体,只有在基本医疗的辅助作用下才能顺利地开展社区公共卫生服务;社区公共卫生服务也是基本医疗开展的载体,社区基本医疗需要依托社区公共卫生服务,为居民提供更多的医疗卫生信息,在此前提下治疗好病人、防范病情蔓延扩散和恶化等。因此,政府应重视公共卫生服务和基本医疗卫生服务的共同发展。

（四）全科医生与社区团队的关系

社区卫生服务机构的核心人员是全科医生、预防保健人员和社区护士,另外还有其他的辅助人员,包括其他的专科医生。在现阶段,全科医生必须起骨干和带头作用,促进社区卫生服务的可持续发展。

（五）标准化和差异化的关系

社区卫生服务机构的建设、标准的配置以及社区卫生工作上的要求,均要考虑需方和供方之间的差异,遵循个性化服务,遵循服务模式的差异性,在达到国务院、卫生部最基本要求的同时,要积极探索符合本地区实际状况的服务模式,从而更好地为社区居民服务。

（六）社区卫生服务与科学研究、教育的关系

在发展社区卫生服务时,要关注社区卫生服务的研究和教育问题、学科发展问题,一定要把全科医学作为社区卫生的骨干科学,如果没有学科支撑,今后很容易被其他的专科和亚专科分走。因此,强化教育、强化学科建设、强化科学研究是社区卫生服务可持续发展必需的。

四、医药卫生体制改革新形势下我国社区卫生服务的可持续发展

近些年来,随着医药卫生体制改革的不断推进,社区卫生服务体系的建设受到前所未有的重视,使其得到了长足的发展。2009年国务院出台的《中共中央、国务院关于深化医药卫生体制改革的意见》,明确了社区卫生服务在我国基本医疗卫生服务中的重要地位,提出要更加注重和完善社区卫生服务,医药卫生体制改革为社区卫生服务的可持续发展带来新的机遇与挑战。同时,也为其提供了强有力的政策和物质保障。根据国外社区卫生服务发展经验,结合我国社区卫生服务发展过程中暴露出的一些问题,在新形势下我国社区卫生服务的可持续发展应做到以下几点:

（一）加强政府的领导工作

社区卫生服务是"政府实行一定福利政策的社会公益事业的具体体现",必须由政府来组织实施。政府应将社区卫生服务提到日常议事日程,制定相应的法规政策及配套措施,将社区卫生服务作为社区建设的重要组成部分,纳入社区规划,建立起政府领导、部门协作、街道负责、居委会参与的社区卫生行政管理体制。

（二）给予合理的经济补偿

各级政府应设立一项用于社区卫生服务的专项

基金,纳入政府年度财政预算,并明确政府补助的数量。各级卫生行政部门应调整卫生费用的支出结构,对社区卫生服务的预防保健经费一定要落实到位。此外,社区卫生服务可从其他渠道筹集资金,如接受社会团体、慈善机构等的援助,向国际有关组织争取社区卫生服务的项目贷款等。

(三) 建立合理的社区卫生医疗人员队伍

提高社区卫生服务医护人员的待遇和工资水平,尤其要引进预防保健、健康教育等人才,并保证其生活待遇水平。应加强对全科医师的培养,各大医学院校应开设全科医学这一专业,专门培养全科医学人才,以满足社区卫生服务发展的需要。在目前全科医生较为缺乏的情况下,可对一些实践经验丰富的卫生人员进行短期培训,采用半脱产轮训方式,本着缺什么补什么的原则,就地培养,以适应目前社区卫生服务的需要。现阶段应把这部分在职人员的培训作为重点。

(四) 真正实现社区卫生服务"六位一体"的功能

社区卫生服务应以健康教育和社区预防为主,一定要体现其预防保健的功能,决不能等同于医院的门诊部。社区卫生服务机构在资金到位的情况下,应把重点放在预防上,做好社区的公共卫生服务工作,减少社区居民的发病机会,提高居民的健康水平。

(五) 合理设置社区卫生服务机构

社区卫生服务机构的设置应纳入区域卫生规划,由政府和卫生行政部门统一规划布局,在政府有困难的情况下,可鼓励大、中型医院开展社区卫生服务,引导和扶持企事业单位、社会团体、个人等力量举办社区卫生服务机构。

(六) 将社区卫生服务纳入基本医疗保险范围

劳动与社会保障部门应把符合要求的社区卫生服务机构作为职工基本医疗保险定点医疗机构,把符合基本医疗保险有关规定的社区卫生服务项目纳入基本医疗保险支付范围,明确规定接受社区卫生服务的费用允许报销。对参保人员在不同级别医疗机构就诊实行不同的个人自付比例,即在社区卫生服务机构就诊的自付比例要低于在大医院就诊的自付比例。以引导居民到社区卫生服务机构就诊,真正实现"小病进社区"的服务宗旨,并逐渐发展形成社区医师首诊制度。

(七) 加强对社区卫生服务的宣传,引导居民建立健康的生活方式

利用广播、报纸、电视等宣传媒体向居民宣传社区卫生服务的目的、功能等,使居民对社区卫生服务有一定了解,增加对社区卫生服务的信任,从而主动到社区卫生服务机构就诊。通过健康知识的宣传,使居民增加对健康的投入,主动关注健康,寻求健康。

视窗 14-3

《中共中央 国务院关于深化医药卫生体制改革的意见》
——对社区卫生服务可持续发展的相关规定(节选)

1. 进一步完善医疗服务体系。完善以社区卫生服务为基础的新型城市医疗卫生服务体系。大力发展社区卫生服务,加快建设以社区卫生服务中心为主体的城市社区卫生服务网络,完善社区卫生服务功能,以维护社区居民健康为中心,提供疾病预防控制等公共卫生服务和一般常见病、多发病、慢性病的初级诊疗服务。转变社区卫生服务模式,坚持主动服务、上门服务,逐步承担起居民健康"守门人"的职责。

2. 建立协调统一的医药卫生管理体制。科学制定乡镇卫生院(村卫生室)、社区卫生服务中心(站)等基层卫生机构和各级医院建设及设备配置标准。新增卫生资源必须符合区域卫生规划,重点投向农村和社区卫生等薄弱环节。

3. 建立政府主导的多元卫生投入机制。政府负责其举办的乡镇卫生院、城市社区卫生服务中心(站)按国家规定核定的基本建设、设备购置、人员经费和其承担公共卫生服务的业务经费,使其正常运行。

4. 建立可持续发展的医药卫生科技创新机制和人才保障机制。制订和实施人才队伍建设规划,重点加强公共卫生、农村卫生、城市社区卫生专业技术人员和护理人员的培养培训。制定优惠政策,鼓励优秀卫生人才到农村、城市社区和中西部地区服务。对长期在城乡基层工作的卫生技术人员在职称晋升、业务培训、待遇政策等方面给予适当倾斜。完善全科医师任职资格制度,健全农村和城市社区卫生人员在岗培训制度,鼓励参加学历教育,促进乡村医生执业规范化,尽快实现基层医疗卫生机构都有合格的全科医生。

Summary

1. The community health services are an important part of community construction. With

the government leading, the community partici-pating and the high-ranking health institute guid-ing, the community health services, which use grass-roots unit as main body, general practitioner as main force, and the rational use of community resources and appropriate technol-ogy, and which put people's health as center, family as unit, community as scope, demand as guidance, and women, children, the elderly, chronically ill, the disabled as key part, will solve major health problem in the community to meet the basic health service needs.

2. The Community Health Services provide basic health services to meet the growing demand for health services, and promote people's health standards. The community health services should have the "Six in One" service function, "six" refers to six functions of health education, community prevention, community health, com-munity treatment, community rehabilitation, family planning guidance. "one" refers that the community health service center will provide comprehensive, continuous services.

3. In China, organization of community health services usually exist in diverse forms, but generally all of them will follow the same principles shown as belowing: led by governm-ent, participated by multi-sectors; reasonable setting the layout of community health services; reasonably equipped medical personnel; impro-ving the management system; equipped with basic facilities.

The operation of community health services should cover the following four steps: (1) evalu-ating the demand of health services, (2) equipping corresponding health resources according to the survey's consequence, (3) serving for residents by health resources according to their demand, (4) evaluating the projects of community health.

4. The support and input from the govern-ment is key to the sustainable development of community health services. As the deepening of medical and health system reform, more explicit policies and material supply have been offered, so the community health services will meet the people's growing demand of health service better and improve the level of people's health.

思 考 题

1. 社区卫生服务的对象有哪些?

2. 社区卫生服务的功能和特点是什么?

3. 社区卫生服务的运作一般包括哪几个步骤?

4. 如何落实社区卫生服务与上级医疗机构的双向转诊?

5. 目前制约我国社区卫生服务的因素有哪些? 如何应对?

(尹文强 李 伟)

第十五章 医疗保险制度

学习目标

通过本章的学习，重点掌握医疗保险定义、基本特征；熟悉医疗保险的基本内容、医疗保险基金筹集、支付方式和费用分担方式；了解当前我国多层次医疗保障体系的特点、分类、作用及其产生发展的历史过程；了解当前国际主要医疗保险模式及改革趋势。

案例15-1

镇江医疗保险支付方式对医疗保险费用的影响
背景

医疗费用结算办法是医疗保险制度中的一项重要内容，对医疗保险的平稳运行、医疗保险制度的建立和发展有至关重要的作用。镇江市实行"总额预算、弹性结算和部分疾病按病种付费相结合"的支付方式，即综合了"按服务单元付费"、"按人头付费"、"按病种付费"和"按总额预付"做法的优点，并针对各种方式的弊端，采取了防范措施。

作法与效果

镇江市医疗保险经历了7年的改革，医疗费用结算办法也经过了从"按服务单元付费"、"总额控制"、"个人账户按实支付、统筹基金总额控制"，直至目前的"总额预算、弹性结算和部分疾病按病种付费相结合"四个阶段：

第一阶段（1995～1996年）：按服务单元付费。1995年，镇江作为首批试点城市，制定了"质量控制、定额结算、超支不补、结余归院、超收上缴"为内容的"按服务单元付费"的医疗费用结算办法。该办法实施第一年效果较好，但到了1996年就暴露出"只能控制单元费用个量、不能控制医疗费用总量"的弊端。

第二阶段（1997～1998年）：总额控制。从1997年开始对定点医疗机构实行了"总额控制、超支不补"的结算办法。"总额控制"办法对控制医保费用支出起到了刚性作用，有效地保证了市医保基金收支平衡。但同时也出现了定点医疗机构"超总控"，为防止超"总控"不同程度地减少

对参保职工的服务、有些医院病人越多超"总控"越多的问题。

第三阶段（1999～2000年）：个人账户按实支付、统筹资金总额控制。对二级以上医疗机构实行这种办法，弱化总额控制，个人账户可以按实支付，只对统筹基金的支付部分进行"总控"。由于完善了结算办法，减少了费用的流失，取得了明显成效。但由于各定点医疗机构普遍抢占个人账户，导致医疗费用大幅度上涨，医院超"总控"严重。

第四阶段（2001～2002年）：总额预算、弹性结算和部分疾病按病种付费相结合的办法。医疗保险经办机构根据各定点医疗机构上年的参保患者门诊人次、出院人次、就诊人头、均次费用和当年可使用的医保资金，确定下达各工作量指标(参照值)。

讨论：

1. 结算办法与医保费用的支出是否密切相关？能否对医疗机构具有较强的控制作用？

2. 实施医疗费用结算办法的关键是什么？

3. "总额控制"的作用是否有效？

4. 医疗费用结算办法的发展方向如何？

健康保障制度（health security system）是现代社会保障制度的重要组成部分，是国家筹集、分配和支付医疗卫生费用以及提供卫生服务的综合性制度，是政府对卫生事业实行公共管理的实现方式。健康保障制度有利于保证人民能够得到公平的卫生服务，直接影响卫生服务的质量、公平和效率，是使人们获得健康这一人类基本权力的有效方式，健康保健制度反映一个国家的政治、经济、文化及卫生服务体系的总体特征，是政府管理卫生事业和保障人民健康等公共职责的具体体现。

第一节 概　　述

疾病是人类社会面临的主要风险，是一种致病因素复杂、危害严重并且直接关系到人类健康的特殊风险。疾病危害具有不可避免性、广泛性和普遍性等特点，人类无法避免各种疾病的发生，新的疾病种类随着人类社会的发展还在不断增加。由于疾病不仅直接损害人的身体与精神健康，还可导致贫困以及其他不良后果，因此，医疗保障制度以及其他社会化的健

康保障制度已成为各国社会保障体系中的重要组成部分。

一、基本概念

（一）风险与保险

1. 风险 是指在一定的客观条件下，某种不幸事件发生的可能性。现实生活中存在着各种各样的风险，常常会有着各种各样的不幸事件发生，如干旱、洪水、地震等自然灾害，火灾、车祸等意外事故，病伤、残疾、死亡等健康问题。

风险的基本特征：

（1）客观性与普遍性：风险是必然要发生的，是不可避免的，是不以人的意志为转移的客观存在；风险无时无处不在，人类社会和个人生活的各个方面都存在各种各样的风险。

（2）不确定性与损失性：风险的发生有其必然性，由于人们对客观世界认识的局限性，风险发生的时间、地点、对象以及造成损失的程度很难预测；风险所带来的损失一般分为实际物质方面的缺损和实际物质缺损以外的额外费用的增加或潜在获利机会的缺失两种形态。

2. 保险 是指通过风险分摊的办法，对被保险人因风险造成意外损失的一种经济补偿制度或办法。通过这种办法，把风险转移给保险机构，由保险机构来承担风险发生所造成的损失。保险的本质特征是经济补偿，补偿的基础是合理预测及合同关系，补偿的费用由被保险人共同缴纳的保险费所组成的保险基金提供，补偿的结果是风险的转移及损失的共同分担。

保险的主要功能：

（1）融资功能：通过收取保险费，集中大多数人的资金，用于补偿少数人的风险损失。

（2）经济保障：通过建立保险基金，在投保人遭受风险损失时，给予相应的经济补偿。

（3）分配功能：通过保险费的收取和保险基金的使用等措施，实现国民收入的再分配。

（4）社会功能：保险为社会和个人提供安全保证，在促进经济发展、维护社会公平与稳定等方面发挥着"社会的稳定器"的作用。

（二）疾病风险与医疗保险

1. 疾病风险 是人们因发生疾病与健康问题而遭受损失的不确定风险状态。

疾病风险特殊性的主要表现：在各种风险中，疾病风险危害人类最严重；涉及面广，且复杂多样；不仅自然因素引起疾病风险，人的生理、心理、社会环境、生活方式等诸多因素也可导致疾病风险的发生；随着人体的成长发育，发生疾病的可能性逐渐增加，并且

人群中的大多数死亡都是由疾病或损伤引起；疾病不仅危害个人健康，而且涉及整个地区乃至社会。疾病风险的连带性和普遍性，突出了医疗保险的社会性和公益性，决定了医疗保险以社会保险方式建立的必要性，这也是建立社会医疗保险制度的理论依据。

2. 医疗保险 是为了分担和补偿因疾病风险带来的经济损失而设立的一种保险。

疾病发生在一定人群中是随机的，对每个个体人而言，患病或受伤害是不可预测的，根据数理统计原理，可以对特定人群的疾病风险频率和损失进行测算，按照大数法则，医疗保险的社会共济特征，可以提高人群抵制疾病风险的能力。医疗保险按保险的范围分可分为广义的医疗保险和狭义的医疗保险：广义的医疗保险也称为健康保险（health insurance），它不仅补偿因病伤等发生的医疗费用，还补偿因病伤或其他意外事故所导致的收入损失，而且对分娩、残疾、死亡也予以经济补偿，甚至一些发达国家的健康保险还补偿疾病控制、健康促进等费用；狭义的医疗保险只补偿实际发生的医疗费用。

（三）医疗保障与医疗保障制度

医疗保障（health security）医疗保障是指国家通过法律法规，积极动员全社会的医疗卫生资源，不仅要保障广大劳动者在患病时能得到基本的卫生服务，还要特别保证无收入、低收入的公民，以及因各种突发事故造成病伤的公民能够得到基本医疗服务并给予经济补偿与帮助；根据社会和经济的不断发展，逐步增进公民的健康保障水平，提高国民健康素质。医疗保障作为一项公共政策，是以国家或政府为主体，是政府和社会主体的一种公共职责和行为活动，属于社会保障政策的有机组成部分。医疗保障的核心部分是社会医疗保险制度。

医疗保障制度（medical security system）是国家和社会团体对广大劳动者或公民因病伤与健康损害时，对其提供医疗服务或对其发生的医疗费用给予经济补偿所实施的各种制度的总称。主要包括实施医疗救助、医疗保险及免费医疗等方式。医疗保险，是医疗资金筹集的一种渠道，是国民收入分配与再分配的一种方式，也是世界范围内广泛实施的一种医疗保障制度。

二、医疗保障制度的分类

目前，医疗保险已逐步从社会保险中分离出来，成为相对独立的保险制度。满足不同的社会群体和阶层多元化的医疗需求，建立和完善以基本医疗保险为基础，补充医疗保险、商业医疗保险、社会医疗救助等为补充的多层次的医疗保障体系，是社会进步的重要体现。

（一）基本医疗保险

基本医疗保险也称为社会医疗保险，是医疗保险的主体形式，具有社会保险的性质。我国的基本医疗保险包括面向城镇职工和居民的城镇职工基本医疗保险和城镇居民基本医疗保险、面向农村居民的新型合作医疗等。基本医疗保险的保险基金是由用人单位和职工分别按照职工工资总额和个人工资的一定比例共同缴纳组成，实施的是个人账户与社会统筹相结合的筹资模式。基本医疗保险制度立足于满足城镇职工和居民的基本医疗需求。

（二）补充医疗保障制度

补充医疗保险包括广义和狭义补充医疗保险。广义的补充医疗保险，是指在国家和社会建立的基本医疗保险制度之外存在发展，并对某一部分社会成员起补充作用的各种医疗保险措施的综合。例如，职工个人在参加基本医疗保险之后，再交费投保商业性医疗保险；企业在参加基本医疗保险之外又为本单位职工建立的其他医疗保险形式等；狭义的补充医疗保险实质是用人单位为本单位职工谋取基本医疗保险之外的各种医疗条件和待遇。

补充医疗保险是减少疾病后的收入替代率风险的一种福利保障措施。补充医疗保险在一定程度上属于政策性保险范畴，主要是为完善国家的多层次医疗保障体系直接服务的，因此，能够享受到国家财政、税收等方面的优惠，并直接接受国家宏观社会政策的规范。

（三）商业医疗保险

在市场经济条件下，商业性医疗保险是一种较为规范、较为成熟的以盈利为目的的医疗保险，被世界各国普遍采用。商业医疗保险是被保险人在向商业保险公司投保后，在保险期内因疾病或身体受到伤害时，由保险人负责给付保险金的一种保障方式。

（四）社会医疗救助

社会医疗救助是国家和社会向因患重病而无力支付昂贵的医疗费用陷入困境低收入的贫困群体，提供费用资助的经济行为。社会医疗救助既是医疗保障体系中的一个重要组成部分，又是一种特殊的社会救助行为。通过提供经济资助和其他支持，帮助其恢复健康、维持基本生存能力。资金筹集来源于两个方面，一是各级财政通过民政部门主办的救助体系，给予的资助；二是通过社会慈善机构进行募集和捐赠的资金。

（五）农村医疗保障

在我国，以户籍制度为基础的城乡经济与社会发展二元结构，决定了医疗保障体系的多层次结构。20世纪50年代兴起的合作医疗制度，是在集体经济支持下，以农民互助合作为基础，按照自愿、受益、和适度的原则，筹集医疗预防保健费用的各种形式的医疗保健制度。随着农村经济的发展，农村医疗保障也出现了以新型农村合作医疗制度为主体，统筹医疗社会保险、健康保险等多种保障形式。新型农村合作医疗在资金筹集、运行机制、保障方式、与监督管理等方面，都有了一系列的创新与发展。

三、医疗保险的基本特征

医疗保险与其他保险相比，共同具有社会保险制度的基本特征，同这些制度一起对劳动者的生老病死以及意外事故承担保障责任。由于疾病风险和卫生服务需求的特殊性，医疗保险在实践中表现出本身具有的特征：

（一）非定额的费用补偿

待遇支付形式为非定额的费用补偿。养老保险的费用补偿方式是发放现金，工伤保险是既发放现金又提供医疗服务，失业保险也是既发放现金还提供服务如各种培训等，这三类保险实行的是标准的定额支付机制；而医疗保险是通过为参保人提供相应的卫生服务来达到恢复其健康的目的。

（二）补偿期短，受益时间长

疾病的发生具有随机性和不可预测性，医疗保险提供的补偿也具有不确定性，一旦发生疾病，每次的补偿期也比较短，由于人的一生中不可避免地要发生疾患，医疗保险惠及所有参加保险的人，与参加保险的人自其参加保险之日起相伴一生。

（三）涉及关系复杂

医疗保险涉及政府、用人单位、卫生服务机构、社会保险机构、医药相关企业以及参加保险者等多方之间复杂的权利义务关系，必须要兼顾各方的权益并对各利益主体形成一种制衡机制。

（四）服务消费具有不确定性和被动性

与养老、失业等其他社会保险相比，医疗保险的费用控制是一个世界性难题。由于涉及关系复杂，参加保险人在患病时的实际医疗费用预先确定。在医疗服务消费中，由于服务提供方与患者之间的信息不对称，医疗服务的提供者始终处于主动地位，其提供的服务供给也是相对垄断的地位，而患者的医疗消费却是被动的，患者很难通过市场手段来选择服务的内容和数量，更没有办法去主动控制医疗费用的支出，医疗处置手段、医药服务提供者的行为（特别是可能存在的道德风险）等对医疗费用产生影响。

四、医疗保险的产生与发展

社会保障制度是一种公共福利计划，其目的在于保护个人及其家庭免除因失业、年老、疾病或死亡而在收入上所受的损失,并通过公益服务(如免疫计划)和家庭生活补助以提高其福利。1883 年,德国颁布《疾病社会保险法》,这是在全世界第一个以法律形式确立的社会医疗保险制度。在此之前,国家既无法律规范,政府、企业主也不参与其中,人们要获得疾病医疗保障主要以一些民间保险形式的基金会、互助组织等,通过职工个人共同集资来偿付医疗费用。《疾病社会保险法》第一个以法律形式建立了医疗保险制度,其中规定某些行业中工资少于规定限额的工人应强制加入疾病保险基金会,基金会强制征收工人及其雇主应缴纳的医疗保险基金并用于工人的疾病医疗,同时这一医疗保险计划体现了共同承担风险的原则,也体现了先缴纳,后受益,劳动与福利相结合的原则。

在欧洲,奥地利在 1887 年、挪威在 1902 年、英国在 1910 年,法国在 1921 年也相继通过立法实施了本国的医疗保险制度。随后,大多数这种具有社会保障性质、强制性医疗保险制度在欧洲发达国家相继以各种形式推广。从 20 世纪 30 年代开始,以美国的《社会保障法案》的颁布为标志,社会政策取得了重大进展。

在亚洲,日本是最早实施社会医疗保险的国家。1922 年,日本颁布《健康保险法》,先在部分工人中实行强制性雇员健康保险,1938 年,日本颁布《国民医疗保险法》,1958 年,日本又通过《国民健康保险法》,1961 年,日本修改了《国民医疗保险法》,通过立法,强制所有居民参加健康保险,主要有针对工薪阶层的健康保险和针对非工薪阶层的国民健康保险两种形式。日本现行的医疗保障体系基本覆盖了全体国民。许多亚洲国家也在二战后纷纷建立自己的医疗保健制度,如中国的公费医疗、劳保医疗和农村合作医疗的建立和发展,使亿万民众受益。特别是中国的合作医疗制度,作为中国农村卫生事业的创举和特色,曾受到国际社会的广泛关注,在全球基本卫生保健和许多发展中国家农村卫生发展进程中,发挥过重要的示范作用。

在美洲,加拿大较早建立了惠及全民的医疗保障制度。美国是在 20 世纪 50～60 年代后才开始建立自己的医疗保障制度。此前,美国于 1929 年建立了当时称为"合作卫生协会"的私人健康维护组织和由医生主办的医疗保险计划;1935 年,美国国会颁布社会保障法案,但仅包含伤残等五项收入补偿计划;1950 至 1960 年间,美国迎来了社会保障制度发展的黄金时代,政府加强了对社会保障的干预,联邦和州建立了医疗救济制度和老年医疗保健制度;1973 年,美国国会通过《健康维护组织法》,通过健康维护组织来举办医院和雇佣开业医生为参保人员提供医疗和预防服务,此外,美国还有发达的非营利性的医疗保障和商业保险。

第二次世界大战结束后,强制性的社会医疗保险制度开始在发展中国家实施。印度自 1947 年独立后,为改善国民健康状况,建立了几乎免费的公共医疗卫生体系,国民健康花费的绝大部分都来自于政府支出。阿尔及利亚于 1949 年、黎巴嫩于 1963 年、古巴于 1979 年、利比亚于 1980 年、尼加拉瓜于 1982 年先后颁布法案,实施社会医疗保险制度。

发达国家改革的主要措施概括起来主要有:采用费用负担机制,提高个人的付费比例,提高个人费用意识;改革医疗卫生体制和保险机构对卫生服务机构的付费方式,提高成本控制意识;积极发展基层卫生和预防保健服务等。发展中国家医疗制度的改革内容与发达国家有所不同,发展中国家主要是以扩大医疗保障覆盖面为主要方向。

五、医疗保险的基本内容

(一)医疗保险的关系主体

医疗保险的关系主体是指包括各级政府(各级国家行政机关)、医疗保险机构(买单人)、卫生服务机构(服务的提供者)、被保险人或患者(医疗服务的需求者)和雇主(投保人)。

1. 政府 大多数国家政府虽已不再包办医疗保险,但确承担着医疗保险的主导责任。在医疗保险中,政府负有的责任主要包括:推动医疗保险立法;规划和构建医疗保险体系,如改善公共卫生资源配置、推进医疗卫生与医药体制改革等;监督医疗保险的运行;发展公共卫生事业,提供社会医疗救助;必要时对医疗保险给予相应的财政支持等。2009 年 1 月出台的《中华人民共和国社会保险法(草案)》明确提出:国家建立基本养老保险、基本医疗保险、工伤保险、失业保险、生育保险等社会保险制度,保障公民在年老、患病、工伤、失业、生育等情况下依法获得物质帮助的权利。

2. 医疗保险机构 医疗保险机构是具体经办医疗保险事务并管理医疗保险基金的机构,它通常依法代表国家专门负责医疗保险费(税)的预算、征缴、分配、管理和监督检查。医疗保险机构具有一定的独立自主的经营权,在性质上属于非营利性(非商业性)机构,它的基本任务就是按照国家的相关法律、法规有效地开展医疗保险业务,保证医疗保险制度的正常运转。

3. 医疗服务供给者 医疗服务供给者包括医疗机构、医师护士和药店。医疗机构通过资源配置和合同方式与患者建立医疗服务关系,与医疗保险机构建立付费关系。在我国,只有医疗保险机构确认的医疗机构(通常称为定点医院)才是医疗保险服务的供给者;医生掌握患者病情,决定医治手段、费用支出;定点药店通过医疗保险服务合同的方式与患者建立药品购销关系。

4. 医疗服务需求者 亦称为被保险人。在医疗保险中,被保险人既是享受医疗服务的权利主体,也是承担缴纳医疗保险费的义务主体。也有一些特殊情况,如在实行雇主医疗保险责任制或者具有最低工资限制的国家,就由雇主承担全部缴费义务。

5. 雇主 雇主是医疗保险缴费方之一,是医疗保险关系中单纯的义务主体。在不同国家和地区,一般的做法是雇主、劳动者个人双方分担医疗保险的供款责任,而政府则视情形加入其中(图15-1)。

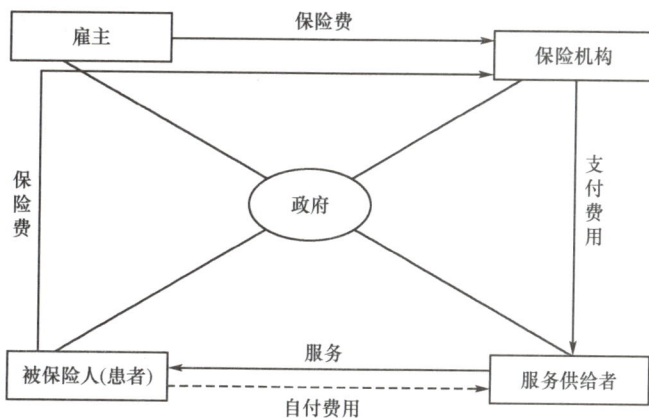

图 15-1 医疗保险关系示意图

(二)医疗保险对象

医疗保险的对象是指医疗保险制度中依法必须参与医疗保险并享受医疗保险待遇的自然人。医疗保险覆盖范围的大小,通常是衡量一个国家或地区社会保障水平与社会发展程度的重要指标。北欧、西欧各国,以及日本、加拿大等国的法定医疗保险范围最为广泛。法定医疗保险覆盖率一般与经济发展水平有关,覆盖率高的国家和地区通常有较高的经济发展水平作为支撑,但也与一个国家或地区国民的价值取向与政策选择直接相关。

为防止逆向选择的风险,保证不同收入和不同健康状况的人员能够在同等条件下参加保险,各国的社会医疗保险制度都是通过法律强制实施的。根据大数法则,参加医疗保险的人越多,医疗保险基金也越是具有足够的抵抗风险和互济的能力,因此,医疗保险发展的理想状态其实是覆盖全民的医疗保险。

从各国医疗保险的政策实践来看,参保人群的范围大致可以分为以下几种:

(1)医疗保险适用于全国居民,如英国、瑞典、新加坡等。

(2)医疗保险仅覆盖符合一定条件的从业人员。

(3)一定条件的从业人员及其直系亲属即连带保险。

在立法确定参保人员范围时,一般还需要考虑如下人员的特殊性:一是自我雇佣人员和高收入群体;二是无收入或低收入的贫困人群;三是政府雇员和其他特殊职业人群。这些人群是纳入统一的医疗保险制度还是另立专门制度,应慎重考虑并对其做出相应的社会政策。

医疗保险一般适用于一定规模或一定地区的工商企业的职工。许多发达国家和发展中国家法律规定,收入低于一定水平的大多数工人必须强制参加保险,而独立劳动者、自我雇佣劳动者通常允许自愿参加。农村居民、农业劳动者一般是最后纳入医疗保险体系的群体。

(三)医疗保险基金的筹集

医疗保险经办机构依法通过对法定范围内的单位和人群征收医疗保险费(税)来筹集基金,在筹集过程中,体现出强制性、费用共担及收支平衡的原则。

1. 筹资渠道 医疗保险基金的筹集渠道主要有政府专门税收、雇主与雇员缴费、公共财政补贴以及如利息、滞纳金等其他方面的收入。大多数国家采取由雇主与雇员分担缴费责任或者政府、雇主与雇员三方分担缴费责任的做法。

2. 筹资模式 医疗保险的筹资模式也可以分为现收现付制、积累制和混合制三种情况。现收现付制以"横向平衡"原则为依据,按照年度收支平衡、略有结余的原则筹集资金;积累制以"纵向平衡"原则为依据,将被保险人在享受保险待遇期间的费用分摊在整个保险期内,并由此决定缴费率;还有一种混合制,如我国现行的社会统筹和个人账户相结合的医疗保险筹资模式。

3. 缴费方式 世界各国医疗保险金的缴纳方式主要有以下几种:①固定保险费金额,即确定一个固定的额度向承担缴费义务者征缴保费;②与工资或收入挂钩,即按照被保险人的工资或收入的一定比率征缴保费;③还有按区域或职业缴费的做法。较为普遍的做法是采取与工资或收入挂钩的缴费方式。

（四）医疗保险费的支付

医疗保险费用支付是医疗保险最基本的职能，是被保险人在获得医疗服务后，医疗保险机构和被保险人向医疗服务提供者支付医疗费用的行为。医疗保险支付主要反映在被保险人的法定待遇和对医疗服务机构的补偿方式上。通过医疗费用支付实现医疗保险提供经济补偿、抵御疾病风险的功能。费用支付的方式是医疗保险各方利益最敏感的环节，也是影响各方行为的主要因素。

最初的社会医疗保险所保障的范围是补偿被保险人因病伤造成的收入损失，其后逐步扩展到承担因治疗病伤所发生的医疗费用。一些福利国家逐渐将预防保健、计划免疫、疾病的早期诊断、老年护理和康复服务等项目也纳入到社会医疗保险的范围。随着医疗费用的增加和医疗保险基金不足之间的矛盾日益突出，各国为保障医疗待遇水平，减少医疗费用浪费，一直在探索确定更加经济有效的医疗保险机制。

作为医疗保险服务的付费人，医疗保险机构对医疗服务机构的补偿方式是医疗保险制度运行中的重要环节。医疗保险费的支付方式一般分为后付制（Fee for Service）和预付制（Budget Control）。前者是指按服务项目付费；后者有总额预算包干、按人头付费、按病种付费、工资制等方式。

1. 按服务项目付费（fee for service，FFS） 这是医疗保险应用最广、最传统的费用支付方式，属于后付制。医疗保险机构根据医疗机构上报的医疗服务项目和服务量向医疗机构支付费用。病人在接受医疗服务时，可先由医疗单位付费后再与医疗保险机构结算，或先由患者垫付，再从医疗保险机构报销部分或全部按服务项目（如诊断、治疗、检查、护理、药品等）核算费用，然后由医疗保险机构向病人或医疗服务提供者支付费用。这种付费方式具有实际操作方便、适用范围广泛、服务要求容易得到满足等优点，但由于医疗机构的收入同所提供的医疗服务的项目、数量直接相关，容易促使医疗机构提供过度医疗服务，诱导和刺激医疗消费。

2. 按人头付费（capitation） 按人头付费，是指医疗保险机构按合同规定的时间（如一年），定期向医院支付一笔固定的费用，医院提供合同规定的一切医疗服务，不再另行收费。保险机构根据医院提供服务的被保险人的人数和规定的收费标准，预先支付医疗服务费用的支付方式。按人头付费实际上就是一定时期、一定人数的医疗费用包干制。由于医疗机构的收入与被保险者的人数成正比，与提供的服务成反比，超支自付，节余归自己，这就产生了内在的成本制约机制，有利于医疗费用控制和卫生资源的合理利用；但是，这种付费方式也可能产生鼓励医疗机构以

较低的医疗费用支出来减少服务提供或降低服务质量的问题。

3. 总额预算制 总额预算制（global budget），是由保险机构在对服务地区的人口密度、人口死亡率、医疗机构的规模、服务数量和质量、设备设施情况等因素进行综合考察和测算后，按协商确定的年度预算总额进行支付。这种付费方式要求医疗机构必须为前来就诊的被保险人提供合同规定的服务，自负盈亏，所以也称为总额预算包干制。英国、澳大利亚、加拿大等国采用这种付费方式。

4. 按病种付费（diagnosis related groups，DRGs） 也称按疾病诊断分类定额支付。这种方式是根据国际疾病分类法，按诊断的住院病人的病种进行定额支付。该方式的优点是可以激励医院为获得利润而主动控制成本，选择最佳治疗方案，缩短平均住院日。DRGs也有一些不足，比如：当诊断界限不确定时，服务的提供者往往使诊断升级，容易诱导病人动手术和住院或者让其增加住院次数；为降低成本，减少使用高新技术。

5. 工资制 指社会保险机构根据定点（合同）医疗服务机构医务人员所提供的服务，向他们发工资，用以补偿医疗机构人力资源等消耗。这种方式的优点是医疗保险机构能够较好地控制医院的总成本和人员开支，医务人员的收入也有保障。

第二节 医疗保险模式

视窗 15-1：

墨西哥的启示：医保改革进程与不同阶段主要目标

墨西哥第一轮卫生改革的目的是满足由于工业化进程所带来的健康需求，同时充分利用科技进步和经济发展带来的机遇。

第二轮卫生改革始于20世纪70年代后期，侧重点是为农民和城市贫困人口提供基本医疗服务，改善和增加居住在最贫穷州、无医疗保险人群的医疗服务设施。改革中的有些策略受到一些利益团体的抵制（如社会保障联合会，它们在以前的制度中受益），这些抵制带来的最大负面影响是阻碍了分权化的进程，导致卫生分权化最初仅32个州中的14个得以实施。而这一过程直到90年代末期才得以完成。

墨西哥第三轮卫生改革始于20世纪90年代初全球范围展开的卫生改革运动。此次卫生系统改革目标主要是将医疗服务筹资与服务的提供分开，以促进竞争和明确责任；以成本收益为目标衡量卫生干预的取舍；提高医疗服务的质量；发动民众积极提高健康水平。

2003 年医疗保障体制改革的目标是确保所有公民都能获得卫生服务的基本权力。改革目标有四个方面：①建立一个渐近、可预测、资金上可行、财政上负责的机制，以增加卫生支出，缩小目前的差异；②通过确保成本效益高但是投资不足的卫生干预的资金投入，提高卫生资源分配的效率；③通过向家庭提供风险分担机制，保护家庭不受高额个人卫生支出的冲击；④建立从面对供方转向面对需方的激励机制，以促进质量、效率和卫生服务对需求反应灵敏度的提高。

世界各国实施的医疗保险模式各具特色，没有两个国家是完全相同的。按照被保险人实施形式可分为自愿保险和强制保险。前者可称为商业保险或私人保险，后者又称为社会医疗保险或法定保险。按费用负担的方式分为扣除保险、共付保险、限额保险等。按保险基金筹集的方式分为国家医疗保险、社会医疗保险、储蓄保险、私人医疗保险和社会合作医疗保险五种模式。

一、国家医疗保险

（一）国家医疗保险

国家医疗保险也称政府医疗保险或全民医疗保险或全民健康保险，或称英国模式或费里奇模式，又称为国家卫生服务制度（national health service，NHS），是由政府直接举办医疗保险事业，政府以税收的形式筹措国家医疗保险基金，基金通过中央或地方政府直接拨给医疗服务提供者，全体公民基本不需要支付医疗费用。实行这种模式的国家，均由公立医疗机构向全体国民提供各种免费或低收费医疗服务，然后通过预算拨款给有关部门或直接拨给公立医疗机构，在公立医疗机构里工作的医务人员的工资由国家财政承担。在世界上，英国、瑞典、爱尔兰、丹麦、芬兰、加拿大等福利国家均实行覆盖全民的国家医疗保险制度。这种模式的突出特点是普遍性与公平性，能够满足全体国民多方面的医疗保障需求；但由于筹资范围相对有限，政府财政负担较重。这种模式在实践中也存在着医疗机构微观运行缺乏活力、服务效率低下和缺乏制约机制而导致卫生资源配置效率与服务质量低下等问题。

NHS 体现了政府责任、普遍覆盖、全面受益的特性，卫生服务具有国家垄断性和高度计划性，目前采用这种模式的代表国家是英国、瑞典、丹麦、挪威、芬兰、爱尔兰、西班牙等北欧国家和加拿大、澳大利亚、新西兰等英联邦国家，前苏联、东欧国家以及我国 20 世纪 50～90 年代末实行的传统的公费医疗制度。

国家医疗保险的主要特点：①保险基金主要来自国家财政拨款，社会共济能力强；②卫生服务机构主要为国家所有，政府直接调控卫生资源配置和医疗服务价格；③覆盖面广，公民普遍享有免费的卫生服务，社会公平性高；④卫生服务的过程主要是政府行为。

（二）英国经验

英国是最早实行全民医疗保健制度的国家。1944 年，英国政府就提出了"国家卫生服务"的口号，并明确提出医疗保险服务的三项基本原则：国家对每个英国国民提供广泛的医疗服务；卫生服务的经费全部或大部分从国家税收中支付；卫生服务由初级服务、地段服务和医院服务三部分组成。1948 年，英国政府通过并颁布了《国家卫生服务法》，医疗保险范围扩大到全体公民，实施全体公民医疗保险制。这一制度集国家卫生服务制度于国家医疗保健制度于一身，其医疗保障的服务对象为全体国民，特点就是从"摇篮到坟墓"，不论个人收入如何，只要有需求，就为人们提供全面的、免费的医疗服务。医疗保险基金和卫生服务经费由来源于中央财政支出，所有非营利性医院收归国有，为全民提供免费的卫生服务。

在英国，卫生服务主要分为基础保健和医院服务两个部分。基础保健又包括全科医生服务和社区医疗，主要负责健康教育、儿童免疫、计划生育、常见病多发病的防治、家庭护理等卫生服务。医院服务主要包括门诊、急诊、临时、短期或长期住院和公共卫生服务。大部分的卫生服务都在基础保健中进行，医院服务只在急诊或全科医生转来的病例中被使用，只有 10% 的门诊服务在医院进行。财政税收总体上负担国民保健服务所需费用的 90%，政府将这些财源分配给各地方保健局，再由各地方保健局按各地区的实际需要分配给各地区保健局。到 20 世纪 80 年代，经过几十年运行的国家福利型医疗保障制度出现了三个难以解决的问题：医院运行效率低下、医疗费用上涨、政府财政负担沉重。

为解决上述的问题，英国从 1948 年至今不断地对其医疗制度进行改革。特别是 1991 年，英国政府对全民医保体制进行了有效变革。引入内部市场机制，加强了医疗机构之间的相互竞争。坚持"以一般税收为基础，政府分配预算，在全社会国民免费提供医疗服务"的原则下，加强对卫生服务质量、效率、成本、效益的研究和评价。1993 年，英国政府又对医疗卫生服务体系进行了重组，将地区卫生局和家庭医疗服务机构合并。到了 1996 年，取得了一定的成效：首先是效率得到显著提高；其次，治疗信息得到及时准确披露；再次，患者平均候诊时间明显缩短、满意度提高。

二、社会医疗保险

社会医疗保险是通过立法的形式强制实施的一

种社会保障制度。它是社会保险的一个组成部分。

社会医疗保险的主要特点：①立法先行强制实施，国家法律规定保险的范围、权力及给付标准；②政府机构除了立法和宏观监督外，经常直接参与保险计划，实施及组织管理；③强调权利与义务对等，全面的覆盖和平等的享有；④筹资渠道多元化、法制化，基金来源稳定，政府负较轻。

我国实行的城镇职工基本医疗保险制度属于社会医疗保险。目前采取这种模式的国家有德国、日本、法国、意大利、西班牙、比利时、奥地利、韩国、荷兰、哥斯达黎加等及我国的台湾省。我国国有企业实行的传统劳保医疗制度也属这类保险模式。

社会保障制度最早始于19世纪80年代的德国，从1883年德国颁布《疾病社会保险法》至1889年间，德国先后实行了疾病、工伤和老年三项社会保障制度。德国是世界上最早实施社会保险的国家。其医疗保险现已达到相当普及和比较完善的程度。德国采用国家立法强制推行的社会医疗保险制，由雇主和雇员按一定比例共同缴纳医疗保险金，用于雇员及家属看病就医。法定社会医疗保险覆盖了德国90%以上的人口；政府通过社会医疗保险为参加者提供基本卫生服务；医疗保险基金独立预算，专户使用，社会公开。

社会医疗保险这一模式存在的主要问题是：由于是第三方付费，使得医患双方缺乏费用意识，医疗费用难以有效控制，容易出现供需双方的道德风险，自1984年以来，德国法定医疗保险连年亏损；另外，医疗保险费用负担的代际转移问题突出，特别是在人口老龄化较高的国家或地区，这个问题更为突出。近年来，实行这一模式的国家大都进行了不同程度的改革，比如，实行总额预算封顶，控制医疗机构及卫生人员总收入的增长，对医疗费用实行分担制，以增强被保险人的费用意识。

三、储蓄医疗保险

是依据法律规定，强制性地要求以家庭为单位储蓄医疗保险基金，以家庭为单位"纵向"筹资，用以支付个人及家庭成员患病就医时所需医疗费用的一种医疗保障制度。这种模式下的医疗保障，所筹集的基金既不是强制性纳税，也不是强制性缴纳保险费，是基于自我负责精神建立的一种制度。强制储蓄医疗保障不能体现社会保险互助共济的基本特征，不能在不同身体状况的人之间（从健康者转向患病者）进行交换，属于"非保险型筹资制度"，属于公积金制度的一个部分。政府的主要责任是组织建立个人储蓄医疗保障制度，保证储蓄基金保值增值，并对医疗机构给予适当补贴。这种模式以新加坡为典型代表，马来西亚、印度尼西亚等发展中国家也采用了这种制度。

储蓄医疗保险的主要特点：①以法律强制"储蓄"的筹资方式；②以个人责任为基础，政府负担部分费用，费用约束意识强；③医疗保险基金筹集强调纵向积累，以"自保为主"，能较好解决医疗费用负担的代际转移问题；④在强制性储蓄的基础上，社会成员可以参加"横向"共济性补充医疗保险。

储蓄医疗保险模式仅依靠个人账户的积累难以支付高额医疗费用，投保者之间没有基金横向流动，社会共济性差。

新加坡的医疗保障制度，在以政府补贴形式负担部分医疗费用的前提下，主要由医疗储蓄计划、健保双全计划、保健基金计划三个层次构成，它们共同筑成新加坡人的医疗保险体系，保证了每个国民都能获得基本医疗服务。

（一）医疗储蓄计划（the medisave scheme）

医疗储蓄计划是一项全国性、强制性、以帮助个人储蓄和支付医疗保险费用的保健储蓄计划，具有强制性。根据法律规定，每一个有工作的人（包括个体业主），都必须依法参加保健储蓄。医保账户的存款可用作支付本人及其家庭成员的住院和部分门诊检查治疗项目的费用。鼓励个人保持健康以减少不必要的卫生服务利用。

（二）健保双全计划（the medisheild scheme）

健保双全计划是一项非强制性的、对大病进行保险的低成本的保健基金计划。主要是为了帮助那些需要长期治疗的慢性病或重大病的人拨款建立。保健储蓄和大、重病保险相结合，在强调个人责任的同时，发挥社会共济、风险分担的作用。

（三）保健基金计划（the medifund）

始建于1993年，是由政府拨款设立基金。凡无力支付医疗费用的人，均可以向保健基金委员会申请帮助，这在一定程度上解决了那些低收入或无收入居民因个人账户资金储蓄不足而无力支付医疗费用的问题。

四、私人医疗保险

私人医疗保障（商业医疗保险）是按照市场法则由私人机构自由经营的医疗保障模式。商业性医疗保险与社会医疗保险制度不同，是按商品等价交换原则进行的保险。它把保险作为一种商品在市场上自由买卖，并按商业管理自由经营。卖方指民间或个人的保险公司。买方为企业、民间、团体，也可以是政府或个人。私人医疗保险的资金主要来源于投保人及其雇主所缴纳的保险费，政府财政不负责补贴，缴费水平通常取决于参保时年龄、性别以及个人的健康状况。私人医疗保险能够满足中、高收入者高层次的医疗服务需求，但不适用于低收入群体、老年人、体弱多病者。私人医疗保险模式突出的问题是其社会公平性差和费用上涨过快，还容易出现各种逆选择（adverse selection）和道德损害（moral hazard）。

商业性医疗保险的特点为：①公民自愿投保，多投多保，缴费一般较高；②其保险行为是一种契约行为；③由市场机制调节，保险机构之间竞争激烈；④保险机构多数以营利为目的，对不以利润为目的可以得到政府减免赋税的优惠。

美国是实施商业医疗保险模式的典型国家，但这种模式并不是美国医疗保险制度的唯一安排。美国是西方主要发达国家中唯一一个非福利国家。美国有着多元化的医疗保障体系，现行的医疗保障体系大体由三个部分构成：

（一）公共医疗保险计划（也称"政府医疗保险计划"）

主要由社会医疗保险（Medicare）与社会医疗救助（Medicaid）两部分构成。Medicare 由联邦政府掌管、全国统筹；Medicaid 则由各州政府掌管、地方统筹。Medicare 要求只要是有工作收入的人必须强制性参加社会医疗保险，并按时缴费，参保者必须缴费积累到 65 岁以后才能应付年老时的医疗支付风险；Medicaid 则主要是针对医疗保险缴费不足的 65 岁以上的老人、穷人、伤残人给予的一种公共医疗救济和帮助，Medicare 和 Medicaid 的主要任务是集中力量解决老年人及穷人的医疗与健康问题。

（二）雇主团体健康保险计划（也称"企业补充医疗保险计划"）

主要是有能力的雇主提供的一种"雇员福利"，是美国 65 岁以下人群的主要医疗保障来源，因为在职期间（或 65 岁以前），他们享受不到社会医疗保险给付待遇。由雇主提供的团体健康保险福利已成为了 65 岁以下的在职者及其家属医疗保障的重要支柱。

（三）商业医疗保险计划

美国人购买商业保险的意识十分普及，除公共医疗保险及企业团体健康险外，人们还购买商业保险，以确保未来医疗保障的重大支出。商业医疗保险的卫生服务机构主要是以私立医疗机构为主。美国有 80％以上的国家公务员和 70％以上的私人企业雇员，依靠参加营利与非营利性的商业医疗保险。其中蓝盾（Blue Shield）和蓝十字（Blue Cross）是美国最大的两家非营利性私人医疗保险机构，分别由医生和医院联合会发起，承担门诊和住院医疗服务，覆盖人口 1.7 亿人。

美国的保健组织主要包括健康维持组织（Health Maintenance Organization，HMO）和优先提供者组织（Preferred Provider Organization，PPO）。HMO 通过雇佣或合同关系将提供医疗保险和医疗服务结合为一体，按人头收费，强化供方的自我控制，为投保人提供门诊、住院以及预防保健等全面的免费服务。PPO 是建立在价格竞争和占领医疗市场的基础上，通过保险公司与医生、医院签订的合同，向投保者提供费用优惠的医疗服务。

美国的卫生费用占国内生产总值的 15％以上，位居全球之首，但到 2009 年，全美 3 亿多国民中，仍有 4600 多万人（约占美国总人的 15％）未被任何医疗保障体系覆盖。自 1912 年到 2006 年，包括罗斯福、杜鲁门和卡特在内的共七名美国总统在任期内曾试图推动医疗改革，大都以失败告终。2010 年 3 月，美国参众两院终于通过由总统奥巴马和民主党强行推进的医改法案，这项法案的通过，意味着自 1965 年以来美国历史上力度最大的医疗改革即将启动。医改法案的实施，将涵盖无医疗保险人口中的 3200 万人，医保覆盖率将由此提高到 95％，使美国接近全民医保。

五、合作医疗保险

合作医疗保障模式又称社区合作医疗保险或基层医疗保险和集资医疗保健制度。合作医疗保险是指依靠社区（基层）的力量，遵循自愿互助的原则，多方面筹集资金来解决社区成员的医疗保健服务的一项综合性措施。合作医疗保险将资金的筹集、经济损失的分摊与医疗保健服务集社区于一身，能够较好地开展基本医疗及预防保健。合作医疗保险的局限性，主要是筹集资金有限，覆盖人群少，抵抗风险能力低。合作医疗制度对解决发展中国家尤其是发展中国家农村地区居民的健康问题，仍然具有重要的现实意义，被认为是解决发展中国家、特别是广大农村地区的卫生服务经费的筹集与供给的比较适合的制度安排。

中国农村的合作医疗属于合作医疗保障模式。泰国的健康保险卡制度亦属于这一模式。在中低收入国家中，泰国是为数不多的、能够为全体居民提供基本卫生服务保障的国家之一。

视窗 15-2
泰国的健康卡制度
泰国的健康卡制度是一种针对农民和非正式部门员工的自愿性质的社区健康保险制度。它建立于 1983 年，当时只是为乡村妇幼保健的发展筹集基金所作的一项实验。购买健康卡的家庭在进行一般的简单治疗、妇幼卫生保健以及疫苗接种时可以享受免费的服务，1987 年健康卡覆盖了全部人口的 4.7％。1994 年，健康卡制度开始进行改革,从中央政府财政中获得了配套资金的补助,每个家庭花500铢购买一张健康卡,则政府提供500铢的配套资金支付有关卫生机构,购卡家庭任何成员可持卡到定点公共卫生机构免费就诊或住院,这就使得健康卡制度由单纯的自愿健康保险变为自愿保险和公共补助的混合体。同时,健康卡的基金管理也转为纵向性的累积基金形式,即卡内的基金可不必在一个财政年度内消费完,而是可以积累到下一个年度使用。经过改革后的健康卡制度吸引了相当多的消费者和卫生服务提供者,到1998年时覆盖率达到13.9%。

泰国农村实行的健康卡制度,为农民提供了最基本的医疗保障,使区域内的资金从筹集、因病造成经济损失的分担及医疗保健集于一体,能够在基层卫生机构提供较好的医疗与预防保健服务,对于保障农民的身体健康起到了很好的作用。但是,它的资金毕竟有限,覆盖人群少,抵抗风险的能力也差。近20年来,泰国的卫生总费用有了很大的增长,从1980年占GDP的3.82%增长到九十年代的6.2%。虽然泰国已存在多种医疗保险制度,保险覆盖率也从1991年的32.9%上升到80%左右,但还有超过20%以上的人口没有被任何保险所覆盖。

第三节　中国医疗保障制度

我国坚持广覆盖、保基本、多层次、可持续的方针来加快建立覆盖城乡居民的社会保障体系,主要以社会保险、社会救助、社会福利为基础,以基本养老、基本医疗、最低生活保障制度为重点,以慈善事业、商业保险为补充。

一、传统医疗保障制度概述

(一) 公费医疗制度

最早的公费医疗制度始于1927年以后建立的工农红军医院、后方医院以及基层卫生队(所),实行费用定额包干,经费由保健委员会核发,患病公费医疗。1952年6月中央政府(政务院)发布的《关于全国各级人民政府、党派、团体及所属事业单位的国家工作人员实行公费医疗预防的指示》,规定自1952年7月起分期推广,实行公费医疗制度。

享受对象:包括各级国家机关、党派、人民团体及文化、教育、科研、卫生、体育、经济建设等事业单位的工作人员和离退休人员,实行全额预算管理的事业单位在编工作人员,二等乙级以上革命残废军人、享受公费医疗单位的离退休人员、在军队工作过没有军籍的退休职工、高等院校在校学生等。1952年时,享受公费医疗的国家工作人员为400万人,1990年达2486万人,1990年享受公费医疗的离退休人员为1693万人。

经费来源及报销范围:应由国家负担的公费医疗经费在国家预算中单列,各级财政拨款,差额预算管理及自收自支预算管理的事业单位所提取的医疗基金。享受公费医疗的人员在指定的医疗机构就诊、住院,除挂号费、营养滋补药品以及整容、矫形等少数项目由个人自付费用外,其他医药费用的全部或大部分按服务项目由公费医疗经费开支。

存在的主要问题:自20世纪80年代后,公费医疗的总经费、人均经费等迅猛增加,超过了同期的国内生产总值和财政的收入速度,需求的无限性与资源的有限性的矛盾更加突出;覆盖面窄但享受人数急剧增加,缺乏费用意识;药品和卫生耗材涨价、新技术、高精尖仪器设备的广泛投入使用,缺乏节约意识;管理和监管体系不健全等。

(二) 劳动医疗保险制度

1951年2月政务院颁布的《中华人民共和国劳动保险条例》确立劳保医疗制度。1953年1月劳动部公布《劳动保险条例实施细则修正草案(试行)》开始实行。

覆盖范围和保险对象:包括全民所有制企业和城镇集体所有制企业的职工、离退休人员等,对企业的职工供养的直系亲属实行收费减半的"企业保障型"。

经费来源及报销范围:根据国家制定的劳保医疗政策,按照企业职工工资总额和国家规定的比例在生产成本项目中列支;职工及其家属可以在本企业自办的医疗机构或指定的社会医疗机构就医;费用支付的范围与公费医疗基本相同,采用按服务项目付费方式。至1995年,全国享受劳保医疗1.14亿人。劳保医疗与公费医疗制度存在相同的问题。

(三) 合作医疗保健制度

合作医疗保健制度是一种集资医疗制度,是在集体经济支持下,以农民互助合作为基础,按照自愿、受益和适度的原则,筹集医疗预防保健费用的各种形式的医疗保健制度。我国农村的合作医疗保健制度,有其自身的产生发展轨迹,也是我国特殊国情下的必然选择。

这一保障制度创建于20世纪30年代、发展于50年代、兴盛于60~70年代、萎缩于80年代、改革于90年代、发展于21世纪。国内有的学者把它归纳为五个发展阶段:

1. 第一阶段　从20世纪30年代到新中国成立,合作医疗的萌芽与诞生阶段

我国农村的健康保障制度最早起源于陕甘宁边

区 1938 年创办的"保健药社"和 1939 年创办的"卫生合作社",这是我国农村健康保健制度的萌芽。因伤寒、回归热等传染病的流行,边区政府应群众的要求,委托当时的商业机构——大众合作社办理合作医疗。资金由大众合作社和保健药社投资入股,并吸收团队和私人股金,以"合作制"的形式举办医药卫生事业,政府也赠送一些药材,医疗机构也是一种民办公助的医疗机构。

2. 第二个阶段　新中国成立后至改革开放之前,农村医疗制度的建立和发展

(1) 合作医疗制度的建立:建国初期,由于经济发展水平低,工业基础薄弱,在有限资源分配的情况下,为保护工业部门的劳动力,当时选取了城乡有别的福利提供原则,使绝大多数农村居民基本处于国家的社会福利体系之外。农民只有采取自发的互助形式来解决农村医疗保健问题。1950 年前后,东北各省为了解决广大农村缺医少药问题,积极提倡采用合作制和群众集资的办法举办卫生机构。随着农村合作制的发展,山西高平县等地办起了集体保健医疗制度即"合作医疗",同一时期的湖北麻城县、河南登封县、正阳县、山东商河、河北交县、湖南零陵、贵州兴义等地都办起了合作医疗。在国家经济困难时期,由于集体经济难以承担,合作医疗制度曾一度出现低潮。

视窗 15-3

深受农民欢迎的合作医疗制度

　　1965 年 6 月 26 日,毛泽东发出指示:"把医疗卫生工作的重点放到农村去!",在"6.26"的指示下,这种新兴的农村合作医疗制度被大力推广。此时,湖北省长阳县乐园公社杜家村的土家族医生覃医生建立了新中国历史上第一个新型的农村合作医疗卫生室。办法是这样:根据村里农民以往的医疗情况、用药水平,农民每人每年缴纳 1 元钱,从村集体公益金中再交一角钱,农民每次看病只交 5 分钱的挂号费,吃药不要钱。乐园公社卫生所的十多名医务人员除两人暂时拿固定工资外,其余都和乐园公社干部一样计工分。乐园公社在实行合作医疗前曾经流行过麻疹、百日咳、脑膜炎等疾病,有 1000 多人感染。公社实行合作医疗后,由于大家动手搞预防以及对群众非常有吸引力的合作医疗卫生室发挥的作用("土医、土药、土药房"),再没有发生这种传染病。这种合作医疗制度随后迅速推广到其他 6 个村乃至全县。1968 年杜家村合作医疗的做法以调查报告的形式送到毛泽东手中,毛泽东阅后批示,称赞这"是医疗战线上的一场大革命"、"解决了农村群众看不起病、买不起药的困难"、"值得在全国推广"。《人民日报》在 1968 年 12

月 5 日的头版头条刊登"深受农民欢迎的合作医疗制度"一文。在当时的情况下,全国上下都坚决贯彻执行毛泽东的指示,农村绝大多数的县、公社和生产大队都建立了医疗卫生机构,形成了覆盖广大农村居民的农村三级医疗预防保健网。

　　合作医疗的主要特点:①农民创造,为农民健康服务;②民办性和群众自愿性;③互助共济性;④全方位服务(一般的门诊和住院服务、计划免疫、妇幼保健、计划生育等)。

---

(2) 合作医疗的发展:1965 年 6 月 26 日,毛泽东发表著名的"6.26"的指示,中共中央批转卫生部党委《关于把卫生工作的重点放到农村的报告》,中央肯定了这一办医形式,合作医疗成为农村卫生工作的一项基本制度,在全国范围迅速推广。到 1976 年,全国已有 90％以上的农民参加了合作医疗,基本解决了农村居民基本医疗问题。1978 年我国《宪法》将"合作医疗"列为国家为保证劳动者健康权利需要逐步发展的一项事业。20 世纪 80 年代初,世界银行和世界卫生组织在考察报告中指出,中国的合作医疗费用大约只占全国卫生费用的 20％却初步解决了占当时 80％的农村人口的医疗保健问题,并高度评价中国的合作医疗制度是发展中国家全体解决卫生经费的唯一范例。合作医疗为新中国农村医疗保障事业的发展写下了光辉的一页

3. 第三个阶段　农村合作医疗制度的衰退和解体

　　随着 20 世纪 80 年代初期由于实行农村家庭联产承包责任制,集体经济的弱化,这种被世界卫生组织誉为发展中国家成功模式的医疗保健制度,进入了衰退和解体阶段。1985 年,全国实行合作医疗的村由 1980 年的 90％急剧下降到 5％,1989 年,卫生部统计表明,农村实行合作医疗的行政村仅占全国的 4.8％。农民就医几乎全部自费,求医看病出现了很大困难。合作医疗的解体,给农业生产和农民生活带来了许多不利的影响,对农村预防保健工作也造成很大的冲击,农村家庭因病致贫和因病返贫问题突出,有的农民说"辛辛苦苦几十年,一病回到改革前"。出现经济落后—居民收入低—生活艰难—健康状况差—影响经济发展这样一种恶性循环。

4. 第四个阶段　合作医疗的恢复与重建

　　进入 90 年代以来,党和政府多次提出在农村要稳步推行合作医疗制度,《中华人民共和国农业法》也明确规定:"国家鼓励、支持农民巩固和发展农村合作医疗和其他医疗保障形式,提高农民健康水平"。合作医疗又进入了一个恢复和重建时期,但由于政策上没有大的突破,农村合作医疗的重建仍然比较困难。

到 2000 年,全国农村合作人口覆盖率不足 10%。分析其原因,一是政府责任不明确,筹资和保障能力有限,很多地区实际上只是农民自己筹资,影响了合作医疗的吸引力;二是管理和监督机制上,缺乏长期规划与有效的监督管理机制,挪用、浪费基金、拖欠农民医疗费用等现象时有发生,挫伤了农民参加合作医疗的积极性。

2002 年后,农村合作医疗才又引起政府的高度重视。根据国家确定的计划,到 2010 年时,新型合作医疗制度将覆盖全体农村居民。

5. 第五个阶段 农村新型合作医疗制度化建设阶段

随着国家经济体制改革,特别是农村经济体制改革的深入和农村经济的全面发展,农村的社会经济环境已经发生了明显的变化。2002 年 10 月《中共中央、国务院关于进一步加强农村卫生工作的决定》(简称《决定》)(中发[2002]13 号)明确提出:在农村,要逐步建立起适应社会主义市场经济体制要求和农村经济发展水平的、以大病统筹为主的新型合作医疗制度和医疗救助制度。

二、新时期我国的医疗保障制度

医疗保障制度是我国社会保障体系的重要组成部分。随着我国经济的全面发展,城乡居民收入水平明显的提高,传统的医疗保障制度已经不能适应经济社会发展的需要。建立和完善社会医疗保险制度已成为我国改革医疗保障体系的重要内容。

(一)城镇医疗保险制度

1. 城镇职工基本医疗保险制度 1994 年,由国务院选择在江苏省镇江市和江西省九江市两个中等城市进行医疗保险试点(简称"两江"试点)。1996 年初,国务院在总结"两江"试点经验的基础上进一步扩大试点范围,决定在每个省、自治区选择两个大中城市进行医疗保障制度改革试点。1998 年,国务院发布《关于建立城镇职工基本医疗保险制度的决定》(国发[1998]44 号),要求在全国范围内建立覆盖全体城镇职工的基本医疗保险制度,并明确了改革目标、基本框架与基本原则,标志着城镇职工医疗保险制度改革进入了一个全面发展的新阶段。

(1)基本原则:城镇所有用人单位,包括企业(国有企业、集体企业、外商投资企业、私营企业等)、机关、事业单位、社会团体、民办非企业单位及其职工,都要参加基本医疗保险。实行属地管理;坚持"低水平、广覆盖",保障职工基本医疗需求。

(2)覆盖范围和缴费办法:基本医疗保险费由用人单位和职工双方共同负担;用人单位缴费率应控制在职工工资总额的 6% 左右,职工缴费率一般为本人工资收入的 2%。随着经济发展,用人单位和职工缴费率可作相应调整。

(3)建立"统账结合"的用资机制:基本医疗保险基金实行社会统筹和个人账户相结合,职工个人缴纳的基本医疗保险费,全部计入个人账户。用人单位缴纳的基本医疗保险费分为两部分,一部分用于建立统筹基金,一部分划入个人账户。

(4)健全基本医疗保险基金的管理和监督机制:社会保险经办机构负责基本医疗保险基金的筹集、管理和支付,并要建立健全预决算制度、财务会计制度和内部审计制度。基本医疗保险基金纳入财政专户管理,专款专用,不得挤占挪用。强化医疗服务管理,提高质量和水平;妥善解决特殊人员的医疗待遇。

2. 城镇居民基本医疗保险制度 为实现基本建立覆盖城乡全体居民的医疗保障体系的目标,我国从 2007 年起开展城镇居民基本医疗保险试点(以下简称试点),要求 2009 年试点城市达到 80% 以上,2010 年在全国全面推开,逐步覆盖全体城镇非从业居民。通过试点,探索和完善城镇居民基本医疗保险的政策体系,形成合理的筹资机制、健全的管理体制和规范的运行机制,逐步建立以大病统筹为主的城镇居民基本医疗保险制度。经过两年的努力,通过全面实施城镇居民基本医疗保险制度,到 2009 年底,这项工作取得重大进展,中国提前一年从制度上实现了对城镇居民的全面覆盖。

视窗 15-4

2007 年镇江城乡居民合作医疗保险模式

参保对象

1. 持市区(京口区、润州区、镇江新区)户口的农村居民(包括乡镇居民);

2. 未参加基本医疗保险或住院医疗保险的城镇居民;

3. 持有一年以上暂住证的非本市户口居民。

缴费标准

2007 年合作医疗保险年筹资标准为每人每年 100 元,其中参保人员个人缴纳 50 元,市、区两级政府财政补贴 50 元。除职工子女、在校学生(农村在校学生仍执行原政策规定的政府补贴金额)外,所有合作医疗保险参保人员均可享受政府财政补贴待遇。

下列人员应由个人缴纳的参保费用,统一由政府财政资金代为缴纳:

1. 市区年龄在女 50 周岁(含 50 周岁)以上、男 60 周岁(含 60 周岁)以上的城镇和农村居民(需家庭成员全部参加社会医疗保险);

2. 市区医疗救助对象,包括城市和农村低保人员、特困职工家庭成员、农村五保户、在乡精简老职工等;非本市户口的居民,100 元参保费用全部由个人缴纳。

(1) 参保范围:不属于城镇职工基本医疗保险制度覆盖范围的中小学阶段的学生(包括职业高中、中专、技校学生)、少年儿童和其他非从业城镇居民都可自愿参加城镇居民基本医疗保险。

(2) 筹资水平、缴费和补助:据当地的经济发展水平以及成年人和未成年人等不同人群的基本医疗消费需求,并考虑当地居民家庭和财政的负担能力,确定筹资水平;城镇居民基本医疗保险以家庭缴费为主,政府给予适当补助。参保居民按规定缴纳基本医疗保险费,享受相应的医疗保险待遇,有条件的用人单位可以对职工家属参保缴费给予补助。国家对个人缴费和单位补助资金制定税收鼓励政策。

(3) 费用支付:城镇居民基本医疗保险基金重点用于参保居民的住院和门诊大病医疗支出,有条件的地区可以逐步试行门诊医疗费用统筹。

对城镇居民基本医疗保险的管理,原则上参照城镇职工基本医疗保险的有关规定执行。

3. 城乡医疗救助制度　2009 年 4 月颁发《中共中央国务院关于深化医药卫生体制改革的意见》(中发[2009]6 号)(以下简称《意见》),随后出国务院出台《医药卫生体制改革近期重点实施方案(2009-2011 年)》(国发[2009]12 号)(以下简称《实施方案》)。为贯彻落实《意见》和《实施方案》的精神,进一步完善城乡医疗救助制度,保障困难群众能够享受到基本医疗卫生服务,民政部于 2009 年 6 月发布《关于进一步完善城乡医疗救助制度的意见》(民发[2009]81 号)。

(1) 救助范围与救助方式:在城乡低保家庭成员和五保户纳入医疗救助范围的基础上,其他经济困难家庭人员也纳入医疗救助范围。其他经济困难家庭人员主要包括低收入家庭重病患者以及当地政府规定的其他特殊困难人员,资助其参加城镇居民基本医疗保险或新型农村合作医疗并对其难以负担的基本医疗自付费用给予补助。

(2) 救助服务内容:根据救助对象的不同医疗需求,开展救助服务。坚持以住院救助为主,同时兼顾门诊救助。住院救助主要用于帮助解决因病住院救助对象个人负担的医疗费用;门诊救助主要帮助解决符合条件的救助对象患有常见病、慢性病、需要长期药物维持治疗以及急诊、急救的个人负担的医疗费用。

(二)农村医疗保险制度

1. 新型农村合作医疗制度　2002 年 10 月中共

中央、国务院《关于进一步加强农村卫生工作的决定》中提出要建立新型农村合作医疗以及 2003 年卫生部、财政部、农业部共同出台的《关于建立新型农村合作医疗制度的意见》,都明确地把"建立新型农村合作医疗保险制度作为首要工作目标",《关于进一步加强农村卫生工作的决定》要求到 2010 年,新型农村合作医疗制度要基本覆盖农村居民。经济发达的农村可以鼓励农民参加商业医疗保险。

这种"新型农村合作医疗制度",是由政府组织、引导、支持,农民自愿参加,个人、集体和政府多方筹资,以大病统筹为主的农民医疗互助共济制度。筹资采取中央财政投入、地方财政投入和农民自筹相结合的办法。

2010 年 3 月卫生部信息统计中心报告显示:2009 年全国新型农村合作医疗筹资总额达 944.35 亿元,包括中央财政补助资金 269.62 亿元,地方财政补助资金 471.98 亿元,农民个人缴纳 194.17 亿元(含相关部门为救助对象参合缴费 9.17 亿元),利息收入及其他 8.58 亿元。全国实际农村人均筹资水平为 113.37 元,比 2008 年提高了 17.12 元,共有 7.59 亿人次参合农民受益,新型农村合作医疗基金支出总额为 922.92 亿元,基金使用率达到 97.73%。其中,住院补偿支出 762.47 亿元,门诊补偿支出 121.81 亿元,特殊病种大额门诊补偿支出 11.90 亿元。

2009 年,在 7.59 亿受益的参加新型农村合作医疗农村居民中,住院补偿 0.62 亿人次,门诊补偿 6.7 亿人次,特殊病种大额门诊补偿 0.05 亿人次。统筹基金最高支付限额提高到当地农民人均纯收入的 6 倍左右。初步统计,政策范围内住院费用报销比例已达到 55%。全国 1/3 的地区开展了新农合门诊统筹工作,陕西、安徽、云南等地开展了支付方式改革试点,浙江、广西等地启动了地市级统筹试点。

2. 农村医疗救助制度　2002 年 10 月中共中央、国务院《关于进一步加强农村卫生工作的决定》中,明确提出要对农村贫困家庭实行医疗救助,建立农村医疗救助制度。医疗救助对象主要是农村低收入的患病人群,主要包括四部分人群:①五保户;②贫困户或享受最低生活保障待遇的家庭;③因患病等偶然原因造成返贫的家庭;④为公众安全受伤而没有医疗保障的人。救助的形式 对于上述前三种人,在建立了大病医疗统筹的地区应该首先资助他们参加当地组织的大病医疗统筹,在这些人患病按有关规定报销了部分医药费后,经济上仍然有困难的给予医疗费用补助;在没有建立大病医疗统筹的地区,可以直接对救助对象给予一定的医疗补助。

视窗 15-5

2006 年年底昆山市 105 万人实现 100% 全民覆盖医疗保险(图 15-2)。

昆山市全民医疗保险

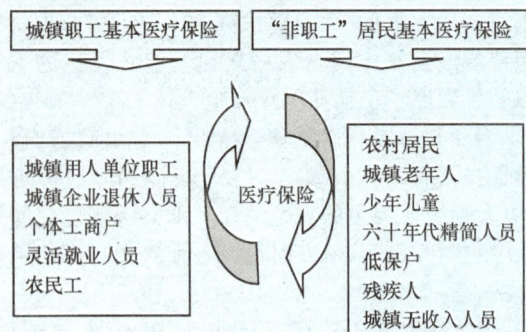

| 城镇职工基本医疗保险 | "非职工"居民基本医疗保险 |

城镇用人单位职工
城镇企业退休人员
个体工商户
灵活就业人员
农民工

医疗保险

农村居民
城镇老年人
少年儿童
六十年代精简人员
低保户
残疾人
城镇无收入人员

图 15-2　昆山市医疗保险模式

三、我国医疗保障制度面临的机遇、问题与挑战

我国现行的医疗保险体系主要包括:城镇职工基本医疗保险制度、城镇居民基本医疗保险制度、新型农村合作医疗制度以及城乡医疗救助制度等,同时发展了多种形式的补充医疗保险和商业医疗保险。以上各类医疗保险共同构成了我国的医疗保障体系。

(一)机遇

2006 年,党的十六届六中全会通过《中共中央关于构建社会主义和谐社会若干重大问题的决定》提出了建立全民医疗保障制度的战略目标;同年 10 月 23 日中共中央政治局进行第三十五次集体学习,中共中央总书记胡锦涛主持会议并指出,人人享有基本卫生保健服务,人民群众健康水平不断提高,是人民生活质量改善的重要标志,是全面建设小康社会、推进社会主义现代化建设的重要目标。2007 年党的十七大报告中提出了要实现"人人享有基本医疗保障"的目标。2008 年,党的十七届三中全会报告中明确提出建立起真正意义上的城乡一体的医疗保险战略方针。2009 年 3 月国务院《深化医药卫生体制改革意见》,把基本医疗保障作为医药卫生体制改革"四大体系"的首要支柱。随后出台的《实施方案》,也把扩大医保覆盖面与提高保障水平,列为三年内"五项改革"的首要任务和目标。2009 年 5 月 22 日中共中央政治局进行第十三次集体学习,胡锦涛主持会议并强调,要加快健全社会保障制度体系,把人人享有基本生活保障作为优先目标,坚持效率与公平、统一性与灵活性相结合。对城镇职工基本养老保险、基本医疗保险、新型农村合作医疗、城乡最低生活保障、医疗救助以及失业、工伤、生育保险等已有的各项保障制度,要不断完

善政策,扩大覆盖面。同时提出到 2020 年要实现建立比较健全的医疗保障体系的目标。这一系列政策的出台标志着建设覆盖城乡全体居民的基本医疗保障体系的理论构想开始迈出了实践的步伐,全民医保的时代正向我们走来。

(二)问题

我国的医疗制度改革已经取得了重要的进展,医疗保障制度的覆盖面明显扩大,城镇职工基本医疗保险参保人口中女性及中老年人口比例增加。同时,居民医疗服务利用也随之增加,城镇职工医疗保险人群医疗服务利用增加明显。但仍然存在很多问题:

(1)目前我国医疗保险的保障水平相对较低,"看病贵、看病难"的困境仍然是困扰我国广大人民就医的关键因素。

(2)城镇职工基本医疗保险制度和新型农村合作医疗制度等保大病模式限制了医疗保障的受益面,基本卫生服务可及性作用非常有限。

(3)我国卫生资源在城乡之间、城域之间分布极为不平衡。

(4)重视基金的财务绩效,基金在地域上过于分散,提供基本医疗保障能力不足。

(三)挑战

2009 年 3 月,国务院《意见》提出建立覆盖城乡居民的包括公共卫生服务体系、医疗服务体系、医疗保障体系、药品供应保障体系四大体系的基本医疗卫生制度,提出建立和完善以基本医疗保障为主体,其他多种形式补充医疗保险和商业健康保险为补充,覆盖城乡居民的多层次医疗保障体系。城镇职工基本医疗保险、城镇居民基本医疗保险、新型农村合作医疗和城乡医疗救助共同组成基本医疗保障体系,分别覆盖城镇就业人口、城镇非就业人口、农村人口和城乡困难人群。坚持广覆盖、保基本、可持续的原则。

围绕五项重点改革三年目标,2010 年 4 月,国务院出台《医药卫生体制五项重点改革 2010 年度主要工作安排》(以下简称《工作安排》),明确了工作任务,提出加快推进基本医疗保障制度建设,巩固扩大基本医疗保障覆盖面。主要工作目标:

(1)扩大城镇职工基本医疗保险(以下简称城镇职工医保)、城镇居民基本医疗保险(以下简称城镇居民医保)覆盖面,参保人数达到 4.1 亿。进一步做好城镇非公有制经济组织从业人员、大学生、灵活就业人员和农民工的参保工作。

(2)基本解决关闭破产企业退休人员和困难企业职工的参保问题。

(3)巩固新型农村合作医疗(以下简称新农合)覆盖面,参合率稳定在 90% 以上。

《工作安排》要求进一步提高基本医疗保障水平。主要工作目标:

（1）提高筹资标准。各级政府对新农合和城镇居民医保补助标准提高到每人每年120元,适当提高个人缴费标准。

（2）加快推进门诊统筹。城镇居民医保门诊统筹扩大到60%的统筹地区,新农合门诊统筹达到50%(力争达到60%)的统筹地区。基层医疗卫生机构门诊费用报销比例明显高于医院。

（3）提高报销比例。城镇居民医保和新农合政策范围内住院费用报销比例达到60%以上,城镇职工医保政策范围内住院费用报销比例有所提高。所有统筹地区城镇职工医保、城镇居民医保和新农合的统筹基金最高支付限额分别提高到当地职工年平均工资、居民可支配收入和全国农民人均纯收入的6倍以上。

（4）加大医疗救助力度。在资助城乡所有低保对象、五保户参保的基础上,对其经医保报销后仍难以负担的医疗费用给予补助。逐步开展门诊救助,取消住院救助病种限制。探索开展重特大疾病救助办法。

（5）开展儿童白血病、先天性心脏病等儿童重大疾病医疗保障试点。

《工作安排》要求提高基本医保基金管理水平。主要工作目标：

（1）大力推广就医"一卡通"等办法,方便参保人员就医和医疗费用结算。在80%的城镇职工医保、城镇居民医保和新农合统筹地区实现医疗费用即时结算(结报),患者只需支付自付的医疗费用。

（2）推行按人头付费、按病种付费、总额预付等支付方式。选择50种左右临床路径明确的疾病开展按病种付费试点。探索建立医疗保险经办机构与医疗机构、药品供应商的谈判机制,发挥医疗保险对医疗服务和药品费用的制约作用。

（3）积极做好农民工等流动就业人员基本医疗保险关系跨制度、跨地区转移接续工作,开展以异地安置退休人员为重点的就地就医、就地结算服务。

（4）鼓励有条件的地方提高基本医疗保险统筹层次。科学论证、有序开展基本医疗保障经办管理资源整合。探索委托具有资质的商业保险机构经办各类医疗保障管理服务。

中国人力资源和社会保障部2010年1月22日发布的统计数字显示：2009年年底,全国参加城镇基本医疗保险人数超过4亿人,再加上新型农村合作医疗参保人数8.3亿人,中国基本医疗保险制度覆盖面超过12亿人。

Summary

1. Disease risks are an uncertain risk status of people's suffering from the loss due to illnesses and health problems. The basic features of the risk are as followings: objectivity and universality, uncertainty and loss. While medical insurance is for risk-sharing and compensation for economic losses caused by diseases. The main functions of the insurance include social function, economic security function, distribution function, and financing function. And the medical security system can be classified into basic medical insurance, supplementary medical insurance system, commercial health insurance, rural health care, and social medical assistance.

2. In accordance with the insured, the health insurance model can be classified into voluntary insurance and compulsory insurance. The former is usually called commercial insurance or private insurance; the later is also known as social health insurance or statutory insurance. In accordance with the cost way, the health insurance model can be classified into deduction insurance, co-payment insurance, limit insurance etc. And in accordance with the way of insurance funds raising, the health insurance model can be classified into national health insurance, social health insurance, savings insurance, private medical insurance and medical insurance.

3. Chinese traditional medical care system mainly includes public medical care system, cooperative medical care system and labor health insurance system. While new medical insurance system in China includes basic medical insurance system, new rural cooperative medical care system, basic medical insurance system for urban residents, and urban, rural medical assistance system.

4. The basic medical and health system in China consists of four major forms, including public health service system, health care system, medical security system and medicine supply system.

思 考 题

1. 试述医疗保险的含义和基本特征。

2. 试述医疗保障制度的分类。

3. 按保险基金筹集的方式医疗保障模式分为主要几种？主要特点你是什么？

4. 试述合作医疗保健制度的五阶段。

5. 根据《医药卫生体制五项重点改革 2010 年度主要工作安排》，进一步提高基本医疗保障水平的主要工作目标有哪些？

（周 令）

主要参考文献

陈君石,黄建始.2007.健康管理师.北京:中国协和医科大学出版社

董先雨.2000.社区卫生服务与管理.北京:华夏出版社

郭继志,姜润生.2006.社会医学.北京:科学出版社

郝模.2005.卫生政策学.北京:人民卫生出版社

洪倩,郭清.2003.社会医学教程.合肥:安徽科学技术出版社

胡鞍刚.2003.健康与发展.第1版,北京:清华大学出版社

胡怀明.2001.社会医学.北京:人民军医出版社

黄静亨.2007.健康教育学[M].上海:复旦大学出版社

李惠斌,杨雪冬.2000.社会资本与社会发展.北京:社会科学文献出版社

李立明.2007.流行病学.北京:人民卫生出版社

李鲁.社会医学.2007.北京:人民卫生出版社

李学信.2002.社区卫生服务导论.南京:东南大学出版社

梁万年主编.2008.卫生事业管理学.北京:人民卫生出版社

刘天鹏.2006.健康管理师培训教材.北京:人民军医出版社

刘天鹏.2006.健康管理师培训教材.第一版,北京:人民军医出版社

刘筱娴.1998.社会医学.北京:科学出版社

娄成武,魏淑艳.2003.公共政策学.沈阳:东北大学出版社

娄成武,郑文范著.2002.公共事业管理学.北京:高等教育出版社

卢祖洵.社会医学.2009.北京:科学出版社

陆学艺.2002.当代中国社会阶层研究报告.北京:社会科学文献出版社

马骁.2004.健康教育学[M].北京:人民卫生出版社

区伟雄.2006.社会医学.北京:中国医药科技出版社

任苒等.2009.中国医疗保障制度发展框架与策略.北京:经济科学出版社

申杰,韩萍,何伟.2007.医用科研方法学.北京:人民军医出版社

施榕.2006.社区预防与保健.第2版.北京:人民卫生出版社

石秀和等.2006.中国农村社会保障问题研究.北京:人民出版社

王保真.2005.医疗保障.北京:人民卫生出版社

卫生部.2009卫生统计年鉴.北京

西奥多W.著,吴珠华,等译.1990.论人力资本投资.北京:北京经济学院出版社

杨文秀.2004.农村卫生管理与法规.北京:人民卫生出版社

张华.2000.社区卫生服务.贵阳:贵州科技出版社

张拓红,陈少贤.2006.社会医学.北京:人民卫生出版社

赵国栋,黄永中.2008.网络调查研究方法概论.北京:北京大学出版社

赵绩军.2006.社区卫生服务指导手册.青岛:青岛出版社

邹宇华.2008.社会医学.北京:科学出版社

Putnam RD：2000.Bowling alone：the collapse and revival of American community.New York：Simon and Schuster

WHO.2006.Knowledge for Better Health Systems and Better Health：The Alliance Strategic Plan：10-Year Outlook and 2006-2008 Plan

WHO. 2009. Alliance for Health Policy and Systems Research/World Health Organization. SYSTEMS THINKING for Health Systems Strengthening

参考答案

第一章 绪 论

案例 1-1 讨论分析

1. 影响甲型 H1N1 流感防控的因素有生物学因素和社会学因素，前者包括病毒及其变异情况、易感人群、有效药物或疫苗等；后者包括防护知识的宣传、社会稳定、信息透明、心理危机干预，以及高危人群的保护等。

2. 社会医学认为，仅对甲型 H1N1 流感确诊患者进行临床治疗是不能控制疫情蔓延的，必须要实施社会综合防制策略。第一，在加强临床诊断治疗的同时，加大疫苗的开发力度，要在最短的时间内为民众提供有效疫苗，形成免疫保护屏障；第二，信息公开，为民众提供正确的防护知识和疫情流行情况，破除谣言的负面影响，保证社会稳定；第三，对易感人群进行优先和特殊保护，这是社会医学加强人群健康保护的重要策略。

第二章 医学模式与健康观

案例 2-1 讨论分析

1. 该案例说明疾病的发生、发展与转归是受多因素影响的，而非单一生物因素所致；人们对疾病的认识有了深刻的变化，即由单纯的生物层次，深入到心理与社会层次。对人的属性的认识由生物自然人，上升到社会经济这个层次。因此，许多疾病发生和变化的本质，也由生物本质发展到社会本质来认识。把人的健康、疾病现象与心理、社会因素联系起来考虑，并用心理与社会学方法来解决。

2. 现代医学模式对临床医学的影响体现在：它要求临床医学从观念到实践都要进行变革。改变临床医学传统的"看病不看人"的习惯思维方式，临床医生要了解病人的社会背景和心理特征，要进行立体诊断或者整体诊断。

第三章 社会医学基本理论

案例 3-1 讨论分析

存在于人们之间的健康差异不可能自动消失，因为人类健康受多种因素的影响，尤其是他们所处的环境，包括自然环境和社会环境。现代社会医学基本理论认为，对健康状况产生巨大影响的社会、政治、经济、环境和文化因素构成了健康的社会决定因素，如教育、收入、社会阶层等。人群的易受伤害性及其所接触环境的差异，加之卫生保健的不平等，共同导致了保健结果的不平等，即健康不公平。而卫生保健领域的不平等更多的源于卫生保健领域内的不公平首先来源于卫生体系以外的社会阶层化和政治不平等，如收入水平和社会状况、就业情况、个人行为、种族歧视和压力等因素，这些社会决定因素对个人来说自由选择的余地不大。所以在有效改善健康、维护公平需要在政府领导下，各部门通力合作，即需要全社会的广泛参与。

第四章 社会健康状况

案例 4-1 讨论分析

世界各国的健康差异仍在扩大，令人十分担忧。在许多国家中，健康问题反映出的社会差异也在加剧，欧洲的情况正是如此。一味追求经济增长，而忽视了经济增长对健康和气候的不利影响是需要反思的。经济增长提高了许多国家的收入，但国民财富增加本身并不一定会增进国民健康。如果不能公平分配收益，国民经济增长甚至会加剧不公平程度。近些年全球财富、技术和生活水平大幅提高，但关键问题是各国如何将之用于公平分配服务，尤其是低收入国家如何进行卫生供给系统的建设。卫生系统应遵循公平原则，努力预防疾病，以初级卫生保健为基础，实现全民医疗保健，以增进健康。

以上案例是对世界卫生状况所呈现出的卫生不公平并提出相应社会处方的案例，社会医学实践性体现在通过研究社会健康状况，分析存在的卫生问题，并提出改善社会健康状况的社会对策与措施，而这一过程中，对社会健康状况的研究成为必备的前提条件。本章分为四节，分别介绍社会健康状况的概念、评价指标、世界卫生状况和中国卫生状况。

第五章 社会因素与健康

案例 5-1 讨论分析

血铅中毒事件是完全可以避免的。此次事件再次呈现了血铅超标的"黑色定律"：GDP 的增长是以牺牲环境资源、牺牲居民的健康为代价所取得的。污染事件的发生看似偶然,但有其必然性。其深层次原因是,地方政府在经济发展中不注重科学发展观,片面追求GDP,忽视环境保护,损害了群众的利益,从而引发群体性事件的多发。近年来,群体性事件以年均29%的速度递增,对抗程度明显高于其他群体性事件,严重影响了社会的和谐与稳定。GDP至上的政绩观是重经济发展轻环境保护、污染事故多发的重要根源。在这种发展观、政绩观下,致使GDP上升了,环境质量下降了;财富增加了,群众的幸福感减少了。血铅事件的教训是惨痛的,也给我们敲响了环保警钟。我国应坚持科学发展观,走一条科技含量高、经济效益好、环境污染少的新型工业化路子。

第六章　行为、生活方式与健康

案例 6-1 讨论分析

现代医学认为,影响健康的主要因素有:生物遗传因素、环境因素、生活方式因素和卫生服务四个因素。这四个因素相互依存、相互影响。通过上述案例可以看出,主人公所患有的疾病为高血压、冠心病、肿瘤,这些疾病临床上被称为慢性非传染性疾病。研究证实,慢性非传染性疾病的发生与吸烟、酗酒、不合理膳食、缺乏体力活动、精神因素等有关。主人公的致病因素和上述不良行为和生活方式密切相关,比如,吸烟不仅导致患高血压、心脏病,还与肿瘤密切相关;不适当的饮食(口重、钠盐摄入过高)又导致高血压;缺乏体育锻炼导致肥胖、超重,进而高血压、冠心病。所以,在日常生活中,只要改变不良行为,选择健康的生活方式,戒烟、限酒、合理膳食、进行适当的体力活动,保持心理健康,才能防止或减少多种慢病的发生。

第七章　社会医学研究方法

案例 7-1 讨论分析

这是一个较大的临床流行病学研究项目。可依据不同的研究目的,分别采用不同的研究方法。

(1) 现况调查。首先,采用现况调查方法对林县居民食管癌发病的"三间分布"情况进行描述性研究。其次,初步探索其发病的诱发因素,确定高危人群。可以设计调查问卷,采取随机抽样的方法进行调查。

(2) 回顾性调查。其次,在现况调查取得初步病因线索的基础上,采用回顾性调查方法探索林县食管癌发病的诱发因素,并进行危险程度的分析。

(3) 干预试验研究。病因明确之后,根据实际条件在一定范围、一定时期内进行干预试验,最终评价试验效果。

需要指出的是,调查问卷设计是课题设计中非常重要的一个环节。

第八章　健康管理与健康危险因素评价

案例 8-1 讨论分析

多发于青年、中年因持续过度劳累导致的猝死,称为过劳死。根据现代医学模式的指导思想,影响人类健康的四类因素中,行为生活方式、环境因素起主导作用,约占75%左右。上述案例显示,过劳死患者生前存在的共性是:长时间持续工作,睡眠严重不足,饮食多以快餐凑合、不讲究营养,长时间静坐,缺乏体力活动,工作环境压力过大,对自身健康缺少最基本的了解。因此,对于高强度脑力工作者,每天需要保证6～8小时的睡眠,注意膳食营养,每周有一定时间的体力活动或体育锻炼,尽可能养成规律的生活习惯,每年至少进行1次健康查体,有不适感要及早就医,是预防过劳死简便可行、低成本的有效措施。

卫生事业本质上是一种"人人需要、共同受益"的社会公益事业,提高人群的健康水平需要全社会的积极行动和参与。个体或人群首先应该重视自身健康,树立健康意识,通过健康查体或健康咨询了解自身的健康状况和存在的不利于健康的生理生化指标、行为习惯、生活方式;同时积极参与卫生策略的落实与实施,如禁止公共场所吸烟、注意环境保护等,积极参与社区或工作环境开展的健康教育、健康促进项目,去除或降低自身存在的危害健康的因素,形成积极的健康观,自觉维护自身和群体健康。

第九章　生命质量评价

案例 9-1 讨论分析

幸福感与生命质量的评价主体是个人,个人的主观感受只能由自己决定,不能由他人进行评价。无论怎样的追求,只要自己感觉好就可以幸福或满意。生命质量包括生理功能、心理功能和社会功能等方面的内容,侧重于相对稳定的满意度评价,而不是短时和不稳定的幸福感,这种主观评价与文化背景和参照系有关,而与物质条件(如钱多少)关系不大。通过学习,改变观念、认识以及参照系,可以缩短理想与现实的差距,提高生命质量。

第十章　卫生服务研究

案例 10-1 讨论分析

1. 县医院规模控制的关键是与卫生服务需求相适配。首先应进行卫生服务研究,重点调查分析县医院服务区域人群的卫生服务需要、需求和利用状况,结合当地社会、经济、人口等影响因素,对未来的人群卫生服务需求和利用进行合理推测,并以此作为县级医院规模控制的重要依据。

2. 县医院规模控制应与功能"定位"相适应。我国的农村卫生体系由县、乡、村三级医疗卫生机构组成,县级医院是全县的医疗和业务技术指导中心,负责基本医疗及危重急症病人的抢救,接受乡村两级卫生机构的转诊,承担乡村两级卫生技术人员的进修培训以及业务技术指导任务,开展教学科研工作。县医院的扩容规模应以有利于发挥县医院的"龙头"功能,有利于完善县医院、乡镇卫生院和村卫生室构成医疗服务体系为前提。

第十一章　卫生政策与卫生策略

案例 11-1 讨论分析

1. 新农合筹资水平要与当前地区经济发展水平相适应。目前可以适当提高筹资水平,达到人均 120 元,其中农民每人每年交 30 元较为可行。此外,要加大新型农村合作医疗的宣传力度,扩大其社会影响力,进一步提高农民参合率。

2. 建立新农合的长效筹资机制。加强基层卫生服务机构医疗服务能力建设。包括:一是增加政府对乡、村两级卫生机构的投入,更新必要的设备,改善就医环境;二是加强对乡村医生的培训;三是提高住院费用的补偿比例,解决"因病致贫、因病返贫"问题。

3. 完善基层医疗机构中国家基本药物制度的落实。基层医疗机构要全部使用基本药物,并使其使用率达到一定比例,可以有效解决存在大处方、医药费用不合理上涨等问题。

第十二章　慢性病的社会医学防制

案例 12-1 讨论分析

在上述案例中:夫妻癌的祸根在于夫妻俩有着相同的不良生活方式。同居一个屋檐下,同吃一碟盘中菜,同呼吸一样的空气,相同的不良生活方式,如丈夫吸烟,妻子就会因被动吸烟而受害;同桌进餐,不良的饮食习惯会同时损害双方;同居一室,环境致癌因素会有害双方;幽门螺杆菌感染和乙肝病毒感染,也可能在共同生活中传播,而这两种感染与胃癌、肝癌的产生密切相关,而吃得过咸、长期紧张、焦虑等,无疑都为日后夫妻癌的发生埋下了伏笔。此外,一旦丈夫或妻子得了癌症,另一方无论是在精神上还是体力上,都要承受巨大的压力,导致免疫功能急剧下降,表现出夫妻癌的现象。同理,家庭缺乏和谐的氛围,夫妻双方彼此抱怨,长期生活在紧张焦虑中,也是夫妻癌不可忽视的诱发条件。

第十三章　社会病防制

案例 13-1 讨论分析

从导致"艾滋病村"的原因来看:

1. 贫困是重要的社会根源。由于生活所迫,不少老百姓走上"卖血"之路,为艾滋病的爆发埋下了祸根。

2. 农民缺乏健康相关知识。例如农民不知道卖血可能造成的严重后果,自己得了患艾滋病后继续传播给自己的配偶等。

3. 政府对血液疏于监管。医疗卫生部门为了赚钱,不规范采供血;"血头"、"血霸"等不法分子的出现。

从"艾滋病村"的影响来看:

1. 大量劳动力损失,对社会造成直接的经济损失。

2. 增加疾病负担。大量艾滋病人的出现,给社会带来了沉重的疾病负担,艾滋病家庭陷入承受失去亲人和生活艰难的双重痛苦。

3. 大量艾滋孤儿的存在。青壮年早逝,留下老人与孤儿。尤其是孤儿特殊的成长环境带来心理上的阴影,将严重影响了他们的健康成长。

第十四章　社区卫生服务

案例 14-1 讨论分析

1. 社区卫生服务的功能主要是防病和治病。社区医疗主要提供的是门诊和出诊形式的基层医疗服务,是社区卫生服务功能的主要体现,同时,也是社区卫生服务其他工作的基础。治疗疾病固然重要,但更重要的一个功能是通过健康教育、保健、康复等方式来预防疾病的发生,预防的对象主要针对健康人群、高危人群以及患病人群。从本案例中,我们可以看到,社区卫生服务具有综合性、连续性、可及性、方便性、协调性、人性化等特点。

2. 社区卫生服务要想真正有生命力,首先,必须要有政府的大力支持,政府要能真正理解发展社区卫生服务的重要意义,完善并落实发展社区卫生服务的配套措施,包括资金长效投入、人才培养、设备购置等方面。其次,加强社区卫生服务的标准化、规范化、科学化管理。完善各种规章制度,建立科学的考核、评价体系,机构自身也要转变观念,加强管理,提高素质,使社区居民能够由被动接受服务转变为主动寻求服务。

第十五章　医疗保险制度

案例 15-1 讨论分析

1. 结算办法与医保费用的支出密切相关。结算办法与医疗消费（供方）利益密切相关，由于供方始终占据主导地位，需方只能处于被引导的地位。结算办法能够对医疗机构具有较强的控制作用，如"总额控制"的办法将每年的医保费用控制数预先交给医疗机构使其想法控制费用支出。

2. 实施医疗费用结算办法的关键是定点医疗机构的支持与配合。医疗机构既是医疗行为的直接操作者和医疗消费的提供者，又是医疗保险基金的直接的直接使用者，在医保费用支出的管理上起着"节流阀"的作用。

3. 有效。总额控制是研究医疗费用结算办法的基础。在具体安排医疗费用和实施过程中，只能在"总控"的基础上，研究具体操作和考核办法。

4. 无论是镇江还是全国其他地区费用结算办法的实践证明，任何单一结算办法都难以应对复杂的费用支出的综合管理，多元化、复合之路是医疗费用结算办法的发展方向。

中英文词汇对照表

A

adaptation　适应度

affection　情感度

alternate form reliability　复本信度

appraisal age　评价年龄

achievable age　增长年龄

avoidable burden　可避免的疾病负担比

accuracy　精确性

acceptability　可接受性

active life expectancy,ALE　积极健康寿命

accessible　可获得性

addiction　成瘾

acquired Immune Deficiency Syndrome,AIDS　获得性免疫缺陷综合征

abstinence　节制,禁欲

adverse selection　逆选择

B

birth rate　出生率

behavior　行为

behavioral addiction　行为成瘾

budget control　预付制

Blue Shield　蓝盾

Blue Cross　蓝十字

C

clinical medicine　临床医学

community medicine　社区医学

character　性格

construct validity　结构效度

criterion validity　准则效度

consistency　一致性

consumer　需方

case control study　病例对照研究

cohort study　队列研究

cost benefit analysis,CBA　成本效益分析

cost effectiveness analysis,CEA　成本效果分析

cost utility analysis,CUA　成本效用分析

confirmation of policy issues　政策问题的确认

chronic disease self-management　慢性病自我管理

craving　渴求

cannabis　大麻

cyber-sexual-addiction　网络色情成瘾

cyber-relational-addiction　网络交际成瘾

conflict　冲突

condom　避孕套

community　社区

Community Health Service　社区卫生服务

capitation　按人头付费

D

disability adjusted life year,DALY　伤残调整寿命年

domain　领域

disease-specific scale　疾病特异性量表

domain-specific scale　领域特异性量表

dependability　可靠性

decision analysis　决策分析法

diseases of modernization　现代文明病

diseases of lifestyles　生活方式疾病

depressants　抑制剂

drug addiction　吸毒

disinhibition　去抑制性

diagnosis related groups,DRGs　疾病诊断治疗分类标准

diagnosis related　groups,DRGs　按病种付费

E

emotion　情绪

European Organization for Research and Treatment of Cancer,EORTC　欧洲癌症研究治疗组织

external responsiveness　外部反应度

effect size,ES　效应大小

evidence-based decision-making analysis　循证决策分析

evidence　证据

exchange efforts　交换法

early stage　早期

engineering intervention　工程干预

economic intervention　经济干预

enforcement intervention　强制干预

educational intervention　教育干预

emergency care and first aid　即刻的紧急救护

F

fatality rate　病死率

face validity　表面效度

Functional Assessment of Chronic Illness Therapy,FACIT　慢性病治疗的功能评价

feasibility　可行性

force-field analysis　场力分析

fee for service,FFS　按服务项目付费

G

growth　成熟度

general scale　普适性量表

general module　共性模块

game addiction　网络游戏成瘾

General Practitioner,GP　全科医生

global budget　总额预算制

H

health　健康

health equity　健康公平

health management　健康管理

health behavior　健康行为

health-related behavior　健康相关行为

health rise factors　健康危险因素

health risk factors appraisal,HRA　健康危险因素评价

health-related quality of life,HRQOL　健康相关生命质量概念

Health and Quality of Life　Outcomes　健康与生命质量结局

health services research　卫生服务研究

health services want　卫生服务要求

health services need　卫生服务需要

health services demand　卫生服务需求

health human resource　卫生人力资源

health policy　卫生政策

health policy evaluation　卫生政策方案评估

health-for-all policy for the twenty-first century　21世纪人人享有卫生保健

high risk strategy　高危人群策略

hallucinogen　致幻剂

hood Modification　情绪改变

health security　医疗保障

Health Maintenance Organization,HMO　健康维持组织

I

incidence rate　发病率

instinctive behavior　本能行为

interval measurement　定距测量

International Society for Quality of Life Research,ISOQOL　国际生命质量研究会

internal responsiveness　内部反应度

important　重要性

integrated efforts　整合法

issues　问题

invasive disease　侵袭性疾病

intentional injuries　故意伤害

internet addiction disorder,IAD　网络成瘾

information overload　信息超载

K

Kadoorie Study of Chronic Disease in China　KSCDC　中国慢性病前瞻性研究项目

L

life event　生活事件

life change units LCU　生活变化单位

learned behavior　习得行为

lifestyle　生活方式

lead-time bias　领先时间偏倚

length bias　病程长短偏倚

long-term abstinence　长期戒断

M

medical sociology　医学社会学

mortality rate　死亡率

maternal mortality　孕产妇死亡率

mental component summary　综合心理组分

medicaid　医疗救助

medicare　医疗保险

Millennium Development Goals,MDG　千年发展目标

marijuana　大麻

medical security system　医疗保障制度

moral hazard　道德损害

N

neonatal mortality　婴儿死亡率

non-communica-ble disease NCD　慢性非传染性疾病

nominal measurement　定类测量

need-based health assessment　基于需要的卫生评价

non-communicable chronic diseases,NCDs　慢性非传染性疾病

net compulsions　网络强迫行为

net gaming　在线赌博

national　health　service,NHS　国家卫生服务制度

O

organization　有机体

ordinal measurement　定序测量

opportunities　机会

opioids　阿片类

P

preventive medicine　预防医学

prevalence rate　患病率

partnership　合作度

physical quality of life index PQLI　生命素质指数

prevalence of risk　危险因素暴露率

population attributable risk　人群归因危险度

population attributable burden　人群归因疾病负担比

potential impact fractions,PIF　影响分数

physical component summary　综合躯体组分

prognosis　预后

provider　供方

perceived need　个人觉察到的需要

potential need　潜在需要

policy　政策

policy science　政策科学

public policy　公共政策

political mapping　政策图解法

policy network analysis　政策网络分析

push efforts　推动法

pull efforts　拉动法

policy issues　政策问题

policy agenda　政策议程

policy alternatives　卫生政策方案

policy implementation　卫生政策实施

population strategy　全人群策略

primary prevention　初级预防

precancerous state　癌前状态

physiological addiction　生理性成瘾

psychological addiction　心理性成瘾

Preferred Provider Organization,PPO　优先提供者组织

Q

questionnaire 问卷
quality of life,QOL 生命质量
quality of life research 生命质量研究
quality of life group 生命质量研究组
quality of life instruments for cancer patients,QLICP 癌症患者生命质量测定量表体系
quality of life instruments for chronic diseases,QLICD 慢性病患者生命质量测定量表体系

R

reaction 行为反应
risky behavior 危险行为
ratio measurement 定比测量
reliability 信度
relative risk 相对危险度
raw score,RS 原始分
responsiveness 反应度
representative 代表性
reliable 可靠性
relapse 反复

S

society 社会
social element 社会要素
social medicine 社会医学
social capital 社会资本
social participation 社会参与
social network 社会网络
social integration 社会整合
social cohesion 社会凝聚力
severe acute respiratory syndrome,SARS 严重急性呼吸道综合征
social health condition 社会健康状况
social class 社会阶层
stress 应激
stimulus 刺激
socialization 社会化
scale 量表
split-half reliability 折半信度
social indicators 社会指标
symptom checklist 症状定式检查
specific scale 特异性量表
Sickness Impact Profile,SIP 疾病影响程度量表
standardized score,SS 标准化分
stability 稳定性
standardized response mean,SRM 标准化反应均数
social equity 社会公平性
specific 特异性
sensitive 敏感性

stakeholder analysis 利益相关集团者分析
strengths 优势
systematic review 系统评价法
social issues 社会问题
social support 社会支持
secondary prevention 二级预防
screening 筛查
sociopathy 社会病
social problem 社会问题
substance addiction 药物成瘾
stress-induced relapse 环境压力诱导下的复发
stimulants 兴奋剂
solvents 挥发性溶剂
salience 突显性
sexually transmitted disease,STD 性传播性疾病
sexually transmitted infections,STI 性传播性感染

T

trust 信任
temperament 气质
test-retest reliability 复测信度
treatment-specific scale 治疗特异性量表
the general health questionnaire,GHQ 总体健康问卷
the nottingham health profile,NHP 诺丁汉健康量表
the quality of well-being index,QWB 生命质量指数
the medical outcomes study 36-item form health survey,SF-136 医学结局调查
third party 第三方
threats 威胁
tertiary prevention 三级预防
tolerance 耐受性
tobacco 烟草
the medisave scheme 医疗储蓄计划
the medisheild scheme 健保双全计划
the medifund 保健基金计划

U

useful 实用性
universal coverage 普遍可及
unintentional injuries 意外伤害

V

validity 效度
valid 有效性
venereal disease,VD 性病

W

weakness 劣势
withdrawal 戒断症状
withdrawal Symptoms 戒断反应